第2版

# 医学影像学
# 读片诊断图谱

## ——腹部分册

主　编　肖文波　邓丽萍

副主编　崔　凤　闫　昆

审　阅　陈　敏　严福华

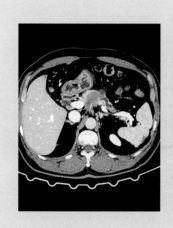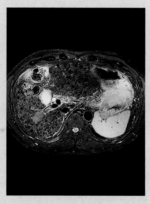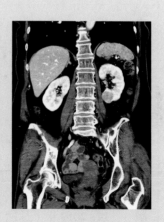

人民卫生出版社

·北　京·

**图书在版编目（CIP）数据**

医学影像学读片诊断图谱. 腹部分册 / 肖文波，
邓丽萍主编. -- 2 版. -- 北京 : 人民卫生出版社，
2024. 11. -- ISBN 978-7-117-37159-9

Ⅰ. R445-64；R572.04-64

中国国家版本馆 CIP 数据核字第 2024DW1086 号

| | | |
|---|---|---|
| 人卫智网 | www.ipmph.com | 医学教育、学术、考试、健康，购书智慧智能综合服务平台 |
| 人卫官网 | www.pmph.com | 人卫官方资讯发布平台 |

医学影像学读片诊断图谱
——腹部分册
Yixue Yingxiangxue Dupian Zhenduan Tupu
——Fubu Fence
第 2 版

主　　编：肖文波　邓丽萍
出版发行：人民卫生出版社（中继线 010-59780011）
地　　址：北京市朝阳区潘家园南里 19 号
邮　　编：100021
E - mail：pmph @ pmph.com
购书热线：010-59787592　010-59787584　010-65264830
印　　刷：北京顶佳世纪印刷有限公司
经　　销：新华书店
开　　本：787 × 1092　1/16　印张：27
字　　数：590 千字
版　　次：2019 年 1 月第 1 版　2024 年 11 月第 2 版
印　　次：2025 年 2 月第 1 次印刷
标准书号：ISBN 978-7-117-37159-9
定　　价：109.00 元

打击盗版举报电话：010-59787491　E-mail: WQ @ pmph.com
质量问题联系电话：010-59787234　E-mail: zhiliang @ pmph.com
数字融合服务电话：4001118166　E-mail: zengzhi @ pmph.com

# 编 者（按姓氏笔画排序）

| | | | |
|---|---|---|---|
| 丁 健 | 嘉兴市第一医院 | 陆 崴 | 宁波市第二医院 |
| 马亚茹 | 嘉兴市第一医院 | 陈 渤 | 绍兴市人民医院 |
| 马建兵 | 嘉兴市第一医院 | 陈文辉 | 杭州市第一人民医院 |
| 王咏涛 | 宁波市医疗中心李惠利医院 | 陈军法 | 浙江省人民医院 |
| 王官良 | 浙江省台州医院 | 陈青青 | 浙江大学医学院附属邵逸夫医院 |
| 王俊丽 | 浙江大学医学院附属第一医院 | 茅国群 | 浙江省立同德医院 |
| 邓丽萍 | 浙江大学医学院附属邵逸夫医院 | 岳 婷 | 浙江大学医学院附属邵逸夫医院 |
| 吕晓勇 | 湖州市中心医院 | 周 华 | 浙江大学医学院附属第一医院 |
| 吕桑英 | 绍兴市人民医院 | 周永进 | 浙江省丽水市中心医院 |
| 刘 敏 | 杭州市第二人民医院 | 孟宪运 | 宁波市第二医院 |
| 刘佳莹 | 浙江大学医学院附属第四医院 | 赵才勇 | 杭州市中医院 |
| 闫 昆 | 宁波市第二医院 | 钟百书 | 浙江大学医学院附属第一医院 |
| 许崇永 | 温州医科大学附属第二医院 | 钟建国 | 浙江省人民医院 |
| 苏志链 | 平阳县人民医院 | 敖炜群 | 浙江省立同德医院 |
| 苏缪广 | 平阳县人民医院 | 钱海峰 | 湖州市中心医院 |
| 李 阳 | 瑞安市人民医院 | 钱蒙蒙 | 温州医科大学附属第二医院 |
| 李欠云 | 浙江省台州医院 | 徐后云 | 浙江大学医学院附属第四医院 |
| 李章宇 | 湖州市中心医院 | 高 杨 | 浙江省丽水市中心医院 |
| 杨 荣 | 浙江大学医学院附属第一医院 | 高源统 | 瑞安市人民医院 |
| 杨伟斌 | 浙江省丽水市中心医院 | 郭丽萍 | 宁波市第二医院 |
| 肖云州 | 平阳县人民医院 | 黄 强 | 浙江大学医学院附属第一医院 |
| 岑秀雅 | 瑞安市人民医院 | 黄宏伟 | 金华市中心医院 |
| 何海青 | 浙江省台州医院 | 崔 凤 | 杭州市中医院 |
| 应明亮 | 金华市中心医院 | 崔 璨 | 金华市中心医院 |
| 张 翠 | 浙江省立同德医院 | 梁晓超 | 绍兴市人民医院 |
| 张玉琴 | 宁波市医疗中心李惠利医院 | 蒋弘阳 | 浙江省人民医院 |
| 张永胜 | 杭州市中医院 | 傅孙亚 | 宁波市医疗中心李惠利医院 |
| 张婷婷 | 浙江大学医学院附属第一医院 | 傅楚琪 | 浙江大学医学院附属第一医院 |

# 序　言

进入二十一世纪后,科学技术的发展日新月异,医疗设备的更新换代令人目不暇接。在人工智能的加持下,诊断技术的进步超越了固有的想象,极大地推动了医疗的发展。在医疗机构中,影像设备的迭代尤其突出,影像诊断的作用越来越重要,甚至不可替代。

在疾病的诊疗过程中,无论是疾病的早期诊断还是疾病的疗效评估,影像检查带来的帮助都是不容置疑的,临床工作对影像也越来越依赖。随着影像技术的发展,涌现出爆炸性的信息,新的检查方式、各种各样的后处理手段、推陈出新的检查序列也层出不穷,一次检查所产生的数百上千的图像成为我们诊断的基础,如何选择检查方式、方法,如何正确阅读影像图片,如何诊断疾病,变成了必须熟练的基本功。

在信息化时代,面对影像诊断的海量数据,如何高效学习,提高单位时间内的学习效果,不论是学习者还是授业者,都应深入思考,不断进步,寻求简便、快捷的知晓方法。对于影像诊断的学习,以典型病例、典型图片配以提纲挈领的文字说明和诊断要点,成为本套丛书的特点和优势。

本套丛书第 1 版编写的时候,我也参与了头颈分册的审阅,了解到编者来自全国各地的知名医疗机构和大学,实力强大的编写团队保障了图书的质量,给广大读者奉献了一套非常实用的图书。这套图书能够再版说明其深受欢迎,可以通过不断修订,让图书的质量日臻完善。

再版在原来的基础上,增加了妇儿分册和技术分册,令内容更加丰富和齐全,特别是技术分册,用图谱的形式,简洁明了而全面地介绍影像技术的各种方式方法及临床应用将成为本套丛书的一个亮点。

遇见一本好书令人喜悦,得到一本好书是一件幸事。为此,本人欣然作序,并向医学生、影像技师、影像医师、临床医师推荐。

王振常　中国工程院院士
2025 年 1 月

# 前　言

医学影像学读片诊断图谱丛书最后一册出版也超过五年了,深受读者欢迎,已多次重印。

这套丛书的初心是弥补医学影像学教材的病例影像图片不足,或方便学习典型病例。在第1版的编写过程中,听从了人民卫生出版社相关编辑的意见,扩大了目标读者范围,并兼顾到住院医师的学习需求。丛书出版后,获得了认可,受到了读者的欢迎,良好的销量肯定了编写思路的正确性。为了便于学习并使内容更加全面,经出版社同意,再版又增加了妇儿分册和技术分册。

第1版的编写团队虽然来自全国各地,覆盖面广,力量强大,但由于编者比较分散,联系和沟通多有不便,给编写带来一定的困难,也影响了出版周期。再版时,为了保障编写质量和编写进度,在征得部分主要编写者的意见后,对编写团队做了比较大的调整。

在本次编写团队组建过程中,部分编委在编委会中的身份或位次发生了变更,部分编委因故退出,但他们都继续大力支持了再版工作,特别是原主编团队的王霄英、杨本涛、高莉、刘斯润、刘敏、陈文辉、沈钧康、郝大鹏、张明、黄飚、罗德红、刘再毅、李若坤、唐光才、胡春洪、王锡明、李佩玲、任静、杨春燕、应世红、杨利霞、李跃兴、戚乐、董玉龙、张泽坤、陈勇等教授,对这次的改版工作给予了很多帮助,在此一并表示衷心的感谢!

本次编写和出版还得到了杭州师范大学和浙江省普通本科高校"十四五"重点教材项目支持,特此致谢!

尽管编写团队务求完美、严谨认真,审阅专家严格把关,但缺点和错误仍难避免,恳请各位专家和读者不吝指教、批评指正,不胜感谢!

丁建平　张敏鸣

2025 年 1 月

# 目 录

## 第一篇　消化系统与腹膜腔

## 第二篇　泌尿生殖系统与腹膜后间隙

**第一篇**

# 消化系统与腹膜腔

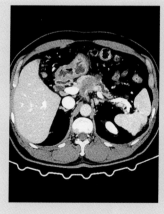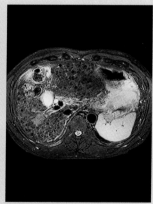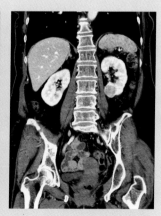

# 第一章 胃肠道

## 第一节 正常影像学表现与变异

钡餐造影是目前胃肠道疾病的一类检查方法,以显示胃肠道的位置、轮廓、腔的大小以及黏膜皱襞的情况。操作简单方便,获得的图像直观,可观察动态情况。对病变内部结构、管壁浸润程度以及肿瘤远处转移等显示困难。CT、MRI 检查则可弥补此方面的不足。

### 一、正常影像学表现

**1. 食管** 是连接下咽部与胃之间的肌性管道,起于第 6 颈椎水平,在第 10~11 胸椎水平与贲门相接,长 20~24cm。

(1) 钡餐造影正常表现:食管充盈像显示,食管吞钡充盈,管壁柔软,扩张自如,轮廓光滑,宽度可达 2~3cm。右前斜位,食管前缘可见三个压迹,从上至下为主动脉弓压迹、左主支气管压迹、左心房压迹。主动脉弓压迹与左主支气管压迹之间,食管显示略膨出。食管黏膜像显示,黏膜皱襞表现为数条纵行、相互平行的纤细条纹状低密度影,粗细均匀,自然连续,通过裂孔时聚拢,经贲门与胃小弯的黏膜皱襞相延续(图 1-1-1)。

透视观察食管钡餐造影,食管的运动方式共有三种:第一种是原发性蠕动,是规律、协调依次向前推进的蠕动波,作用为将食管内的食团快速排空入胃;第二种是继发性蠕动波,由食物充盈膨胀引发,始于主动脉弓水平,向下推进,为局部性收缩波;第三种是食管环状肌的局限性不规则收缩,表现为钡

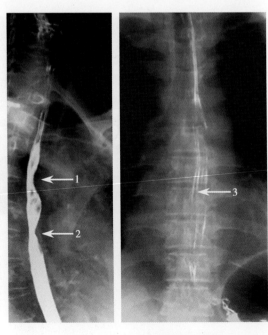

**图 1-1-1 食管的充盈像和黏膜像**

1. 主动脉弓压迹;2. 左主支气管压迹;3. 食管黏膜。

2

剂不规则地来回运动,该蠕动不起推进作用,多见于老年人和贲门失弛缓症患者。贲门上方3~4cm长的一段食管,是食管过渡到胃的区域,称为食管前庭段,具有特殊的神经支配和功能。此段是一高压区,有防止胃内容物反流的重要作用。现将原来所定的食管下括约肌与食管前庭段统称为食管下括约肌。它的左侧壁与胃底形成一个锐角切迹,称为食管胃角或贲门切迹。

(2) 正常 CT 表现:食管壁呈软组织密度,管壁厚度≤5mm,腔内常可见气体影。食管内侧壁的界线可以凭借食管腔内的气体或对比剂来划分,外侧壁则通过食管周围间隙的脂肪组织和气管来判断。食管远端穿过横膈后,向左水平走行连接胃底,该段有 1/3 的概率显示为不含气体的软组织影。

**2. 胃** 根据位置及形态分为胃底、胃体、胃窦三部分及胃小弯和胃大弯两缘。胃底为贲门水平线以上部分,立位时含气称胃泡;在仰卧位,胃底是最为下垂的部分。贲门至胃角(胃小弯拐角处,也称角切迹)的部分称胃体。胃角至幽门管斜向右上方走行的区域,称胃窦。幽门管为长约 5mm 的短管,宽度随括约肌收缩而异,将胃与十二指肠相连。胃轮廓的右缘为胃小弯,左缘是胃大弯。

胃的形状与体型、张力及神经系统的功能状态有关,一般可分为以下四种类型(图 1-1-2)。

(1) 牛角型:位置、张力均高,呈横位,上宽下窄,胃角不明显,形如牛角。多见肥胖型人。

(2) 钩型:位置、张力中等,胃角明显,胃的下极大致位于髂嵴水平,形如鱼钩。

(3) 瀑布型:胃底宽大呈囊袋状向后倾,胃泡大,胃体小,张力高。充钡时,钡剂先进入后倾的胃底,充满后再溢入胃体,犹如瀑布。

(4) 无力型:又称为长钩型胃,位置、张力均低,胃腔上窄下宽如水袋状,胃下极位于髂嵴水平以下。多见于瘦长体型者。

胃的轮廓表现为小弯侧及胃窦大弯侧胃壁光滑整齐,胃底及胃体大弯侧胃壁呈锯齿状高低不平,系横、斜走行的黏膜皱襞所致。

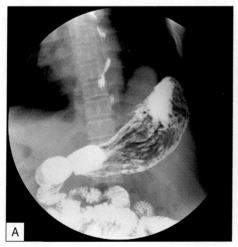
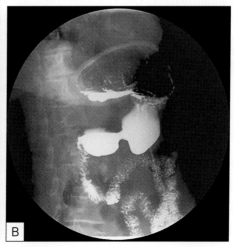

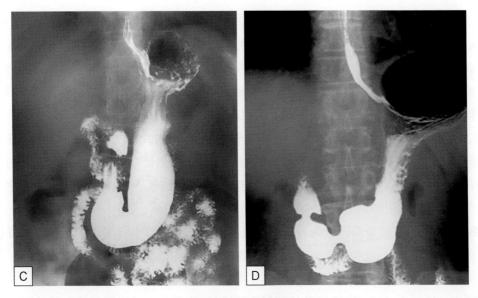

**图 1-1-2　胃的形态**
A. 牛角型；B. 钩型；C. 无力型；D. 瀑布型。

正常钡餐造影：胃的黏膜像，可见皱襞间沟内充以钡剂，呈致密的条纹状影。皱襞则显示为条状透亮影。胃小弯侧的皱襞为纵行，平行整齐，一般可见 3~5 条，至角切迹以后，沿胃小弯平行走向胃窦，斜向大弯侧，呈扇形分布。胃体大弯侧的黏膜皱襞为斜、横交错走行而呈现不规则锯齿状。胃底部黏膜皱襞排列不规则，相互交错呈网状。胃窦部的黏膜皱襞可为纵行、斜行及横行，收缩时为纵行，舒张时以横行为主，排列不规则。

胃小区 1~3mm 大小，呈圆形、椭圆形或多角形，大小相似的局部隆起。当钡剂残留在周围浅细的胃小沟时，表现为细网状。正常的胃小沟粗细一致，轮廓整齐，密度淡而均匀，宽约 1mm 以下。

胃的蠕动来源于肌层的波浪状收缩，由胃体上部开始，有节律地向幽门方向推进，波形逐渐加深，一般同时可见 2~3 个蠕动波。胃窦没有蠕动波，是整体性收缩及舒张。收缩时呈向心性使胃窦呈一细管状，将钡剂排入十二指肠；之后胃的排空受张力、蠕动、幽门功能和精神状态等影响，一般于服钡后 2~4 小时排空。

正常 CT 表现：适度扩张的胃壁厚度约 3mm，不应超过 5mm。正常的食管、胃连接于贲门处，可产生一个管腔隆起，不应与病变相混淆。胃底左后方是脾，右前方是肝左叶。胃体垂直部分断面呈圆形，与肝左叶、空肠、胰尾及脾的关系密切。连续层面观察，见胃体自左向右与胃窦部相连，胰体在其背侧。胃窦与十二指肠共同包绕胰头（图 1-1-3）。

**3. 十二指肠**　十二指肠连接于幽门与空肠之间，呈“C”形，一般分为球部、降部、水平部（横部）和升部 4 个部分。球部呈圆锥形或三角形，两缘对称，尖部指向右上后方，底部平整，球底两侧称为隐窝或穹窿，幽门开口于底部中央。钡餐造影所见球部轮廓光滑整齐，黏膜皱襞为纵行、彼此平行的条纹，降部以下黏膜皱襞的形态与空肠相似，呈羽毛状。十二指肠降

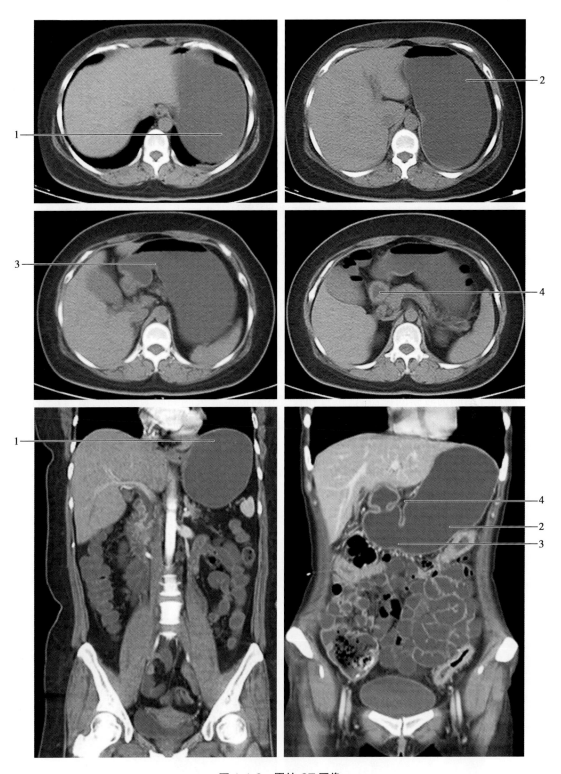

图 1-1-3　胃的 CT 图像

1. 胃底；2. 胃体；3. 胃窦；4. 十二指肠球。

部中段内缘可见一肩状突起,称为岬部,为乳头所在处,呈圆形或椭圆形透明区,一般直径不超过1.5cm。十二指肠球部的运动为整体性收缩,可一次将钡剂排入降部。降、升部的蠕动多呈波浪状向前推进。偶见十二指肠逆蠕动。

正常CT表现:十二指肠包绕胰头及钩突,水平段横过中线,大部分位于腹膜外,位置相对固定,其肠壁厚度与小肠相同。

**4. 空肠与回肠**  空肠始于十二指肠空肠曲,沿肠系膜从左上腹迂曲盘绕向右下腹走行,回肠经回盲瓣续行于大肠。空肠与回肠之间没有明确的分界,但上段空肠与下段回肠的表现大不相同。钡餐造影见空肠大部分位于左上中腹,多为环状皱襞,蠕动活跃,常显示为羽毛状影像。回肠黏膜皱襞少而浅,蠕动不活跃,常显示为充盈,轮廓光滑。回盲瓣的上下缘呈唇状突起,在充钡的盲肠中形成透明影。小肠的蠕动是推进性运动,空肠蠕动迅速有力,回肠慢而弱。服钡后2~6小时钡的头端可达盲肠,7~9小时小肠排空。

正常CT表现:小肠行CT检查主要针对肠壁的增厚、肠系膜脂肪密度增高和肠系膜血管数目增多等情况进行评估。充盈良好的正常小肠壁厚约3mm,回肠末端肠壁厚可达5mm。小肠间有少量脂肪组织,系膜内有大量脂肪组织(图1-1-4)。

**5. 大肠**  大肠由结肠、直肠和阑尾组成,结肠绕行于腹腔四周。升、横结肠转弯处为肝曲,横、降结肠转弯处为脾曲。横结肠和乙状结肠为腹膜内位器官,其位置及长度变化较大,升结肠和降结肠为腹膜间位器官,位置和长度相对固定。大肠黏膜皱襞为纵、横、斜三种方向交错结合状表现。盲肠、升结肠、横结肠皱襞密集,以斜行和横行为主,降结肠以下皱襞渐稀且以纵行为主。

阑尾位于回肠与盲肠之间,根部连于盲肠后内侧壁,远端游离并闭锁,活动位置因人而异,变化较大,可以伸向腹腔任何方向。

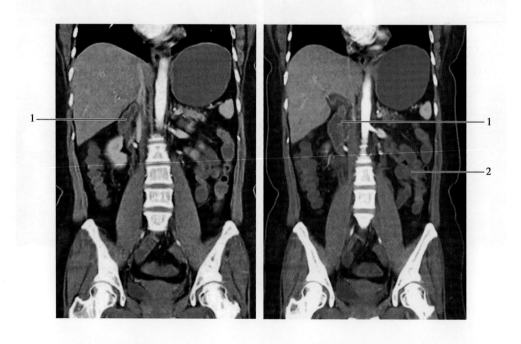

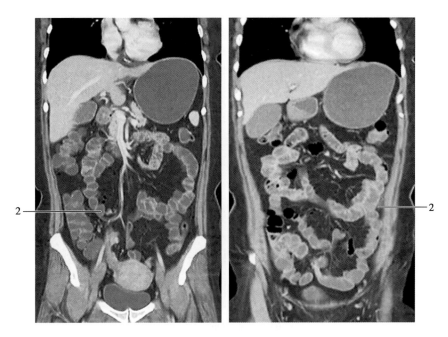

**图 1-1-4　小肠的 CT 图像**

1. 十二指肠；2. 小肠。

直肠位于骶骨前方，比邻膀胱和生殖器官，自乙状结肠达肛缘。

正常 CT 表现：大肠壁外脂肪层较厚，CT 图像显示清晰，轮廓光滑，边缘锐利。正常结肠壁厚 3~5mm。结肠肝曲和脾曲的位置一般较固定。横结肠及乙状结肠的位置、弯曲度及长度变异较大。横结肠位置多数偏向前腹壁。直肠壶腹部位于盆腔出口正中水平，直肠壁周围脂肪层厚，结直肠内常含有气体及粪便（图 1-1-5）。

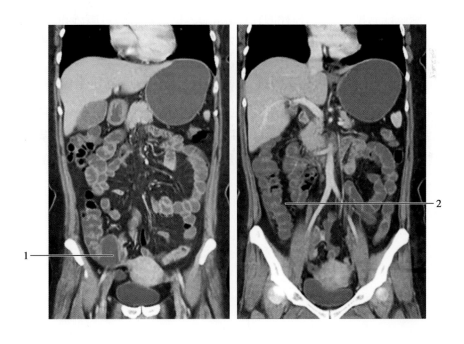

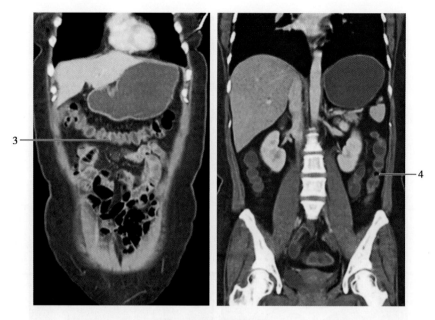

**图 1-1-5　结肠 CT 像**
1. 回盲部；2. 升结肠；3. 横结肠；4. 降结肠。

## 二、胃肠道 MRI 表现

随着 MRI 快速扫描技术的飞速进步，MRI 检查以其软组织分辨力高、无辐射损伤以及能够多方位成像的优势，越来越多地应用于胃肠道疾病的科学研究及临床实践当中。如同 X 线钡餐造影检查，为了获得高质量的 MRI 图像，常需行 MRI 造影检查。造影检查时，根据对比剂在 $T_1WI$ 所致的信号强度变化，可分为阴性对比剂（如硫酸钡、甘露醇、气体等）和阳性对比剂（如超顺磁性氧化铁溶液、稀释的钆剂等），引入的方法包括口服法和经导管灌注法。磁共振水成像等虽然取得了一定成绩，但仍存在缺点和不足。目前，尚未大规模在临床诊断工作中开展、应用。

正常胃肠道 MRI 造影表现取决于所用对比剂类型和选择的成像序列。在 $T_1WI$ 或 $T_2WI$ 上，胃肠道壁在腔内低或高信号对比剂的衬托下能够清楚显示，其厚度和黏膜表现等与 CT 检查所见类似。此外，当应用 $T_1WI$ 阴性对比剂时，还可同时行钆-二乙基三胺五乙酸（Gd-DTPA）增强检查，能够观察胃肠道壁及其病变的强化表现，常有助于病变的检出和诊断（图 1-1-6）。

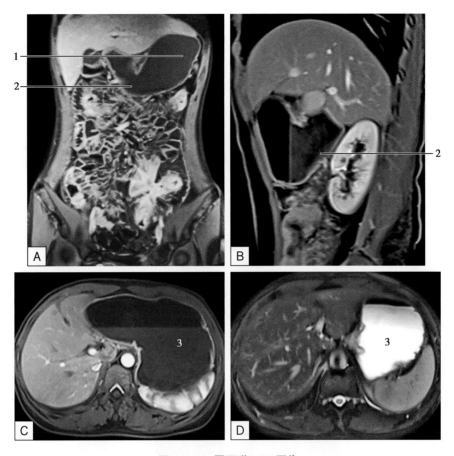

**图 1-1-6　胃肠道 MRI 图像**

A～C. T$_1$WI 增强图像；D. T$_2$WI 图像。

1. 胃底；2. 胃窦；3. 胃体。

## 第二节　读片方法与分析诊断思路

胃肠道属于空腔脏器，读片时，需把注意力集中在以下几个方面：第一，观察消化器官的走行、位置是否正常，走行与位置的异常应探究属先天发育变异，还是后天因素所致，可以询问患者有无手术史，观察腹壁软组织有无术后瘢痕，灶周有无高密度吻合线影，肠管扭曲绕行的情况。第二，观察消化器官的充盈状态、轮廓形态如何，管腔向外的囊袋样突出，多为憩室，可分为真性憩室与假性憩室，后者多为消化器官周围病灶造成粘连、牵拉所导致；固定位置的充盈缺损，多属占位性病变，充盈缺损影的形态、大小、数目、边缘是否光滑，与病变的良恶性有关。良性病变一般有蒂，表面光滑，周围胃肠管壁柔软，而恶性病变形态往往不规则，管壁僵硬固定。胃腔内可以活动的充盈缺损，需要考虑胃结石的可能性。第三，黏膜皱襞是否连续，有无中断破坏，有无纠集、增粗等。早期病变常常表现为局部黏膜增粗、隆起，容易漏诊，需细心观察。第四，观察消化道管壁的情况，分为动态与静态两种情况。动态表现为管壁的蠕动情况,如是否柔软,有无僵硬,僵硬的范围等;静态表现为局部管壁的增厚、破溃,增厚的范围,如皮革样胃所导致胃壁的广泛增厚、僵硬;破溃所致的龛影则需了解龛影的形态,如表面凹凸不平,灶周管壁僵硬,黏膜中断破坏,"狭颈征""项圈征",黏膜皱襞放射状集中常常是良性溃疡的特征性表现,而"环堤征""尖角征",黏膜皱襞非对称性集中,周围管壁僵硬、蠕动性差,则往往提示恶性溃疡。第五,应注意观察病变与周围器官的关系,压迫还是侵犯,有无淋巴结转移等。

　　上述五个方面的表现往往不是单纯出现的,通常合并存在。总之,在熟悉大体解剖的基础上,对疾病进行诊断时,需综合观察每个方面的情况,结合临床,综合分析。

## 第三节　胃肠道先天性疾病

### 一、先天性短食管型食管裂孔疝(图1-3-1)

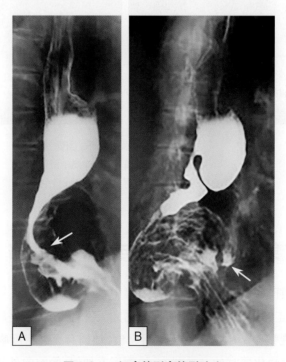

**图1-3-1　短食管型食管裂孔疝**

患者,男,67岁,进食后呃逆、反酸,时有呕吐。A、B.胃底及贲门位于膈上,不能回纳;食管短缩,下段内侧与贲门连接,下端扩张呈囊状,内见钡剂潴留;卧位观察,见胃内对比剂反流频繁(箭头)。

【诊断要点】

食管短缩,下接扩大的膈上疝囊,疝囊不能回纳。

【鉴别诊断】

先天性食管旁裂孔疝:其食管长度正常,贲门位置与正常人相同,均位于膈下,仅胃底的一部分疝入胸腔。

## 二、胃重复(图1-3-2)

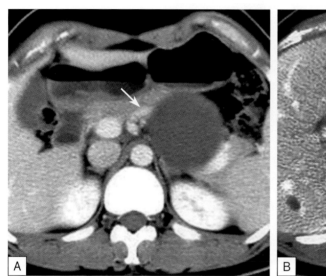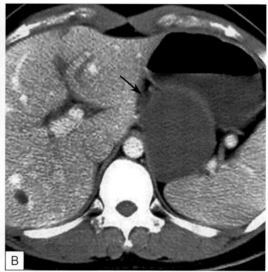

图 1-3-2　胃重复

患者,女,36 岁,上腹部隐痛,饱胀不适感一年余。A、B. CT 显示肝、脾及胃体小弯侧可见囊性密度灶(箭头),大小约 5.3cm × 4.3cm,病灶外侧壁与胃小弯侧胃壁关系密切。

【诊断要点】

影像学检查常不能单独确诊,需依赖于病理学检查。①畸形囊壁内有平滑肌层;②囊内面被覆消化道黏膜;③畸形多紧密地依附于消化道管壁,与正常消化道共管壁。

【鉴别诊断】

胰腺囊肿:胃重复与胃关系密切,增强扫描囊壁与胃强化一致,局部可与正常消化道共壁;胰腺真性囊肿少见,假性囊肿常有胰腺炎或外伤、手术史。

# 第四节　食 管 炎 症

## 一、反流性食管炎(图1-4-1)

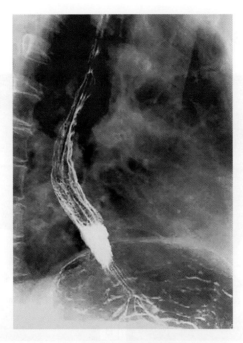

**图 1-4-1　反流性食管炎**

患者,男,47 岁,进食后胸骨后烧灼感,伴反酸,疼痛。食管造影显示食管中下段黏膜粗大,管壁毛糙,可见多发小龛影。

【诊断要点】

①本病常继发于食管裂孔疝,与胃液的反流有关;②特征性表现为餐后胸骨后烧灼痛,且与体位有明显关系;③影像表现为管壁毛糙伴黏膜皱襞结节样增厚,晚期瘢痕形成,引起食管狭窄。

【鉴别诊断】

(1) 食管癌:反流性食管炎引起管壁硬化狭窄时,病灶与正常部分分界不清,狭窄段常有小溃疡;食管癌病灶与正常食管常分界明显,病灶相对较短。

(2) 其他类型食管炎:需结合病史及内镜、实验室检查进行鉴别,反流性食管炎特征性表现为胸骨后烧灼痛,疼痛与体位相关可供鉴别。

## 二、放射性食管炎(图1-4-2)

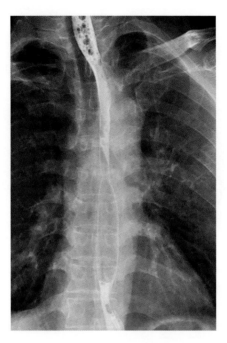

**图 1-4-2　放射性食管炎**

患者,男,56岁,肺癌患者,放疗后出现食欲减退,下咽时痛。食管上中段管壁扩张受限,管腔对称性狭窄。

【诊断要点】

①见于有放疗史的患者,病灶位于照射野范围;②急性期表现为多发大小不等、深浅不一的龛影,纤维愈合后表现为黏膜表面光滑的良性管腔狭窄。

【鉴别诊断】

常有明确的放疗史,疾病发生于放疗后,可资鉴别。

## 三、食管消化性溃疡[ 巴雷特食管（Barrett esophagus），图 1-4-3 ]

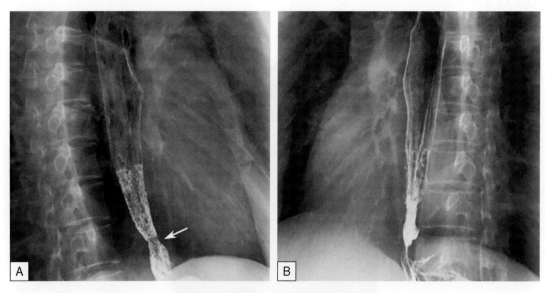

**图 1-4-3　巴雷特食管**

患者，女，57 岁，胸骨后疼痛伴吞咽不适。A、B. 食管下段管腔狭窄，管壁僵硬感，钡剂通而不畅，病灶边缘见小龛影，上段食管无明显梗阻扩张征象（箭头）。

【诊断要点】

①食管下段复层鳞状上皮被单层柱状上皮取代，以食管与胃的连接线（齿状线）为界，在齿状线 2cm 以上出现柱状上皮即为巴雷特食管；②龛影可单发或多发，大小数毫米至 3cm 之间，多数 1cm 左右，边缘光滑，与食管长轴平行，切线位突出食管轮廓之外，侧位以狭颈与食管相连；③钡剂通过病灶局部有激惹或痉挛征象，溃疡邻近食管可因痉挛、瘢痕收缩而出现狭窄，为环状或偏心性，多不引起梗阻；④常伴发食管裂孔疝为本病特征。

【鉴别诊断】

(1) 食管癌：癌性溃疡外形不规则，食管僵硬，黏膜中断、破坏，龛影位于食管轮廓之内。

(2) 反流性食管炎：反流性食管炎所形成的溃疡较小而浅，表现为点状钡龛，切线位呈尖刺状钡龛。

(3) 食管憩室：食管憩室于切线位观察，可见黏膜皱襞伸入其内，不同时间观察憩室大小形态可有明显变化，邻近管壁光滑、柔软。

## 四、腐蚀性食管炎（图1-4-4）

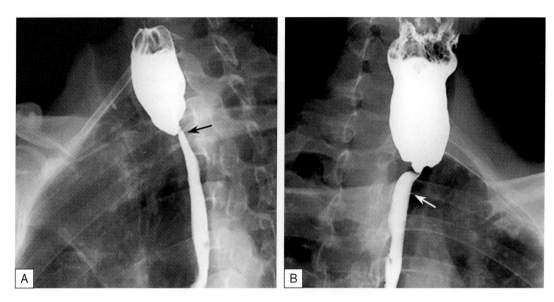

**图1-4-4　腐蚀性食管炎**

患者，男，36岁，吞食强碱史。A、B. 食管上段管腔明显狭窄，管壁僵硬，扩张受限，其上方食管明显扩张，食物潴留（箭头）。

【诊断要点】

①有明确吞服腐蚀剂病史，病变程度与吞服腐蚀剂种类及数量有关；②管腔不同程度狭窄，管壁边缘不整，黏膜皱襞破坏、紊乱，出现大小不等、形态各异的龛影。

【鉴别诊断】

硬化型食管癌：硬化型食管癌无吞服腐蚀剂病史，临床表现为渐进性吞咽困难，病灶与正常食管分界明显。

# 第五节    食管运动功能障碍性疾病

## 一、老年性食管（图 1-5-1）

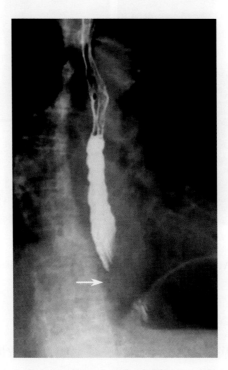

**图 1-5-1    老年性食管**

*患者，女，81 岁，进食不畅，哽咽感。食管*
*中段可见多发第三蠕动波（白箭）。*

【诊断要点】

①常见于老年患者（>70 岁）；②缺乏原发蠕动，表现为无推进作用的第三蠕动波。

【鉴别诊断】

主要应与早期食管癌进行鉴别，两者均多发于老年患者，黏膜像是鉴别诊断的关键。早期食管癌患者局部黏膜粗大、隆起，相应部位管壁显示僵硬，而老年性食管黏膜皱襞不存在上述表现。

## 二、弥漫性食管痉挛(图 1-5-2)

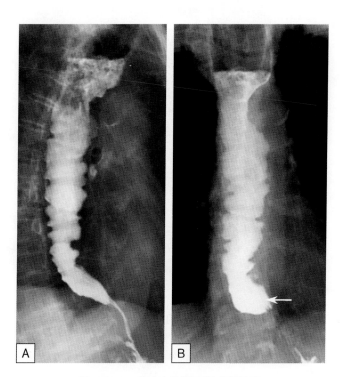

**图 1-5-2　贲门失弛缓症并食管痉挛**

患者,女,67 岁,吞咽困难,胸骨后压迫感。A、B. 食管中下段多发锯齿状狭窄,管壁尚光滑,柔软。食管下端鸟嘴样狭窄(白箭)。

【诊断要点】

①多种因素所致食管运动功能失调引发食管暂时性狭窄;②嘱患者深吸气后吐气,服用温水或解痉药可缓解;③表现为食管多发不规则、不协调收缩波,管腔呈锯齿状、波浪状、串珠状对称性狭窄,管壁尚光滑柔软。

【鉴别诊断】

腐蚀性食管炎:患者有吞服腐蚀剂病史,食管壁僵硬,管腔狭窄,黏膜破坏不可恢复。

### 三、贲门失弛缓症（图1-5-3）

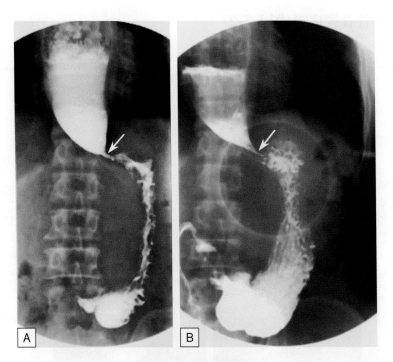

**图1-5-3　贲门失弛缓症**

患者,女,49岁,吞咽困难半年,加重伴呕吐2个月。A、B. 食管下端呈萝卜根样狭窄(白箭),其上方食管管腔为囊袋样扩张、增宽,内见大量液体及钡剂潴留。

【诊断要点】

①远端食管壁缺少膈丛神经节,导致食管下端与贲门丧失正常弛缓功能,近端食管张力减弱,管腔扩张、增宽;②缓慢进行性吞咽困难持续数月或数年;③食管远端管壁光滑,逐渐变尖呈鸟嘴样、萝卜根样,近端食管内食物潴留,可见气-液平面;直立位少量钡剂喷入胃内。

【鉴别诊断】

主要与食管下端浸润型癌相鉴别,后者病灶与正常食管分界截然,狭窄段呈硬管状,管腔狭窄程度不随解痉药或呼吸动作、钡剂量的大小而改变。

# 第六节 食 管 肿 瘤

## 一、食管良性肿瘤(图 1-6-1)

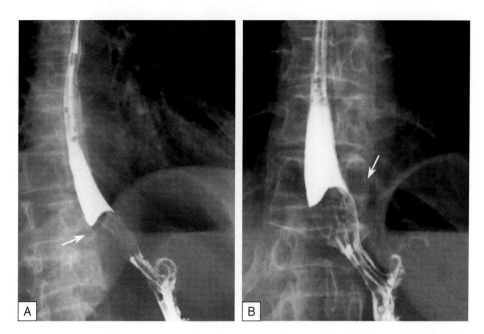

**图 1-6-1 食管平滑肌瘤**

患者,女,54 岁,间断性吞咽困难一年余。A、B. 食管下段见椭圆形充盈缺损(白箭),周围管壁光滑、柔软,病灶段黏膜皱襞消失,远端黏膜皱襞增粗,以上影像征象提示食管良性肿瘤。

【诊断要点】

①食管平滑肌瘤有光整的纤维包膜,呈膨胀性生长;②病程较长可无临床症状;③典型影像表现为光滑、类圆形充盈缺损,与周围食管壁界限清楚。

【鉴别诊断】

(1) 食管癌:食管癌所形成的充盈缺损常不规则,表面黏膜皱襞中断、破坏,管壁僵硬、毛糙。

(2) 纵隔内肿瘤:纵隔内肿瘤压迫食管,与食管平滑肌瘤表现类似,但前者病灶中心远离食管,可造成食管受压移位,CT 检查可明确诊断。

## 二、食管恶性肿瘤

### 1. 早期食管癌（图 1-6-2）

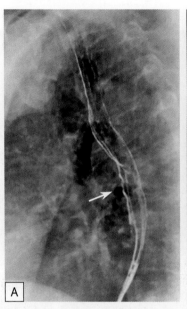
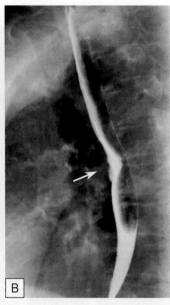

图 1-6-2　早期食管癌

患者，男，46 岁，吞咽不适 2 个月余。A、B. 食管壁局部僵硬，扩张受限，轮廓毛糙，局部黏膜皱襞增厚纠集（白箭）。

### 2. 蕈伞型食管癌（图 1-6-3）

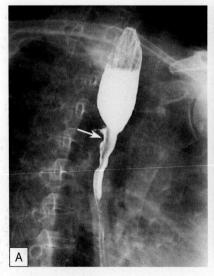
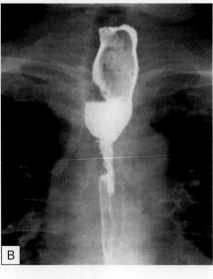

图 1-6-3　蕈伞型食管癌

患者，男，51 岁，吞咽困难半年，后背痛。A、B. 食管中段管壁僵硬，管腔偏心性狭窄，局部见小溃疡形成（白箭）。

### 3. 髓质型食管癌(图 1-6-4)

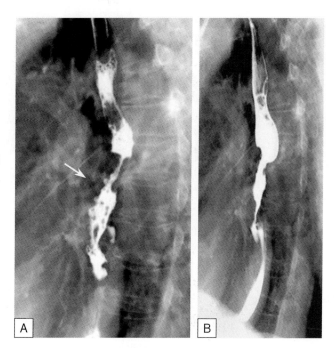

**图 1-6-4　髓质型食管癌**
患者,女,66 岁,胸骨后疼痛,吞咽困
难。A、B. 食管中段管腔不均匀狭窄,
管壁僵硬破坏,表面不光整,可见多
发不规则结节状充盈缺损(白箭)。

### 4. 腔内型食管癌(图 1-6-5、图 1-6-6)

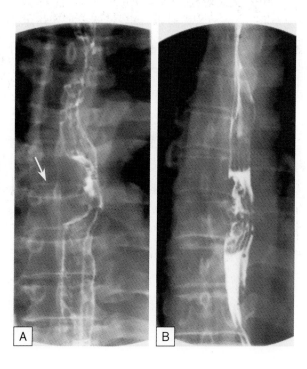

**图 1-6-5　腔内型食管癌**
患者,男,70 岁,进行性吞咽困难 6
个月。A、B. 食管中段见巨大菜花状
充盈缺损(白箭),周围黏膜皱襞纠
集、紊乱、中断。

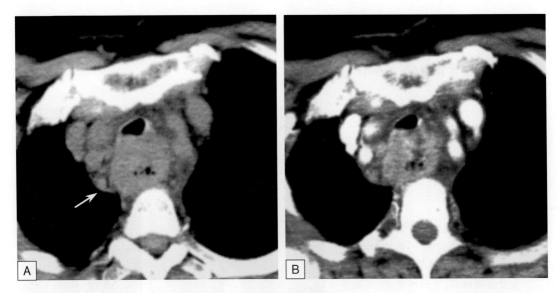

图 1-6-6　食管癌

患者,女,70 岁,吞咽困难伴恶心呕吐 3 个月。A、B. 食管上段管壁偏心性增厚(白箭),强化明显,管腔狭窄,周围多发肿大淋巴结。

【诊断要点】

①好发于 40 岁以上患者,临床表现为进行性吞咽困难;②主要影像学表现为,早期食管癌表现为局部管壁的不规则,扩张性略差,黏膜皱襞稍显粗大,或者管腔内扁平隆起样改变。中晚期食管癌影像表现与其分型相关:A. 髓质型,管腔内不规则充盈缺损,管腔狭窄,管壁僵硬,黏膜糜烂、破坏,病变范围较长,与正常食管分界欠清;B. 蕈伞型,管腔内蘑菇状或菜花状充盈缺损,管腔偏心性狭窄,局部小溃疡为其特征;C. 溃疡型,较大不规则龛影,病灶与食管长轴平行,位于食管壁轮廓之内;D. 硬化型,食管对称性狭窄,管壁僵硬,扩张受限,其上方食管扩张,病灶长 3~5cm;E. 腔内型,管腔内巨大菜花状或息肉样充盈缺损,病灶边界清,周围可见浅小溃疡,周围黏膜皱襞破坏,狭窄梗阻征象不明显为其特征。

【鉴别诊断】

(1) 腐蚀性食管炎:硬化型食管癌影像表现与腐蚀性食管炎较难区别,可结合吞食腐蚀剂病史进行鉴别。

(2) 食管下段静脉曲张:鉴别见本章第七节“三、食管静脉曲张”。

## 5. 食管肉瘤样癌(图 1-6-7、图 1-6-8)

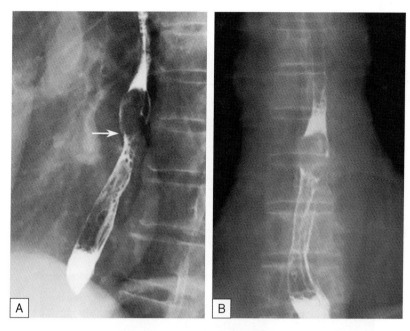

**图 1-6-7　食管肉瘤样癌**

患者,男,69 岁,胸骨后不适感。A、B. 食管中段可见椭圆形充盈缺损区(白箭),病灶边界清,表面似有小钡斑,其上食管见钡剂潴留。

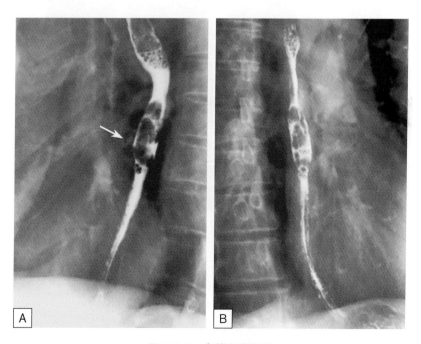

**图 1-6-8　食管肉瘤样癌**

患者,男,78 岁,胸骨后疼痛,吞咽困难。A、B. 食管中段卵圆形充盈缺损(白箭),病灶边界较清,病灶表面见多发龛影,钡剂通过有分流。

【诊断要点】

①本病罕见,多为老年患者,病变组织由癌和肉瘤两种成分混合组成;②食管造影表现为息肉样充盈缺损,表面光滑,可见浅钡斑,黏膜皱襞破坏、紊乱,管腔无明显狭窄或局部扩张。

【鉴别诊断】

食管肉瘤样癌分为息肉型与浸润型,息肉型与腔内型食管癌和平滑肌瘤难以鉴别,常需病理学检查才能确诊。

## 第七节　食管其他疾病

### 一、食管异物(图 1-7-1、图 1-7-2)

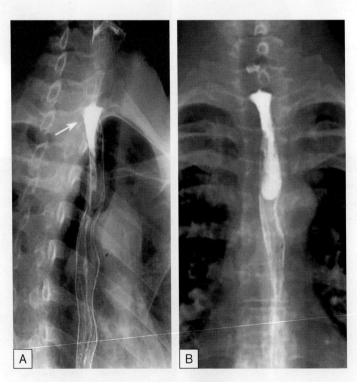

**图 1-7-1　食管异物**

患者,男,32 岁,误吞鸡骨后疼痛。A、B. 食管上段见钡絮勾挂征象(白箭)。

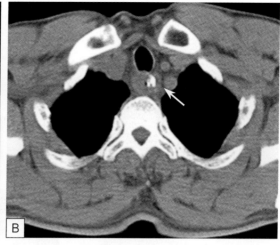

**图 1-7-2 食管异物**

患者,男,57 岁,误吞鱼刺后疼痛伴吞咽困难。A、B. 食管上段见条形高密度影,未穿破食管壁(白箭)。

【诊断要点】

①有明显误吞病史,咽部或胸骨后异物感、疼痛;②异物易停留于食管生理性狭窄区或三个压迹处;③钡餐造影表现为钡絮勾挂异物现象,如异物穿破食管壁,可显示对比剂外漏。

【鉴别诊断】

本病较容易诊断,主要需鉴别的病变包括纵隔内异常钙化灶和异物吞咽后所引起的食管壁划伤,前者可通过变换观察体位后鉴别,后者需行食管镜检查以明确诊断。

## 二、食管憩室(图 1-7-3、图 1-7-4)

**图 1-7-3 食管憩室**

患者,男,68 岁,上腹部不适伴烧灼感,时有反酸。A、B. 食管中段气管分叉处可见宽基底囊袋状突出影(白箭),吞食钡剂后可见钡剂进入突出影,钡剂涂抹均匀。

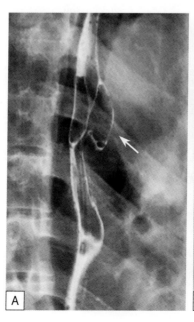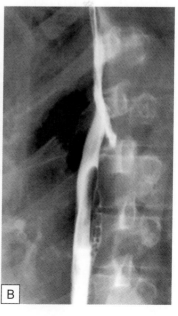

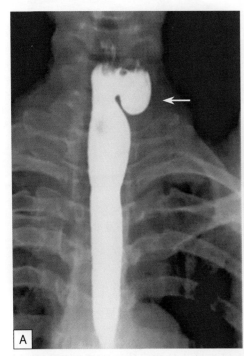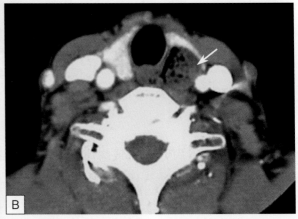

图 1-7-4  食管憩室

患者,女,52 岁,吞咽后不适感伴疼痛半年。A. 食管上段可见囊袋样突出,病灶边缘光整,内可见气-液平面,狭颈与食管相连(白箭),钡剂进入囊袋样突起且涂抹均匀;B. 增强 CT 显示食管左侧壁类圆形囊腔与食管相通,甲状腺左叶受压改变(白箭)。

【诊断要点】

与食管相通的囊袋状突出影,较易诊断。

【鉴别诊断】

(1) 食管溃疡:食管小憩室需与食管溃疡鉴别,后者外形不规则,周围黏膜皱襞纠集,食管壁水肿,吞钡后痉挛。

(2) 食管裂孔疝:食管裂孔疝与位于膈上的食管憩室之间的区别为,疝囊内粗大黏膜与胃底部黏膜相延续,食管憩室无此表现。

## 三、食管静脉曲张(图 1-7-5)

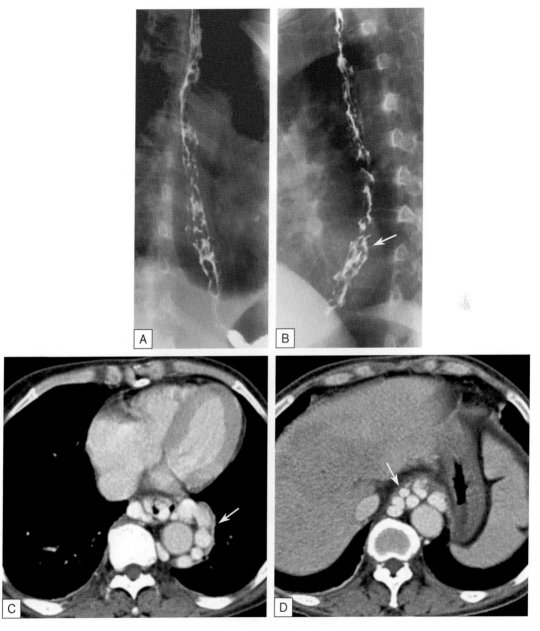

**图 1-7-5　食管静脉曲张**

患者,男,55 岁,肝硬化病史 4 年,呕血。A、B. 食管钡餐造影表现为食管黏膜皱襞广泛增粗,迁曲,呈"蚯蚓状"充盈缺损(白箭),管壁柔软,扩张良好;C、D. CT 增强扫描静脉期显示食管下端及贲门胃底部多发迁曲扩张的血管影(白箭)。

【诊断要点】

①食管黏膜皱襞增粗,走行迂曲,呈"蚯蚓状";②食管腔无狭窄或者轻度扩张;③管壁柔软,边缘光滑或不整,呈粗大锯齿状。

【鉴别诊断】

(1) 食管癌:食管下段癌肿黏膜糜烂、破坏,出现充盈缺损时,需与食管静脉曲张鉴别,前者管壁僵硬,管腔狭窄,扩张受限等可鉴别。

(2) 钡剂内多发气泡影往往也会造成静脉曲张的假象,但气泡影所造成的充盈缺损往往随钡剂下咽而出现下移、消失,可予区别。

## 四、食管裂孔疝(图1-7-6、图1-7-7)

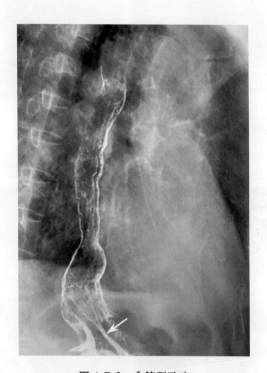

图 1-7-6　食管裂孔疝

患者,女,62岁,上腹部不适,呃逆,反酸2年。膈上出现疝囊,疝囊内黏膜皱襞与胃底部相延续(白箭),胃底部呈天幕样牵引,贲门切迹消失,膈上食管可见食管胃环。

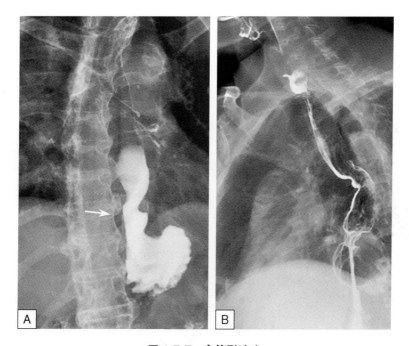

图 1-7-7　食管裂孔疝

患者,男,77 岁,上腹痛伴恶心,反酸,嗳气。A、B. 部分胃底疝入胸腔(白箭),
边缘光滑规则,改变体位后可回纳。

【诊断要点】

①膈上可见疝囊,囊内黏膜皱襞与胃底相延续;②疝囊的上界可见一收缩环,即上升的
食管下括约肌收缩形成的环,称 A 环,该环与食管蠕动波无关;③疝囊的下界为食管裂孔形
成的环形缩窄,称为 B 环;④部分疝囊随腹内压降低可回纳。

【鉴别诊断】

(1) 食管膈壶腹:食管膈壶腹为正常生理现象,表现为膈上扩大的食管,长 4~5cm,边缘
光滑,随食管收缩蠕动而变小,其上方直接与食管相连,无收缩环存在。食管裂孔疝与食管
收缩无关,可见收缩环,其内黏膜与胃底相通。

(2) 食管下段憩室:鉴别见本节"二、食管憩室"。

(徐后云　刘佳莹　刘　敏　陈文辉)

# 第八节  胃  炎

## 胃炎(图1-8-1)

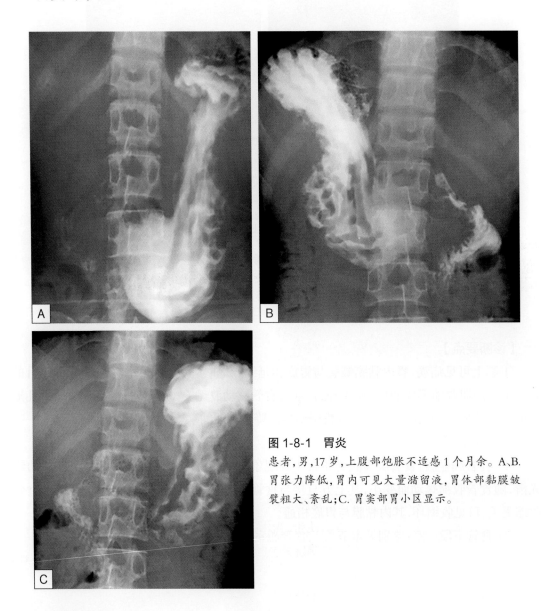

**图 1-8-1  胃炎**

患者,男,17岁,上腹部饱胀不适感1个月余。A、B.
胃张力降低,胃内可见大量潴留液,胃体部黏膜皱
襞粗大、紊乱;C. 胃窦部胃小区显示。

【诊断要点】

①黏膜皱襞粗大紊乱,呈脑回样迂曲,柔软,形态可变;②胃黏膜黏液保护层减弱或消
失,使钡剂进入胃小沟内,显示胃小区;③胃壁柔软,蠕动减弱或为痉挛性收缩,胃排空差,内
可见潴留液。

【鉴别诊断】

无需鉴别。

# 第九节　胃 溃 疡

## 一、良性溃疡(图 1-9-1)

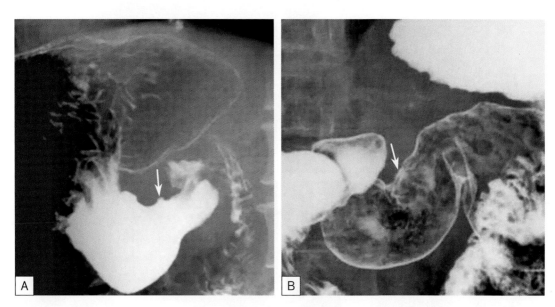

**图 1-9-1　良性胃溃疡**

患者,男,52 岁,上腹痛。A、B. 胃窦小弯侧可见突出腔外钡龛(图 A 白箭),病灶边缘光整,周围见放射状黏膜皱襞集中(图 B 白箭),达溃疡边缘。

【诊断要点】

①龛影为胃溃疡的直接征象;②良性溃疡所形成的龛影位于正常充钡胃腔的轮廓之外,龛影口部常有一圈黏膜水肿形成的透明带,光滑增厚的皱襞呈放射状延伸至溃疡边缘;③溃疡的大小、深度及溃疡位置(贲门处溃疡除外),并不能提示溃疡的良、恶性。

【鉴别诊断】

需与恶性溃疡鉴别,两者之间的鉴别主要从以下几点进行区分:①形态:良性溃疡形态规则,多为圆形或椭圆形;恶性溃疡形态不规则。②边缘:良性溃疡边缘整齐,光滑锐利,恶性溃疡边缘不整,呈结节样。③底部:良性溃疡底部平坦,恶性溃疡底部凹凸不平。④周围黏膜皱襞:良性溃疡周围黏膜皱襞呈放射状、车辐状集中,逐渐变细达龛影边缘;恶性溃疡黏膜皱襞破坏,紊乱,呈杵状,笔尖状融合。⑤局部胃壁:良性溃疡邻近胃壁柔软,恶性溃疡周围胃壁僵硬。

## 二、恶性溃疡(图1-9-2、图1-9-3)

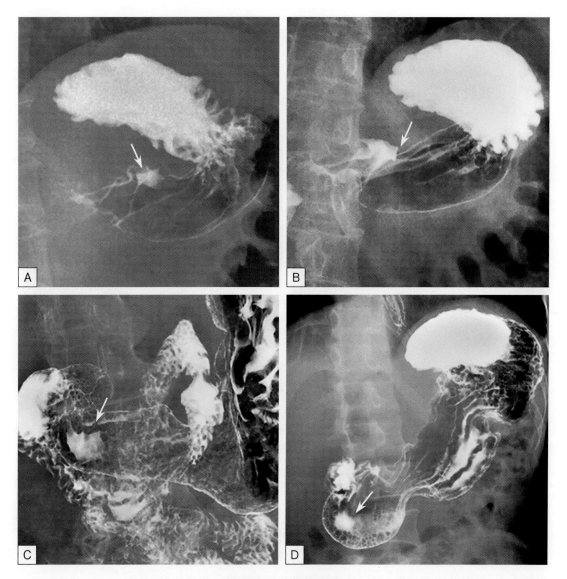

**图1-9-2 恶性胃溃疡**

患者,男,84岁,上腹痛,黑便。A~D. 胃窦小弯侧可见一火山口样钡龛,病灶位于胃轮廓之内(图A白箭),形态不规则,边缘多发尖角样突起(图B、C白箭),周围黏膜皱襞破坏,呈杵状,胃壁僵硬(图D白箭)。

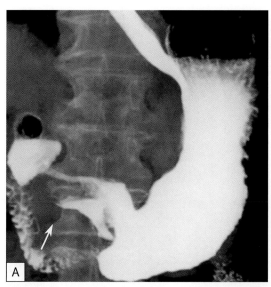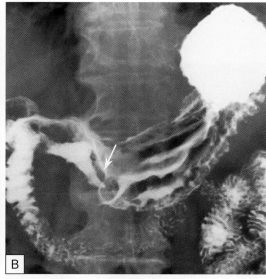

**图 1-9-3 恶性胃溃疡**

患者,男,81岁,乏力,食欲减退,腹痛,贫血。A.胃窦部可见巨大新月形龛影,内缘突向胃腔内(白箭);B.灶周可见环堤(白箭),周围黏膜皱襞粗大、中断,胃壁僵硬,无蠕动波。

【诊断要点】

①贲门水平以上胃底的溃疡多为恶性;②溃疡位于胃轮廓之内,溃疡周围不规则,可呈尖角样、结节样突起,正常黏膜与胃溃疡周围异常组织分界明显,黏膜皱襞中断、破坏,胃壁僵硬。

【鉴别诊断】

见本节"一、良性溃疡"。

# 第十节　胃　　癌

## 一、胃窦癌(图 1-10-1、图 1-10-2)

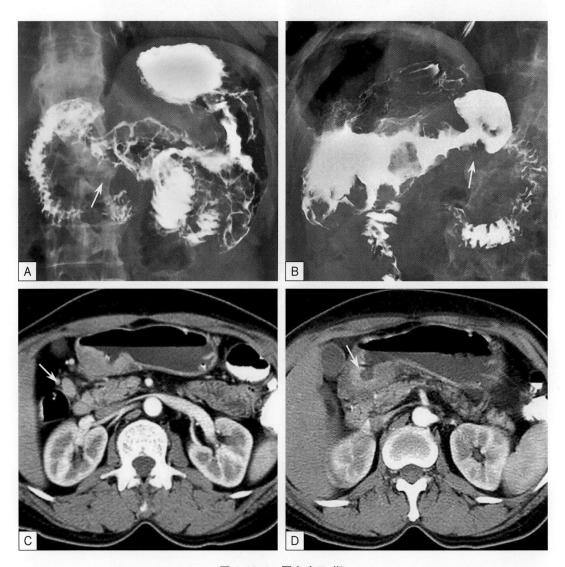

**图 1-10-1　胃窦癌 T₃ 期**

患者,男,68 岁,上腹痛,食欲减退,黑便。A、B. 胃窦部胃腔狭窄,黏膜皱襞糜烂、破坏,可见多发不规则充盈缺损影(白箭);C、D. CT 增强扫描图像表现为胃窦部胃壁不规则增厚(图 D 白箭),强化明显,周围见肿大淋巴结影(图 C 白箭)。

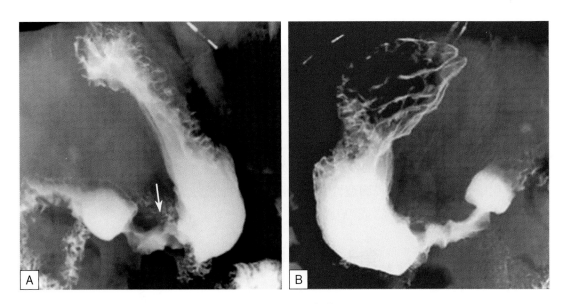

图 1-10-2　胃窦癌

患者,女,79 岁,黑便,上腹痛。A、B. 胃窦部胃腔狭窄,胃壁僵硬,扩张受限,近端见"肩胛征"(白箭)。

## 二、浸润型胃癌(图 1-10-3)

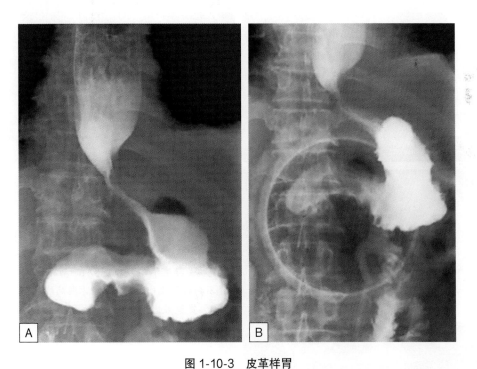

图 1-10-3　皮革样胃

患者,男,87 岁,食欲减退,消瘦 1 年。A、B. 胃腔狭小,胃壁僵硬,无蠕动,正常黏膜皱襞消失。

【诊断要点】

①胃腔狭窄，呈"肩胛征"或细线样；②胃壁僵硬，边缘不光整，蠕动消失；③黏膜皱襞中断、破坏；④显示较大不规则充盈缺损或不规则龛影。

【鉴别诊断】

(1) 淋巴瘤：淋巴瘤引起的胃腔不规则狭窄变形，但胃壁仍有舒张伸展性，并非像皮革样胃那样形态固定不变。

(2) 胃溃疡：良恶性胃溃疡的鉴别见本章第九节"胃溃疡"。

(3) 肥厚性胃炎：胃窦部浸润型胃癌需与肥厚性胃炎区别，后者黏膜皱襞粗大、连续，胃壁有弹性、不僵硬，无"袖口征"或"肩胛征"。

# 第十一节　胃　肉　瘤

## 胃肉瘤(图 1-11-1、图 1-11-2)

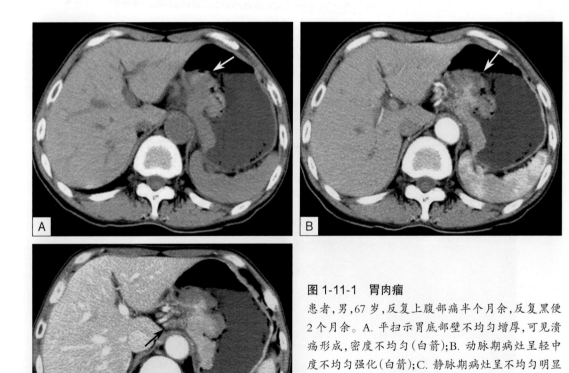

**图 1-11-1　胃肉瘤**

患者，男，67岁，反复上腹部痛半个月余，反复黑便2个月余。A. 平扫示胃底部壁不均匀增厚，可见溃疡形成，密度不均匀(白箭)；B. 动脉期病灶呈轻中度不均匀强化(白箭)；C. 静脉期病灶呈不均匀明显强化，胃壁浆膜面不光整，胃周可见多发肿大淋巴结影(黑箭)。

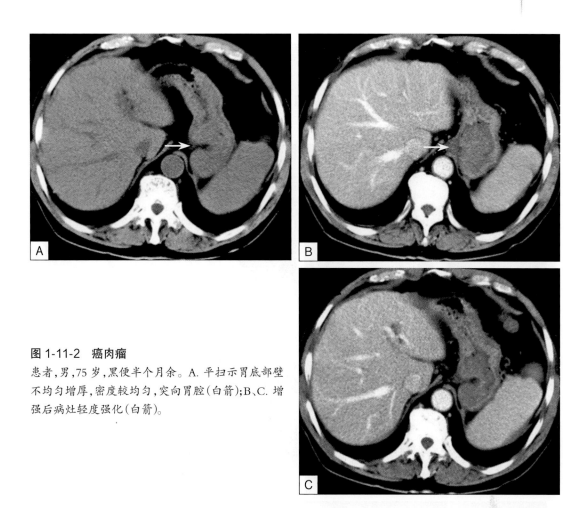

图 1-11-2 癌肉瘤

患者,男,75 岁,黑便半个月余。A. 平扫示胃底部壁不均匀增厚,密度较均匀,突向胃腔(白箭);B、C. 增强后病灶轻度强化(白箭)。

【诊断要点】

①临床症状不具备特异性,以腹痛、黑便、体重下降等最常见;②癌肉瘤为肿瘤内既有癌组织又有肉瘤组织的复合性肿瘤,是一种非常少见的肿瘤,常发生于老年男性;③影像学上胃肉瘤及癌肉瘤与胃癌不能区分,肿瘤通常较大并伴有表面溃疡,增强后轻中度强化;④明确诊断需依靠病理学检查。

【鉴别诊断】

胃癌:该疾病影像学上与胃癌不能区分,主要依靠病理学诊断。

# 第十二节    胃肠道间质瘤

## 一、腔内型胃肠道间质瘤（图 1-12-1）

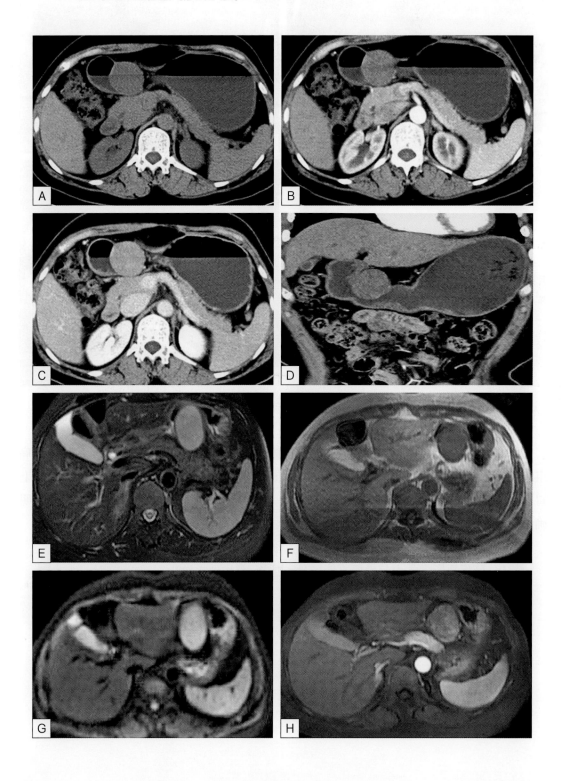

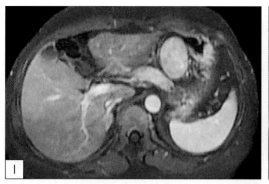
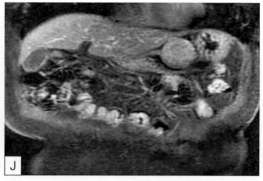

**图 1-12-1　腔内型胃肠道间质瘤**

患者,女,56 岁,体检发现腹部肿块 1 周余。A. CT 平扫示胃窦部腔内结节影,密度均匀,呈等稍低密度;B. 动脉期病灶呈均匀轻度强化;C、D. 静脉期病灶呈均匀明显强化,与胃窦部上壁关系密切;E. $T_2$WI-FS 序列均匀稍高信号;F. $T_1$WI 均匀等信号;G. DWI 均匀高信号;H~J. MRI 动态增强呈均匀渐进性明显强化,类似 CT 表现。

## 二、壁内型胃肠道间质瘤(图 1-12-2)

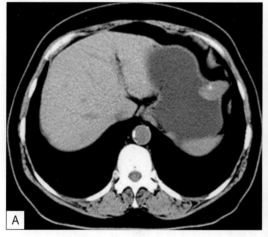
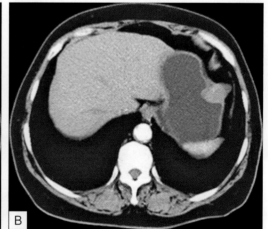
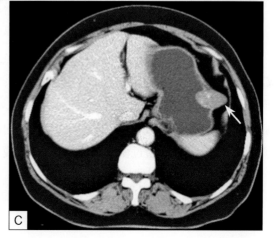

**图 1-12-2　壁内型胃肠道间质瘤**

患者,女,63 岁,上腹部胀痛 1 个月。A. 平扫显示胃壁椭圆形软组织密度影,其内可见钙化;B. 动脉期病灶呈轻度强化;C. 静脉期病灶呈渐进性均匀强化,病灶边界清晰,胃壁浆膜面光整(白箭)。

### 三、腔外型胃肠道间质瘤（图 1-12-3）

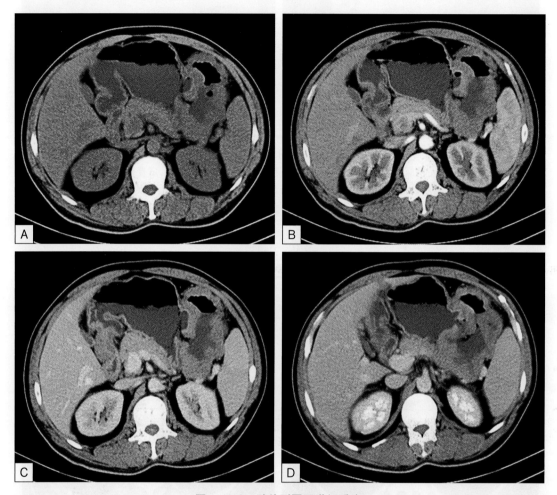

**图 1-12-3　腔外型胃肠道间质瘤**

患者,男,74 岁,上腹部不适 1 周。A. 平扫示胃大弯侧巨大占位,大部分液化坏死并与胃腔相通;B. 动脉期病灶呈轻度强化,胃壁强化黏膜线存在;C、D. 静脉期及延迟期病灶呈渐进性不均匀强化,病灶边界清晰。

**【诊断要点】**

①胃肠道间质瘤（gastrointestinal stromal tumors,GIST）多见于中老年人,好发于胃,占 GIST 的 60%~70%,临床症状主要表现为腹痛、腹部包块、呕血、黑便等;②GIST 通常为单发、圆形的肿块,生长方式主要是腔外型、腔内型、混合型;③GIST 较大时常出现坏死,表现为黏膜溃疡或较大空腔;④增强扫描呈不同程度的渐进性强化,坏死组织无强化;⑤恶性间质瘤直径多大于 5cm,可通过血行转移到肝脏、腹膜和肺等部位,淋巴结转移少见。

**【鉴别诊断】**

（1）胃癌:胃壁常增厚、僵硬,与邻近组织分界不清,常伴有周围淋巴结转移。

（2）胃淋巴瘤:全周胃壁增厚,胃壁光整。

# 第十三节　胃其他疾病

## 一、胃淋巴瘤(图 1-13-1)

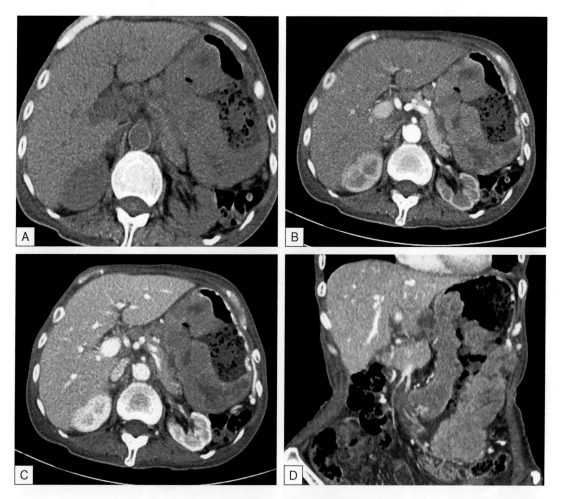

**图 1-13-1　胃淋巴瘤**

患者,女,47 岁,乏力、面色苍白 1 周。A. 平扫显示胃壁均匀增厚,胃腔呈瘤样扩张;B. 动脉期病灶呈轻度均匀强化;C. 静脉期病灶呈中度均匀强化,胃壁浆膜面光整;D. 胃周可见多发肿大淋巴结。

## 【诊断要点】

①临床症状不具备特异性,以上腹痛、恶心、呕吐、体重下降等最常见;②原发性胃淋巴瘤属于黏膜下肿瘤,多为非霍奇金淋巴瘤,好发于胃窦及胃体部;③弥漫型胃淋巴瘤表现为胃壁广泛性增厚,胃周脂肪线完整,病变表面黏膜多完整,病灶密度均匀,较少发生坏死、囊性变或出血,增强扫描病灶强化程度较轻且均匀;④肿块型胃淋巴瘤现为肿块样生长,密度均匀,与邻近肌肉密度相仿,增强后呈轻中度均匀强化。

【鉴别诊断】

(1) 胃癌：胃壁常增厚、僵硬，与邻近组织分界不清，胃腔狭窄。

(2) GIST：呈圆形肿块，有坏死，增强后强化明显。

## 二、胃平滑肌瘤（图 1-13-2）

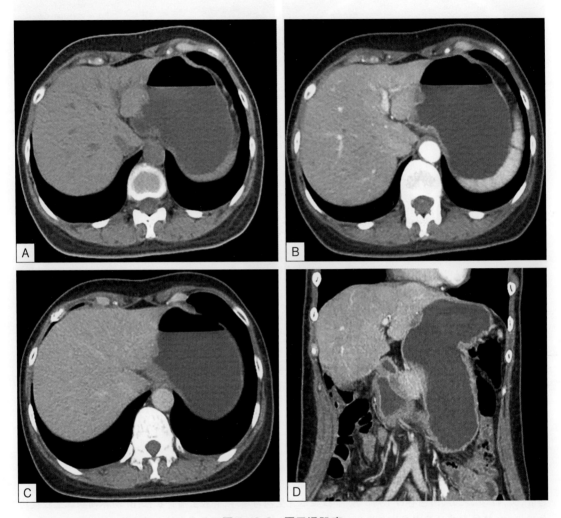

**图 1-13-2    胃平滑肌瘤**

患者，女，45 岁，上腹部不适 1 周，胃镜发现胃壁隆起 3 天。A. 平扫示近贲门胃小弯胃壁局限性增厚，密度尚均匀；B~D. 动态增强显示病灶呈轻度均匀强化，黏膜线完整。

【诊断要点】

①临床症状不典型，通常无症状，偶然发现；②胃平滑肌瘤多位于胃食管连接部或贲门附近，腔内生长为主，并且有沿着胃壁生长的特点；③肿块表面光整，与正常胃壁分界比较清楚，平扫密度均匀，呈轻度均匀强化，较少出血坏死，偶有钙化。

【鉴别诊断】

(1) 胃异位胰腺:病灶与胰腺密度及强化方式类似,表面常出现脐凹征。

(2) GIST:呈圆形肿块,有坏死,增强后强化明显,强化程度高于胃平滑肌瘤。

## 三、胃壁神经鞘瘤(图 1-13-3)

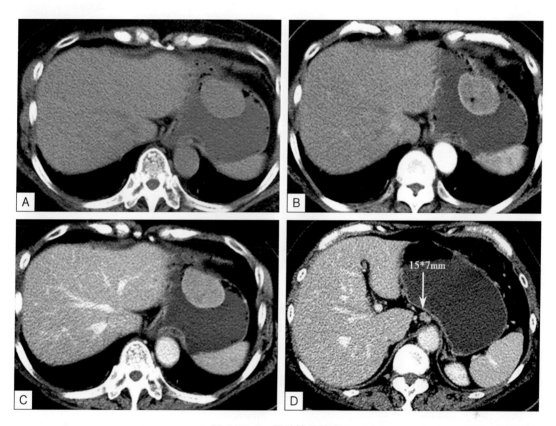

图 1-13-3　胃壁神经鞘瘤

患者,女,64 岁,胃镜发现胃肠间质瘤 2 个月,胃镜提示:肿块起源于固有肌层。A~C. 分别为 CT 平扫、动脉期及静脉期图像,显示胃底大弯侧胃腔内肿块,表面黏膜基本完整,持续逐渐强化;D. 显示胃小弯侧一枚稍饱满淋巴结(箭头)。

【诊断要点】

胃壁神经鞘瘤常可伴有周围淋巴结反应性增生。

(苏缪广　王仲楚　卢一心　肖云州　应颖莹　苏志链　苏孝庆　岳　婷)

# 第十四节　十二指肠溃疡

## 一、十二指肠溃疡（图 1-14-1）

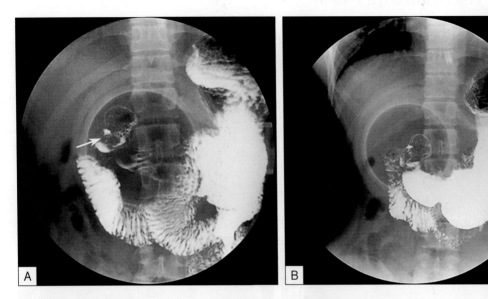

图 1-14-1　十二指肠溃疡

患者，男，16岁，反复中上腹不适1周，加重伴呕吐2周。A、B. 上消化道气钡双重造影，示十二指肠球部变形，可见钡斑（白箭），边缘光滑，可见黏膜纠集，无黏膜中断征象。

## 二、十二指肠溃疡伴球后狭窄（图 1-14-2）

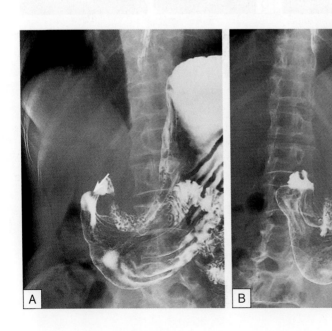

图 1-14-2　十二指肠溃疡伴球后狭窄

患者，女，62岁，黑便1天。A、B. 上消化道气钡双重造影，示十二指肠球部变形，可见钡斑，边缘光滑，可见黏膜纠集，无黏膜中断征象，并见十二指肠球后狭窄征象（白箭）。

【诊断要点】

①十二指肠球部溃疡临床症状多有周期性、节律性右上腹疼痛,疼痛多在两餐之间,进食或服抗酸药可以缓解;②诊断溃疡的直接征象是龛影,多位于前或后壁中央部,表现为圆形或不规则形钡斑,周围黏膜纠集;③若周围水肿明显,可见溃疡环堤。2/3可引起球部变形。

【鉴别诊断】

若见龛影和恒定的球部变形,诊断十二指肠球部溃疡无困难。

# 第十五节 十二指肠憩室

## 一、十二指肠憩室(图1-15-1)

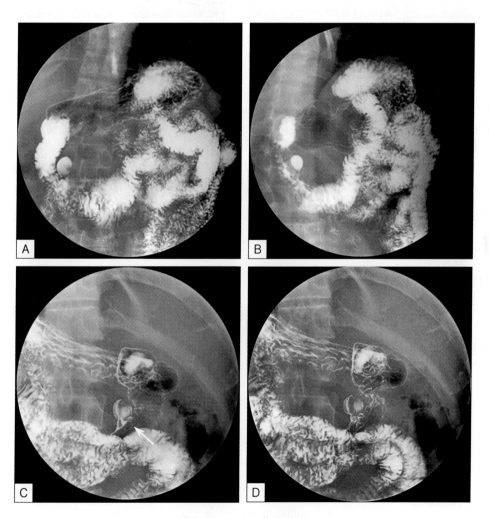

**图1-15-1 十二指肠憩室**

患者,男,62岁,上腹部疼痛2年。A~D. 上消化道气钡造影图像,十二指肠降部内侧见囊袋样突起(白箭),以狭颈与十二指肠相连,可见十二指肠黏膜延续。

## 二、十二指肠憩室内异物(图 1-15-2)

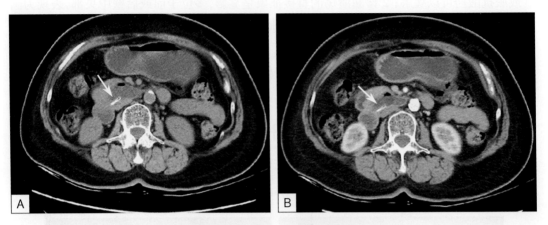

**图 1-15-2　十二指肠憩室内异物**

患者,女,69 岁,上腹部疼痛 1 周。A~B. 分别为 CT 平扫、增强图像,十二指肠水平部囊袋状影外突,腔内条状致密影(白箭),提示十二指肠憩室内异物。

【诊断要点】

①十二指肠是消化道憩室的好发部位,多见于老年人。多数无特异症状及体征;②X 线钡餐造影为十二指肠憩室主要检查手段,CT 是其有效的补充检查手段,在憩室内异物检出及穿孔评估上更具优势;③十二指肠憩室通常为圆形或卵圆形囊袋状影,突出于肠腔之外,边缘整齐光滑,以一窄颈与肠腔相连。十二指肠黏膜经颈部进入憩室。较大憩室在立位检查时,因含有气体、液体和钡剂,可见不同密度的分层界面。当憩室内出现致密影时,需考虑到异物进入的可能。

【鉴别诊断】

十二指肠憩室具有典型表现,诊断无困难。

# 第十六节　十二指肠恶性肿瘤

## 一、十二指肠腺癌（图 1-16-1）

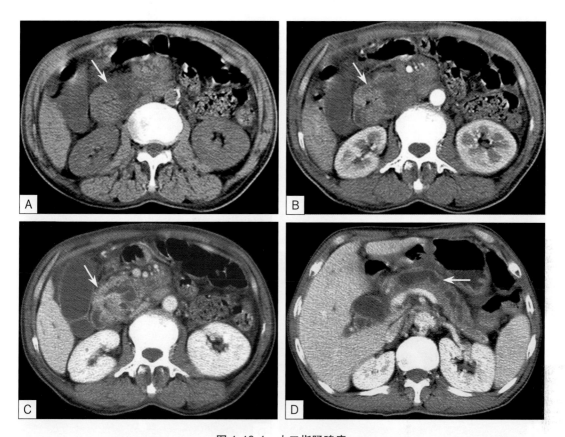

**图 1-16-1　十二指肠腺癌**

患者,男,65 岁,反复上腹痛 10 天。A. 平扫示十二指肠降部内侧壁增厚并可见软组织块影(白箭);B、C. 增强后病灶明显强化(白箭);D. 胰管明显扩张(白箭)。

【诊断要点】

①十二指肠腺癌好发于 60~70 岁,以十二指肠乳头周围常见,约占 65%;②临床表现主要为腹痛、黄疸、肠梗阻、出血、腹部包块等;③CT 表现为肠壁不规则或环形增厚,局部形成软组织肿块,呈分叶状或类圆形,肠腔狭窄;病灶可以侵犯周围肠管,胰腺、十二指肠乳头受侵可显示"双管征"。增强后病灶呈轻中度强化。可有腹膜后淋巴结转移及肝脏转移。

【鉴别诊断】

(1) 十二指肠腺瘤或息肉:十二指肠腺癌病灶较小时与腺瘤及息肉较难鉴别。一般腺瘤及息肉形态规则,边界清晰,增强后多轻度强化,典型息肉可见以蒂与十二指肠相连。不引起肠腔狭窄,无淋巴结及肝脏转移。

(2) 淋巴瘤:淋巴瘤累及肠管范围较长,肿块较密实,少见坏死,多呈轻中度强化,肠管呈

"动脉瘤样"扩张,肠梗阻多不明显。

（3）神经内分泌癌：神经内分泌癌多强化明显,形态无特征性改变,典型患者可出现类癌综合征的表现。

（4）GIST：一般不引起肠梗阻及胃潴留征象。

## 二、十二指肠神经内分泌癌(图 1-16-2)

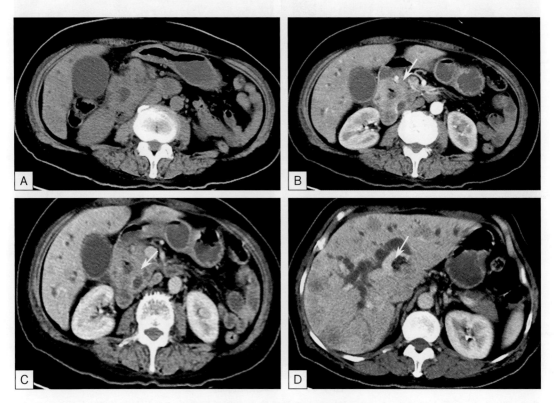

图 1-16-2　十二指肠神经内分泌癌

患者,女,64 岁,腹痛伴呕吐、眼黄尿黄 1 个月余,加重 5 小时。A. 平扫示十二指肠降部肠壁环形增厚,累及全周肠壁;B、C. 增强后病灶明显强化(白箭);D. 肝内多发转移灶,肝内胆管明显扩张(白箭)。

# 第十七节 肠系膜上动脉压迫综合征

## 肠系膜上动脉压迫综合征(图1-17-1)

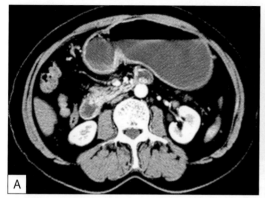
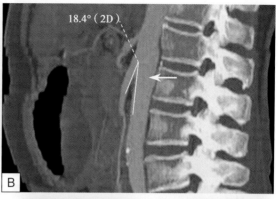

**图1-17-1 肠系膜上动脉压迫综合征**

患者,女,63岁,反复上腹部胀痛数年。A.肠系膜上动脉与腹主动脉间十二指肠水平段管腔狭窄,近段十二指肠扩张;B.重建图像示肠系膜上动脉与腹主动脉夹角为18.4°(白箭);C.胃肠钡餐造影检查见十二指肠水平段或升段出现光滑的"笔杆"样压迹(白箭),钡剂通过受阻,可见逆蠕动。

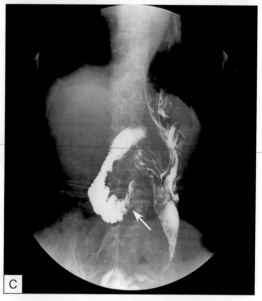

【诊断要点】

①多见于消瘦女性或长期卧床者,临床症状主要是食后腹痛、恶心、呕吐;②钡餐检查主要X线征象为十二指肠水平段或升段出现光滑的"笔杆"样压迹,钡剂通过受阻,可见明显逆蠕动;③CT能清晰显示扩张的胃十二指肠肠腔,三维重建图像可明确肠系膜上动脉与腹主动脉夹角,正常情况下肠系膜上动脉与腹主动脉之间的夹角大于45°。

【鉴别诊断】

根据十二指肠近段扩张及肠系膜上动脉与腹主动脉夹角变小可以明确诊断。

(何海青 李欠云 王官良 岳 婷)

# 第十八节　小 肠 结 核

## 小肠结核(图 1-18-1、图 1-18-2)

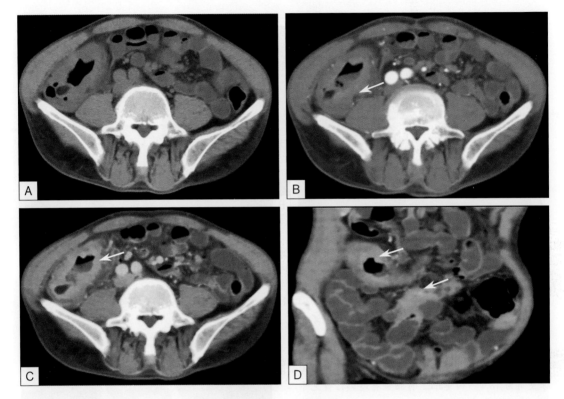

**图 1-18-1　小肠结核**

患者,男,62 岁,下腹部疼痛 2 年,再发加重 2 个月。A. 平扫示回肠末段肠壁增厚,无明显钙化;B、C. 增强后增厚肠壁明显强化(白箭),周围脂肪间隙浑浊,近段肠管未见明显扩张;D. 冠状位图像示多发小肠肠壁明显增厚(白箭),周围脂肪间隙模糊。

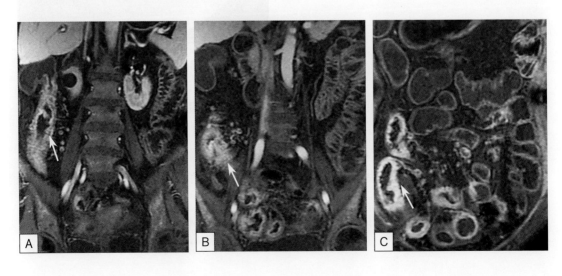

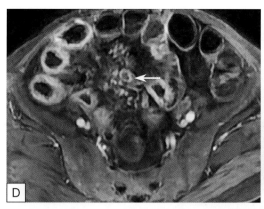
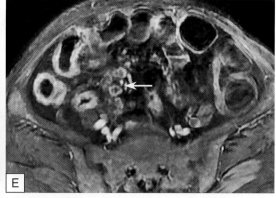

**图 1-18-2　小肠及系膜淋巴结结核**

男,61 岁,反复腹泻 2 年,发热半年,行 MRE 检查。A~C. 增强扫描冠状位图像,回肠末端(图 A、B 白箭)、回肠多发节段肠壁增厚伴全层强化明显,非系膜侧明显,肠腔局部稍狭窄;D、E. 增强扫描横断位图像,系膜血管增多,系膜多发环形强化淋巴结(图 D、E 白箭)。

【诊断要点】

①80%~90% 的小肠结核好发于回盲部及回肠远端,也可见于回肠近段、空肠及十二指肠;②小肠结核好发于青壮年,起病缓慢,临床表现为腹痛、腹泻、右下腹压痛或可触及包块,可伴有全身其他系统结核;③病理上分为溃疡型、增殖型和混合型,以混合型多见;④CT 表现为肠壁增厚,管腔狭窄,以回盲部为中心,多为回肠远段、盲升结肠管壁增厚,病变多呈连续性,增强后病变早期及活动期增厚管壁强化明显,慢性期则强化不明显。病变管腔环形狭窄,易合并腹膜炎、腹水、肠粘连、淋巴结钙化及干酪样坏死。同时可以合并肺部或其他部位结核。

【鉴别诊断】

(1) 克罗恩病(Crohn disease):克罗恩病多为节段性增厚,多呈跳跃性,易合并肠瘘、蜂窝织炎、脓肿及肠梗阻,少见淋巴结坏死、钙化,血管明显增粗、增多。

(2) 小肠腺癌:小肠腺癌病变常比较局限,易合并淋巴结转移及肝转移,小肠腺癌血供丰富,可见肿瘤供血动脉。

# 第十九节　小肠克罗恩病

## 克罗恩病(图 1-19-1~图 1-19-3)

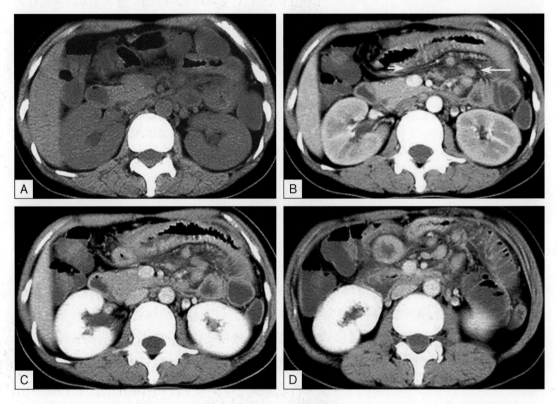

**图 1-19-1　克罗恩病**

患者,女,40 岁,腹部疼痛 4 年,加重 2 天。A. 平扫示左上腹局部小肠肠壁增厚,无明显钙化;B~D. 增强后增厚肠壁轻中度强化(短箭),肠系膜浑浊,肠系膜血管增粗,近段肠管未见明显扩张,肠系膜可见多发肿大淋巴结(长箭)。

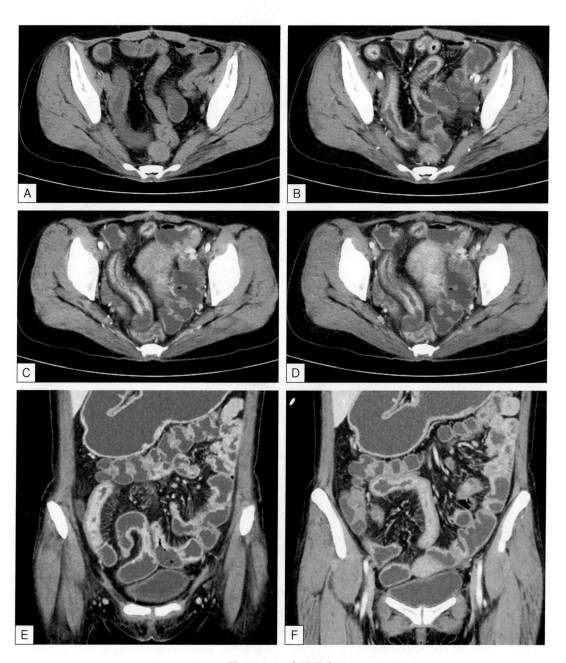

**图 1-19-2　克罗恩病**

患者,女,42 岁,腹部疼痛 6 年。A. 平扫示盆腔多节段小肠肠壁增厚;B~D. 增强后肠壁黏膜明显强化,肠壁分层强化,呈"靶征",部分肠腔狭窄,周围肠系膜血管增粗,呈"梳状"改变;E、F. 冠状位重建图像示多发肠壁增厚,局部肠腔稍狭窄。

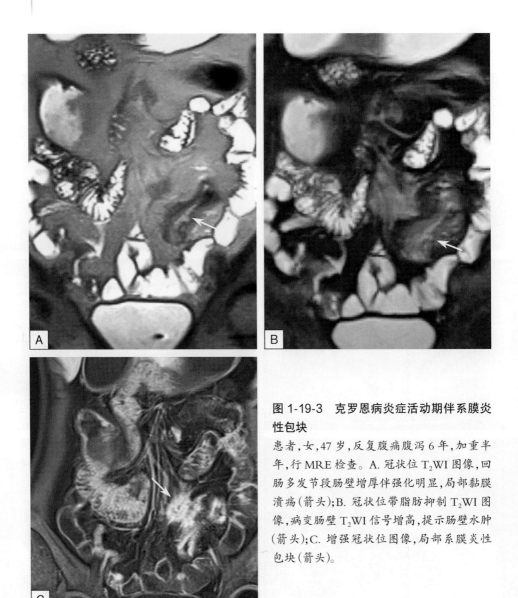

**图 1-19-3  克罗恩病炎症活动期伴系膜炎性包块**

患者,女,47 岁,反复腹痛腹泻 6 年,加重半年,行 MRE 检查。A. 冠状位 $T_2WI$ 图像,回肠多发节段肠壁增厚伴强化明显,局部黏膜溃疡(箭头);B. 冠状位带脂肪抑制 $T_2WI$ 图像,病变肠壁 $T_2WI$ 信号增高,提示肠壁水肿(箭头);C. 增强冠状位图像,局部系膜炎性包块(箭头)。

【诊断要点】

①克罗恩病是一种原因尚不十分清楚的胃肠道慢性肉芽肿性疾病。病变可以累及消化道任何部位,同时累及回肠末段与右半结肠者最多见(约 50%),只涉及小肠者占其次(30%),主要在回肠,局限在小肠者少见。病变肠管呈节段性和跳跃式分布。②临床上以腹痛、腹泻、腹部肿块、瘘管形成和肠梗阻为特点。③肠壁增厚,急性期肠壁可出现分层征象、靶征、双晕征,不对称的肠壁增厚及强化(以系膜侧肠壁增厚为主)是克罗恩病的特征性表现,慢性期肠壁增厚伴管腔狭窄,增强后轻度强化。病变周围肠系膜血管增粗,呈"梳征",肠系膜淋巴结增生。随着病情发展,可出现肠瘘、腹腔脓肿。

【鉴别诊断】

(1) 小肠结核：患者通常伴有肺部活动性结核或有结核病史，且结核菌素试验呈阳性，抗结核治疗有效。肠壁连续性增厚，肠腔狭窄，腹膜后及肠周可见淋巴结肿大，肿大淋巴结常伴有钙化及坏死，系膜纤维条索影，可有腹膜增厚、腹水等腹膜炎改变。

(2) 小肠淋巴瘤：小肠淋巴瘤受累肠段较长，可单发或多发。肠壁增厚，肠腔变形，肠管扩张或狭窄，典型表现为肠腔呈"动脉瘤样"扩张改变，肠腔内或外可见软组织块影，常有肠系膜淋巴结肿大。

# 第二十节 小 肠 肿 瘤

## 一、小肠腺癌（图 1-20-1）

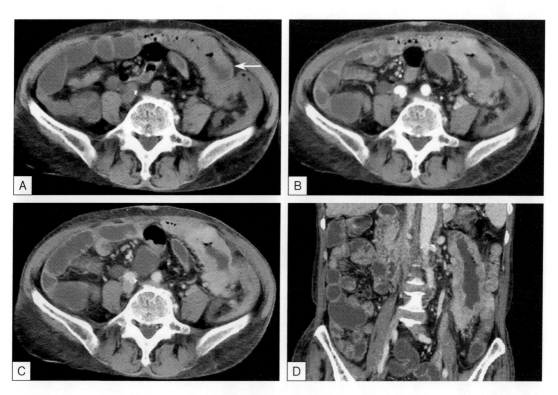

图 1-20-1 小肠腺癌

患者，男，74岁，黑便3天，反复上腹部胀痛数年。A. 平扫示局部小肠肠壁增厚（箭头），肠腔向心性狭窄；B、C. 动脉期及静脉期增厚肠壁明显强化；D. 冠状位重建图像。

【诊断要点】

①小肠腺癌好发于十二指肠及近段空肠；②临床表现不典型，可表现为腹痛、便血或呕血、肠梗阻、腹部肿块、肠穿孔等；③影像学表现为不规则软组织肿块，以腔内生长方式为主，

局部肠壁不规则或环状增厚,肠腔狭窄,可合并肠梗阻,增强后呈中度强化,密度不均,钙化少见,可形成溃疡;④较易及较早地直接侵犯周围结构及远处转移。

【鉴别诊断】

(1) 小肠淋巴瘤:好发于回肠末端,肠壁增厚,肠腔动脉瘤样扩张,不易引起肠梗阻,肠系膜淋巴结肿大。

(2) 小肠平滑肌肉瘤:主要向腔外生长,密度不均匀,直径常大于5cm,增强后明显强化。

## 二、小肠间质瘤(图 1-20-2)

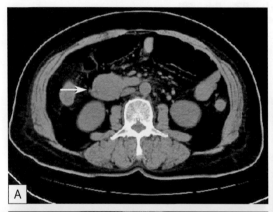

**图 1-20-2　小肠间质瘤**
患者,女,56 岁,体检发现十二指肠占位 5 天。A. 平扫示十二指肠腔内结节状软组织密度影(箭头);B. 动脉期病灶呈明显均匀强化(箭头),见明显增粗供血动脉;C. 静脉期病灶呈明显均匀强化,边界清晰,其上方肠管未见明显扩张;D、E. 静脉期病灶冠状位重建图像(箭头)。

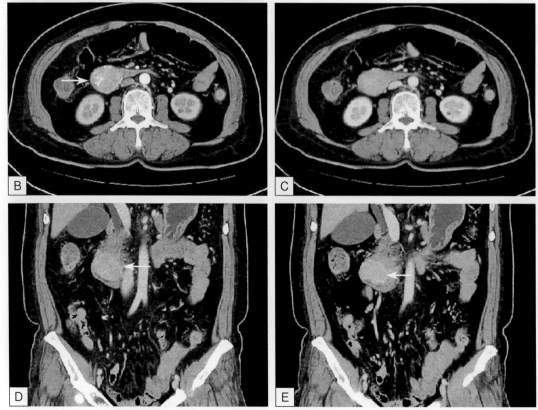

【诊断要点】

①小肠间质瘤主要表现为圆形或类圆形软组织密度肿块,少数呈不规则或分叶状,富血供,可见坏死、囊性变,钙化少见;②部分瘤内溃疡破溃与管壁相通,形成假肠腔征;③小肠间质瘤可多发,很少引起肠梗阻,高危险度间质瘤可发生血运转移,常见的是肝脏转移,淋巴结转移较少。

【鉴别诊断】

(1) 小肠神经内分泌肿瘤(类癌):多见于回肠,腔内结节或息肉状肿块、肠壁增厚,钙化、水肿常见,强化明显,可引起肠腔狭窄和梗阻。

(2) 小肠腺癌:好发于十二指肠及近段空肠,局限性肠壁增厚,肠腔狭窄,黏膜皱襞破坏中断,易发生淋巴结转移。

(3) 小肠淋巴瘤:肠壁增厚,肠腔动脉瘤样扩张,不易引起肠梗阻,肠系膜淋巴结肿大。

## 三、小肠淋巴瘤(图 1-20-3)

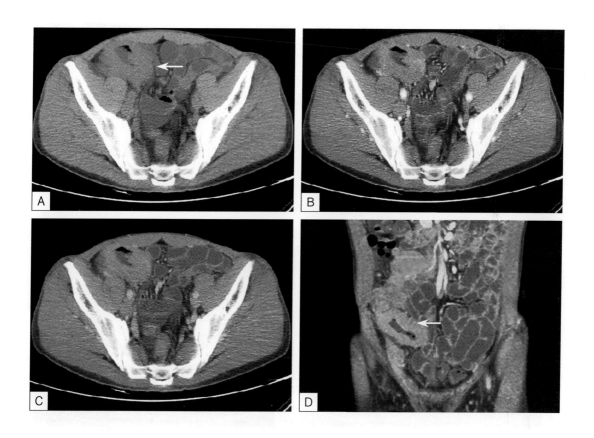

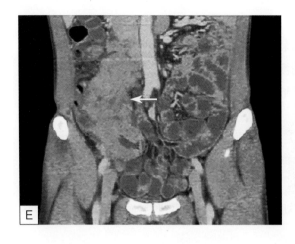

**图 1-20-3  小肠淋巴瘤**

患者,女,49 岁,腹胀腹痛 2 个月余。A. 平扫示回肠远端肠壁增厚(箭头),肠腔未见明显狭窄,近段小肠肠腔未见明显扩张;B、C. 动脉期及静脉期增厚肠壁明显强化;D、E. 冠状位重建图像,肠壁增厚(图 D 箭头),肠管周围可见多发肿大淋巴结,并融合成团(图 E 箭头)。

【诊断要点】

①小肠淋巴瘤在小肠恶性肿瘤中居首位,占小肠恶性肿瘤总数的 40%~50%;②小肠恶性淋巴瘤分原发性和继发性两种;③淋巴瘤可发生于小肠的任何部位,以淋巴组织丰富的回肠远端发生率最高;④主要表现有肠壁增厚、肠腔内息肉样肿块、肠管动脉瘤样扩张、肠系膜结节或肿块影、"夹心面包征",可致肠套叠,少有肠梗阻。

【鉴别诊断】

(1) 小肠腺癌:好发于十二指肠及近段空肠,局限性肠壁增厚,黏膜皱襞破坏中断,肠腔狭窄,易合并肠梗阻。

(2) 小肠间质瘤:肿瘤边缘常光滑且相邻肠壁无增厚,无肠系膜淋巴结肿大。

## 四、小肠脂肪瘤(图 1-20-4)

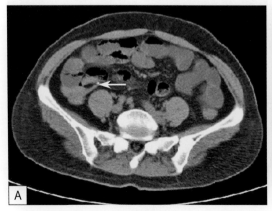
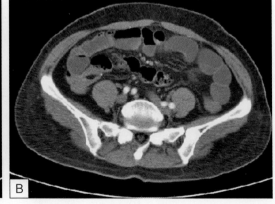

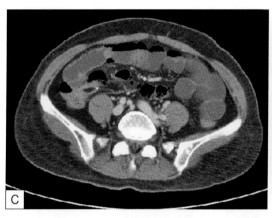
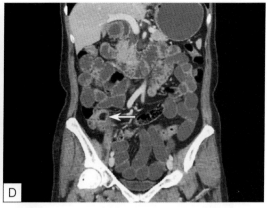

图 1-20-4 小肠脂肪瘤

患者,女,56 岁,反复腹痛 3 个月余。A. 平扫示回肠末端肠腔内条状脂肪密度影(箭头);B、C. 增强动脉期及静脉期病灶无明显强化;D. 冠状位重建图像,可见脂肪密度影(箭头)。

【诊断要点】

①小肠脂肪瘤好发于老年人,50~70 岁最常见。发生部位以空回肠居多,尤其是末端回肠。②当肿瘤小于 1cm 时常无临床症状,当肿瘤增大时可出现以肿瘤作为前端的肠套叠和肠扭转,出现腹痛(绞痛、间歇性腹痛)、恶心、呕吐等症状。③小肠内脂肪密度肿块,CT 值为 −100~−50Hu。

【鉴别诊断】

诊断明确,无需鉴别诊断。

# 第二十一节　小肠其他疾病

## 一、胃肠道多发黑斑息肉病[又称"波伊茨-耶格综合征(Peutz-Jeghers syndrome)"](图 1-21-1)

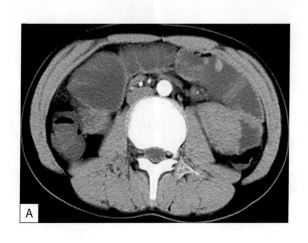

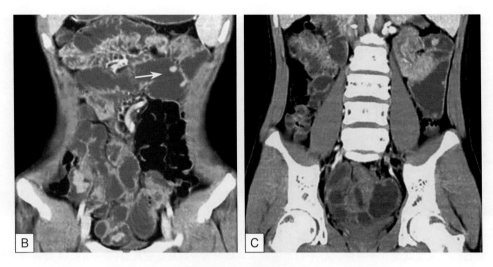

**图 1-21-1 黑斑息肉病**

患者,男,13 岁,反复中上腹痛 7 年。A. 横断位图像;B、C. 冠状位图像,示结肠及小肠肠腔内多发息肉(箭头)。

【诊断要点】

①典型胃肠道多发黑斑息肉病一般有家族史,大部分伴有不同程度的皮肤黏膜色素沉着,临床上常表现为血便、腹痛等消化道症状,可出现肠套叠、肠梗阻、出血等;②病变部位小肠最多,占 60%~90%,息肉为非肿瘤性错构瘤性息肉;③多排螺旋 CT 原始图像及后处理图像可以清楚显示息肉大小、形态和位置。

【鉴别诊断】

家族性腺瘤性息肉病:主要表现为结肠内多发腺瘤性息肉,其数量可达 100 个至数千个。

## 二、小肠异位胰腺(图 1-21-2)

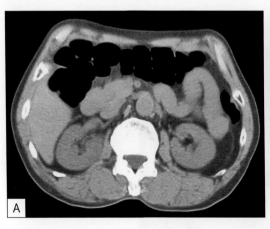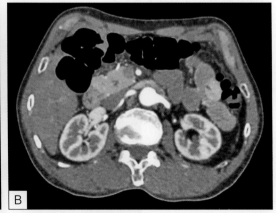

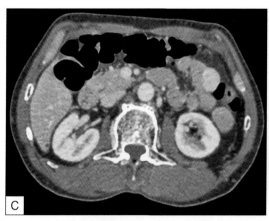 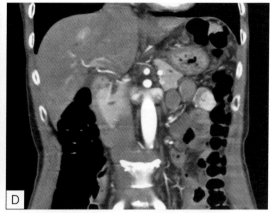

**图 1-21-2 小肠异位胰腺**

患者，男，65 岁，腹胀 2 个月。A. 平扫示近段空肠内结节影;B. 动脉期病灶呈明显均匀强化,其内见条状导管影;C. 静脉期病灶呈明显均匀强化,边界清晰,其上方肠管未见明显扩张;D. 冠状位重建图像。

【诊断要点】

①异位胰腺又称为迷走胰腺或副胰腺,属于一种较少见先天性发育异常。一般临床无症状,可出现出血、肠梗阻、肠套叠、异位胰腺炎等并发症。②病变好发于上消化道,以十二指肠、胃、近段空肠多见。③影像上多为黏膜下孤立性结节,通常小于 3cm,以宽基底与胃肠壁相连,向腔内生长,强化程度与方式与异位胰腺组织成分相关,典型病灶可见边缘脐凹征或中央导管征。

【鉴别诊断】

(1) 间质瘤:一般容易发生坏死,平扫密度可均匀、可不均匀,动脉增强扫描观察病灶与胰腺组织的强化程度差别对鉴别有帮助。

(2) 息肉与腺瘤:为黏膜来源,呈圆形或分叶状,多带蒂,与胃肠道黏膜强化一致。

(应明亮　黄宏伟　崔　璨　张　宾　周敏清　韩　铮)

# 第二十二节　溃疡性结肠炎

## 溃疡性结肠炎(图1-22-1)

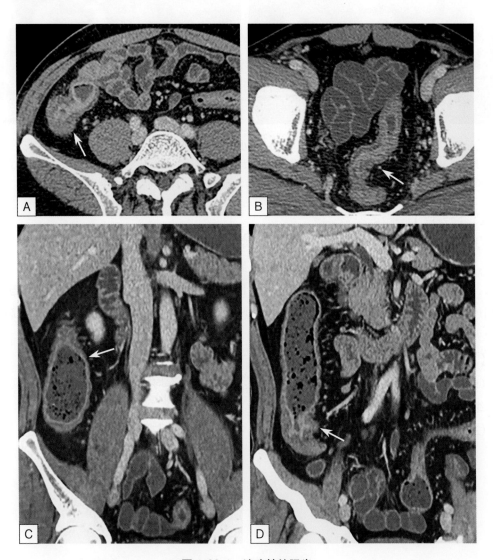

**图1-22-1　溃疡性结肠炎**

患者,男,42岁,反复腹泻4年,再发1周。A~D. 腹部CT增强扫描静脉期(C、D为冠状位重建图像)示结肠各段弥漫肠壁增厚,黏膜强化明显,肠系膜小血管影增多(箭头)。肠镜病理提示:大肠黏膜慢性活动性炎症,局灶糜烂(符合炎性肠病特征,倾向溃疡性结肠炎)。

【诊断要点】

①溃疡性结肠炎为一种非特异性大肠黏膜的慢性炎症性病变,无性别差异,常发生于20~40岁青壮年,病理上为浅表性溃疡。主要症状为大便带血或腹泻,内伴有黏液脓血,伴随阵发性腹痛与里急后重,表现为发作期与缓解期交替出现。②急性期:肠腔向心性狭窄,钡剂排空迅速,可出现"线样征"。乙状结肠和降结肠边缘呈连续性齿状突出,结肠袋边缘出现纽扣状龛影,在龛影底部显示双重轮廓,较大的龛影突出于结肠之外。③亚急性期:黏膜皱襞紊乱、息肉状充盈缺损,称为"卵石征",有时黏膜皱襞变平或消失。④慢性期:肠腔轻度狭窄,结肠袋变浅或消失。⑤晚期:肠管可自下而上连续性狭窄缩短,整个肠管呈腊肠样改变,肠管狭窄是对称性的,远端与近端逐渐移行,肠管轮廓多光滑而僵硬,肠腔舒张或收缩均不佳,不出现肠梗阻。⑥多数学者认为溃疡性结肠炎是癌前病变,X线不典型者,应尽早行结肠镜及活组织检查以明确有无癌变。

【鉴别诊断】

(1) 结肠克罗恩病:病变主要在右半结肠而非左半结肠,直肠一般不受累,病变呈节段性不连续性分布,溃疡多为纵行,黏膜增生呈"卵石征"表现,至晚期有瘘管形成。

(2) 结肠结核:好发部位为回盲部、盲肠与升结肠,而左侧结肠很少受累。结肠结核是自回肠—盲肠—升结肠发展,病变常多发不连续,呈跳跃征,而溃疡性结肠炎是自直肠—乙状结肠—降结肠发展,病变范围是连续性的。肠结核的黏膜为不规则的浅糜烂,没有假性息肉改变,治愈后黏膜可有短缩、变形、环形狭窄、集中、瘢痕收缩等,而溃疡性结肠炎治愈后肠管狭细短缩、结肠袋消失、僵硬如铅管状,有炎性息肉形成等。

(3) 家族性结肠息肉病:为遗传性疾病,无结肠炎改变,便血为主要症状,除可见无数大小不一的息肉外,结肠管径、结肠袋、结肠外形均正常。溃疡性结肠炎的主要特征是炎症性改变。

# 第二十三节　结 肠 结 核

## 结肠结核(图1-23-1、图1-23-2)

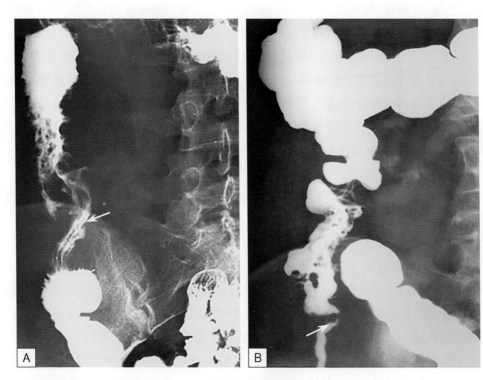

**图1-23-1　结肠结核**

患者,男,61岁,腹痛、腹泻半个月。A、B.钡剂灌肠充盈像示盲升结肠狭窄缩短,黏膜紊乱,小结节息肉状充盈缺损(白箭),诊断为增殖型肠结核。

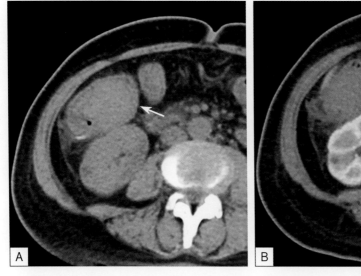
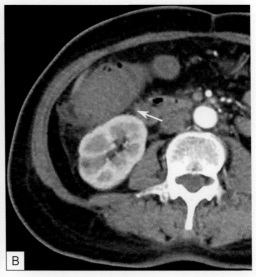

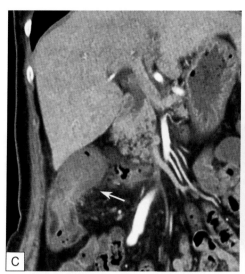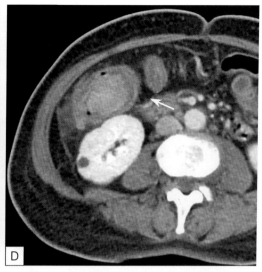

**图 1-23-2　结肠结核**

患者,女,68 岁,腹痛 2 个月余。A. 腹部 CT 平扫示结肠肝曲肠壁增厚,肠腔狭窄,并见软组织影(箭头);B~C. 腹部 CT 增强扫描动脉期横断位及冠状位重建图像示肠壁一不均匀强化,软组织影轻度强化(箭头);D. 腹部 CT 增强扫描静脉期示肠壁及软组织影持续强化(箭头)。病理证实为增殖型肠结核。

【诊断要点】

①好发于回肠末端及回盲部,常累及盲肠、结肠。②溃疡型:病变肠管呈轻度不规则狭窄,结肠袋变浅甚至消失。在回盲瓣区域钡剂通过迅速而不易充盈,末端回肠可呈细线状,称"激惹征"(或跳跃征)。溃疡较深时,病变段肠管呈不规则锯齿状,常与正常段肠管相间。③增殖型:病变段肠管呈小息肉样增生形成大小不等的充盈缺损。肠壁增厚,管腔变窄、变形,严重时产生肠梗阻。肠管缩小变短,并见肠腔内黏膜紊乱且粗细不均。④肠结核多为移行性病变,与正常肠壁之间无明显界线。

【鉴别诊断】

(1)回盲部克罗恩病:特征为节段性受侵,境界明显,小肠系膜一侧受损较重,游离缘常有假憩室变形,溃疡以纵、横行线为其特征,黏膜增粗如铺路石状(卵石征),肠瘘或瘘管较肠结核多见。而回盲部肠结核溃疡龛影较少见,且多在肠管长轴相垂直的方向上分布。

(2)溃疡性结肠炎:多以左侧结肠受累为主,溃疡多见,呈较弥漫的小锯齿状龛影,形成的假性息肉形状不规则,肠管呈无结肠袋的细管状影。而肠结核则是以右侧结肠与回肠多见,溃疡征象不常见,炎性肉芽肿较为局限且光滑,肠管呈狭窄变形和缩短改变。

(3)结肠癌:发生于盲肠的癌肿应与回盲部增殖型结核相鉴别,前者为移行段较短的充盈缺损,呈蕈伞状或环形肿块影,形态不规则。而肠结核则病变区与正常的移行段较长,境界不清,充盈缺损相对完整,且回盲部具有挛缩上移的特点,二者可以区分。

# 第二十四节　结 直 肠 癌

## 结直肠癌（图 1-24-1、图 1-24-2）

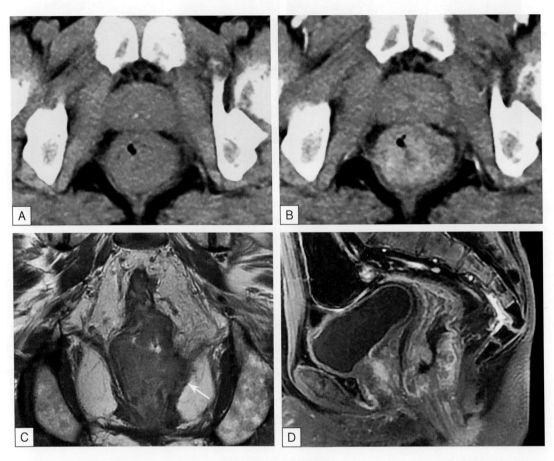

图 1-24-1　直肠腺癌

患者，男，48 岁，大便次数增多伴间歇性便血 2 个月入院。A. 腹部 CT 平扫示直肠下段壁增厚，肠腔狭窄；B. 腹部 CT 增强扫描示肿块明显不均匀增强；C. 直肠高分辨 $T_2WI$ 冠状位，下段直肠内 $T_2WI$ 稍高信号，肿瘤侵犯直肠固有肌层全层及左侧肛提肌（白箭）；D. 直肠矢状位 $T_1WI$ 增强扫描肿瘤不均匀强化。

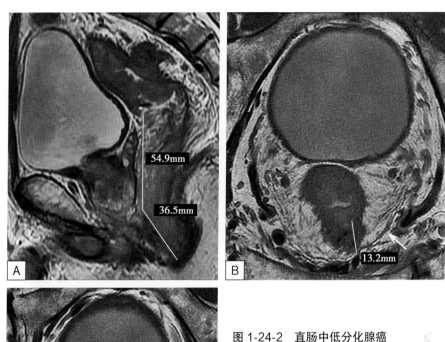

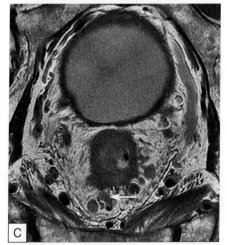

**图 1-24-2 直肠中低分化腺癌**

患者,男,64 岁,便血 1 个余月,行直肠 MRI 检查。A. $T_2WI$ 矢状位图像;B、C. 高分辨力 $T_2WI$ 图像,中位直肠癌,肿瘤侵犯直肠系膜约 13mm,提示 $T_{3c}$ 期,距直肠系膜筋膜(图 B 白箭)<1mm,提示 CRM(+)(直肠癌切缘阳性),直肠系膜血管侵犯(图 C 白箭),EMVI(+)(壁外血管侵犯),直肠系膜内多发饱满淋巴结显示。

【诊断要点】

①结肠直肠癌为较常见的消化道恶性肿瘤,其发病率仅次于胃癌和食管癌。多分布在直肠和乙状结肠,多为 40~50 岁男性患者。②增生型:向腔内生长的菜花状或息肉状充盈缺损,外缘不规整,境界清楚,局部黏膜皱襞破坏消失。肿块较大引起钡剂通过受阻,可扪及肿块。③浸润型:多呈向心性环形狭窄,僵硬,边缘光滑,病变区与正常肠管分界清楚,黏膜皱襞破坏消失,结肠袋消失,常伴有梗阻。④溃疡型:肿瘤生长如扁平碟状,主要表现为腔内不规则龛影,在肠壁一侧可出现"半月征",龛影周围有宽窄不一的环堤,有指压迹。⑤CT 征象还包括:浆膜与周围脏器受侵,肿块累及周围器官,淋巴结转移和腹膜转移。⑥高分辨力 MRI 检查是直肠癌首先推荐的检查方法,主要目的是术前对直肠癌进行准确的 TNM 分期,指导临床治疗决策。

【鉴别诊断】

（1）肠息肉：气钡双重对比检查可以显示息肉的全貌及充盈缺损表现，其充盈缺损边缘光滑，界限清楚，充气时可见带蒂和/或宽基底光滑分叶状软组织肿块，表面常附着少量薄层钡剂。带蒂息肉有一定的活动度。

（2）增殖型回盲部结核：有肺结核病史者，出现慢性腹痛、低热、腹水，钡剂及钡灌肠检查发现回盲部肠管有典型的"激惹征"（或跳跃征），肠管狭窄、僵硬，尤其侵犯回盲瓣区，使回盲瓣增厚时应考虑肠结核。

（3）克罗恩病：发病部位主要以末段回肠、盲肠和升结肠为主，病变范围较结肠癌、直肠癌广，往往呈节段性分布，黏膜面出现"卵石征"是一个有价值的鉴别诊断征象。当直肠部位出现肠腔狭窄疑诊博尔曼分型Ⅳ型（Borrmann classification Ⅳ）癌时，更应该与克罗恩病进行鉴别。

（4）溃疡性结肠炎：好发于直肠、乙状结肠及降结肠，病变范围较结肠癌、直肠癌广泛，病变呈连续性分布，广泛多发的小溃疡和假性息肉，管腔边缘可见纽扣状溃疡。

# 第二十五节　结肠息肉及息肉综合征

### 结肠息肉及息肉综合征（图1-25-1，见文末彩图）

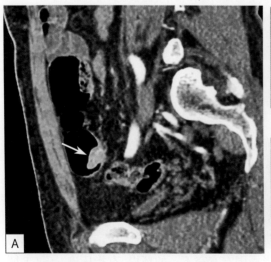
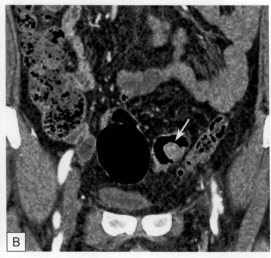

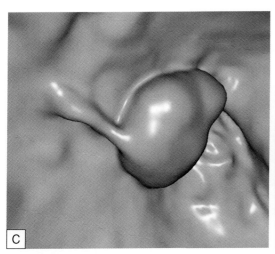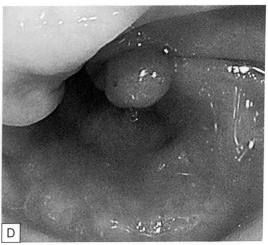

**图 1-25-1 结肠息肉**

患者,男,60岁,腹部不适数年。A~C.为腹部 CT 增强扫描动脉期(A.矢状位重建图像;B.冠状位重建图像;C.虚拟结肠镜成像,CTVE);D.结肠镜,乙状结肠腔内见一带蒂突起,增强扫描可见轻度强化(图 A、B 白箭)。病理:管状绒毛状腺瘤,低级别上皮内瘤变。

【诊断要点】

①检查前要充分清洁肠道,以免漏诊误诊。目前检查方法仍以气钡双重对比钡剂灌肠检查为主。②息肉一般表现为接触腔内境界光滑锐利的圆形充盈缺损,无黏膜破坏,肠管有良好的扩张度。肠道内容物附着于肠壁上,虽不易移动,但其形态不规则,密度不均,常可识别。③息肉增大(>2.0cm),形态不整,表面糜烂,局部黏膜破坏及长臂僵直,龛影周围有环堤或黏膜中断则提示恶变可能。④CT 仿真内镜对显示息肉亦有一定价值。纤维结肠镜不仅可寻找息肉且可行息肉摘除术。

【鉴别诊断】

(1) 较小的早期肠道恶性肿瘤:恶性肿瘤常有局部肠管僵硬,肠壁内陷,黏膜中断破坏。

(2) 家族性结肠息肉病:息肉在左侧结肠较多,右侧结肠较少,至回盲末端则不见。息肉的病理成分多为管状腺瘤,大小自数毫米至数厘米不等,非常密集,可多至 300~3 000 个不等。结肠袋正常,结肠无短缩现象,黏膜上也不显示溃疡病变。除了依靠上述 X 线检查所见外,了解家族史也很重要,此外,还应与其他息肉综合征鉴别。

# 第二十六节    阑 尾 疾 病

## 一、急性阑尾炎（图 1-26-1）

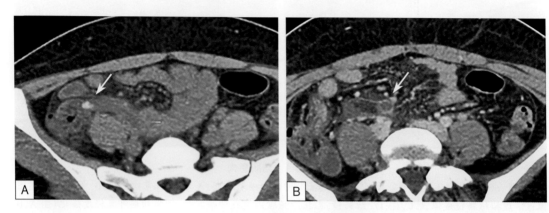

**图 1-26-1    急性化脓性阑尾炎**

患者,女,20 岁,右下腹疼痛 1 天。A. 腹部 CT 平扫示阑尾增粗,管壁增厚,管径约 11mm,阑尾根部管腔内见粪石影,阑尾周围脂肪间隙见渗出模糊影(白箭);B. 腹部 CT 增强扫描静脉期示阑尾壁增厚,明显强化,呈同心圆样结构,管腔内积液(白箭)。

【诊断要点】

①普通 X 线检查早期多无阳性表现,当炎症进一步发展引起局限性腹膜炎时,右下腹部肠胀气,局部小肠明显扩张,胁腹部脂肪线模糊,阑尾坏死可见阑尾内出现小气泡。②CT 直接征象:阑尾增粗,直径>6mm,阑尾壁增厚,厚度>2mm,且不均匀强化,以及阑尾黏膜下水肿可表现为不同密度分层同心圆征象,即"靶征"。③CT 间接征象:局部盲肠壁增厚,阳性对比剂造影检查可见阑尾开口与盲肠接合部形成"箭头征"。阑尾炎伴阑尾盲肠周围炎时,阑尾及盲肠周围脂肪间隙模糊,出现"条纹征"。阑尾及周围炎症被网膜包裹时可形成炎性肿块。④此外,阑尾腔内积液积气、阑尾石、阑尾壁缺损、周围肠系膜淋巴结增大等 CT 征象,对于急性阑尾炎的诊断有所帮助。

【鉴别诊断】

(1) 类似阑尾炎的急腹症:典型急性阑尾炎一般外科体检及实验室检查就可以明确诊断,但术前 CT 检查排除类似阑尾炎的急腹症,如肠系膜淋巴结炎、克罗恩病、结肠炎、盆腔炎、异位妊娠、消化道穿孔、急性胆囊炎和胰腺炎、肠梗阻和缺血、肠脂垂炎、局限性网膜梗死等,可以明显降低阴性阑尾炎的切除率、延迟治疗率以及并发症率。

(2) 阑尾肿瘤:主要表现为阑尾区的不规则软组织肿块影,多数位于阑尾末端,少数位于基底部。发生于基底部的癌肿可引起梗阻性阑尾炎,需要鉴别,一般阑尾腔扩张明显,直径>15mm,肿瘤对周围肠壁有浸润。

## 二、低级别阑尾黏液性肿瘤(图1-26-2)

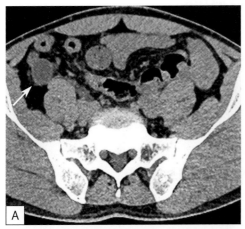

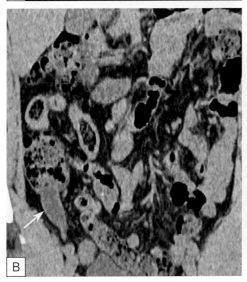
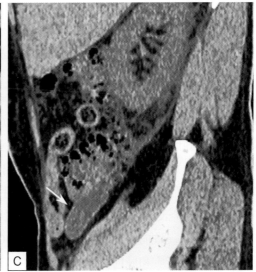

**图1-26-2　低级别阑尾黏液性肿瘤**
患者,男,51岁,右下腹疼痛8小时,无恶心呕吐、无腹泻黑便。阑尾明显增粗,约14mm,壁稍毛糙,周围脂肪间隙清晰。A.横断位病变阑尾(箭头);B.冠状位病变阑尾(箭头);C.矢状位病变阑尾(箭头)。

【诊断要点】
阑尾增粗,管腔>12mm,须警惕低级别阑尾黏液性肿瘤。

【鉴别诊断】
(1) 内翻的阑尾切除后残端:它在盲肠末端内侧,是一较小而局限的充盈缺损,为外压所致。黏液囊肿为较大的圆形或椭圆形的阴影,有压痛,回肠有移位现象。

(2) 阑尾周围脓肿:有急性阑尾炎病史,有压痛,周围肠管有痉挛、激惹,脓肿压迹较浅;阑尾黏液囊肿的压迹较深,没有感染化脓的症状,二者可以鉴别。

(3) 盲肠癌:癌产生不规则的黏膜破坏,蕈伞状充盈缺损,肠壁浸润;阑尾黏液囊肿则光滑锐利,它是黏膜外病变,与癌不难鉴别。

(钱海峰　沈伟强　吕晓勇　胡明芳　李章宇　黄小燕)

# 第二章  肝脏胆系胰腺和脾

## 第一节  正常影像学表现与变异

### 一、肝脏

肝脏大致呈楔形,分为膈面、脏面及左、右两侧缘。临床上,一般以胆囊窝至下腔静脉左缘的连线(称为 Cantlie 线,内有肝中静脉走行)将肝脏分为左、右两叶,右叶以肝右静脉为界分为前叶和后叶,左叶以镰状韧带右侧 1cm 为界(内多有左叶间静脉走行)分为左内叶和左外叶,并且以门静脉右支主干及门静脉左支矢状部为界进一步分上下段及亚段。由此形成了常用的 Couinaud 肝脏八段划分法,即尾状叶(Ⅰ段,$S_1$),左外叶上段(Ⅱ段,$S_2$),左外叶下段(Ⅲ段,$S_3$),左内叶(Ⅳ段,$S_4$,并可继续分为上下亚段,称为Ⅳa 段及Ⅳb 段,或 $S_{4a}$ 及 $S_{4b}$),右前叶下段(Ⅴ段,$S_5$),右后叶下段(Ⅵ段,$S_6$),右后叶上段(Ⅶ段,$S_7$)及右前叶上段(Ⅷ段,$S_8$)。肝脏八段法与血管分布相符,更能适应现代外科手术的要求(图 2-1-1)。

正常肝脏 CT 表现为轮廓光滑整齐,其形状和结构依扫描层面不同而有差异。肝实质平扫显示为均匀一致的软组织密度,CT 值为 50~70Hu,密度高于脾脏、胰腺和肝内血管;增强后不同时相肝实质和肝内血管表现不同:①动脉早期,肝实质无强化或轻微强化,肝动脉有明确对比剂充盈,门静脉及肝静脉无对比剂充盈;②动脉晚期,肝实质轻度强化,肝动脉对比剂浓度持续高位,门静脉对比剂浓度不同程度增高,门静脉-肝实质密度差可达到最大,但肝静脉无强化;③门静脉期,肝实质和门静脉明显强化,肝内门静脉密度高于肝实质,门静脉-肝实质密度差较前减少,肝静脉强化;④平衡期和/或延迟期,肝实质及肝内血管强化持续减低(图 2-1-1)。横断位肝脏 MRI 图像显示的解剖结构与 CT 扫描所见相同。平扫 $T_1WI$ 肝实质呈灰白信号,略高于脾脏信号;$T_2WI$ 呈灰黑信号,低于脾脏信号。肝内血管在 $T_1WI$ 上呈低信号,$T_2WI$ 受血流速度和采集参数不同的影响可呈高-等-低信号。MRI 增强后的强化方式与 CT 增强扫描相似。

肝叶和肝段的正常形态和大小个体差异明显,变异甚多。左叶大小和形态变化更多见,其中以獭尾肝较常见(图 2-1-2),表现为肝左外叶向左后方延长、弯曲,有时可达上腹部外侧壁,与脾脏接近或重叠。肝副叶为肝脏较少见的变异,常出现在肝右叶后下方,呈舌状突出,

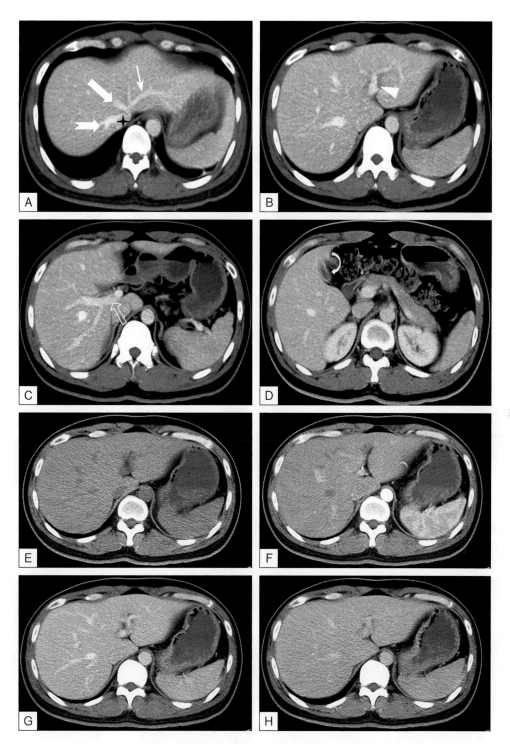

**图 2-1-1　正常肝脏影像解剖**

A~D. CT 增强静脉期；A. 第二肝门层面显示肝左（细白箭）、肝中（粗白箭）、肝右静脉（燕尾白箭）汇入下腔静脉（黑四角星）；B. 第一肝门门静脉左支矢状部（白三角）层面；C. 第一肝门门静脉右支主干（空心箭头）层面；D. 肝脏下部层面，胆囊窝内胆囊（弧形白箭）显示；E~F. 正常肝脏 CT 平扫及各期增强扫描，F 为 CT 增强扫描动脉期；G. CT 增强扫描静脉期；H. CT 增强扫描平衡期。

与肝右叶分界明显,称为肝附垂叶,又称"里德尔叶(Riedel lobe)"。另外,先天性肝叶缺如是肝脏一种少见的变异(图 2-1-3),主要为胚胎发育时门静脉、肝动脉及胆管等分支异常所致。

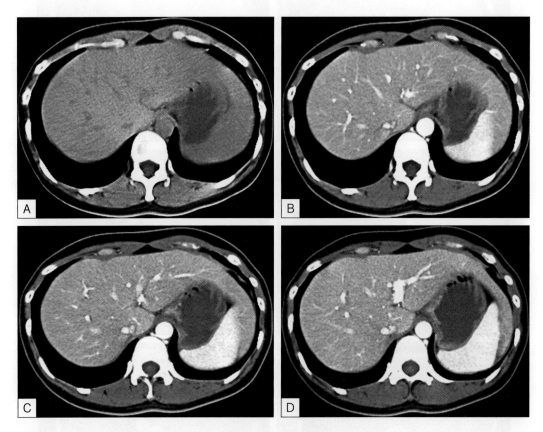

图 2-1-2    獭尾肝

患者,女,34 岁,因腹痛、呕吐就诊。A. CT 平扫显示肝左外缘向左后方延长、弯曲,与脾脏相接,分界不清;B~D. CT 增强扫描显示延长部分肝组织与其余肝组织强化一致,与脾脏分界清,尖端超过腋中线。

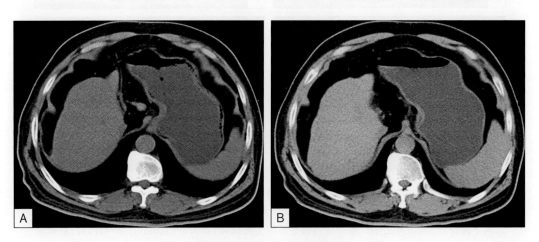

图 2-1-3    先天性肝左叶缺如

患者,男,57 岁,因便血 1 个月余就诊。A~B. CT 扫描显示肝左叶缺如,右叶轻度代偿性增大。

## 二、胆囊及胆道(图 2-1-4)

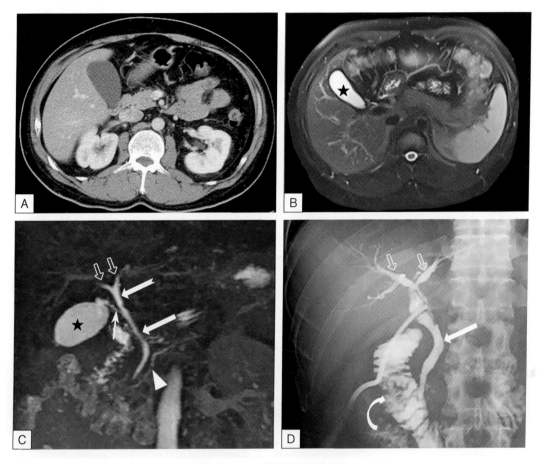

**图 2-1-4  正常胆囊影像解剖**

A. CT 增强扫描门静脉期;B. MRI T$_2$WI 抑脂序列,显示正常胆囊结构(黑五角星);C. 磁共振胆胰管成像(MRCP)显示胆囊(黑五角星)、胆囊管(细白箭)、左右肝管(空心箭)、肝总管(燕尾白箭)、胆总管(粗白箭)及主胰管(白三角);D. T 管造影,显示对比剂充盈左右肝管(空心箭)—肝总管—胆总管(粗白箭),向上可见肝内 4 级胆管显影,向下可见对比剂通过肝胰壶腹进入十二指肠肠腔(弧形白箭)内。

　　肝外胆道系统包括胆囊和输胆管道(肝左管、肝右管、肝总管及胆总管)。胆囊呈长梨形,充盈状态下,长 8~12cm,宽 3~5cm,容量为 40~60mL。胆囊分四部分:底、体、颈及管。肝总管、胆囊管与上方的肝边缘共同围成胆囊三角,胆囊动脉多经此三角至胆囊。

　　左、右肝管分别由左、右半肝的毛细胆管逐渐汇合而成,其出肝门后汇合成肝总管。肝总管下行于肝十二指肠韧带内,并在韧带内与胆囊管以锐角结合成胆总管。胆总管在十二指肠降部后内侧壁与胰管汇合,形成一略膨大的共同管道称肝胰壶腹[又称"法特壶腹(Vater ampulla)"],开口于十二指肠乳头。

　　胆系发育变异详见"第九节、胆系先天性疾病"。

### 三、胰腺

胰腺位于腹膜后,呈弓状条带形软组织密度,在周围脂肪的衬托下其轮廓清楚显示(图2-1-5)。胰腺分为胰头、胰颈、胰体、胰尾四部分:胰头部膨大,被包绕于十二指肠环内,胰头向左后方突出的部分为钩突,肠系膜上静脉右缘为胰头、胰颈的分界;肠系膜上动脉右缘为胰体与胰颈的分界;胰尾为胰体向脾门快速缩窄部分;胰颈-胰尾之间为胰体。胰头-胰颈-胰体位于腹膜后肾旁前间隙内,胰尾部抵达脾门;脾静脉伴行于胰腺体部后方,与肠系膜上静脉在胰头体交界部后方汇合成门静脉。胰腺主导管直径≤2mm,一般情况下不显示,但增强检查薄层面上多可显示。CT平扫胰腺密度略低于脾,胰边缘呈羽毛状或锯齿样改变,在周围较低密度脂肪的衬托下,其轮廓清楚,边缘较光整。增强扫描动脉期胰腺实质明显强化,门静脉期胰腺实质强化幅度降低。

胰腺的先天异常和解剖变异多种多样,并不少见,可分为融合异常(胰腺分裂)、移行异

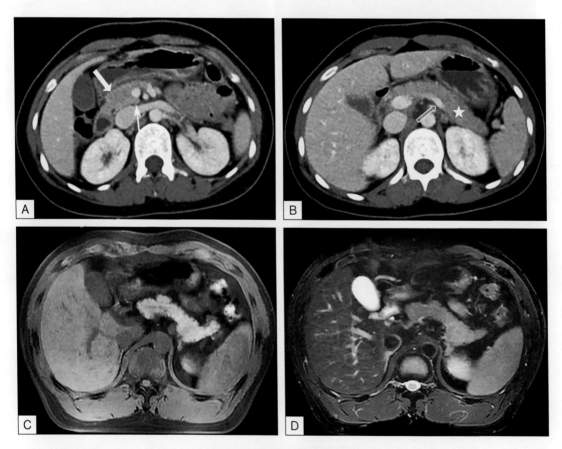

**图 2-1-5  正常胰腺影像解剖**

A、B. CT增强扫描门静脉期,图A显示胰腺头部(粗白箭)及钩突(细白箭),图B显示胰腺体尾部(白五角星),并可见胰腺体部后缘走行的脾静脉(空心箭);图C. MRI平扫T₁WI-FS序列显示胰腺信号均匀且高于肝脏及脾脏;D. MRI平扫T₂WI-FS序列显示胰腺信号均匀略高于肝脏。

常(环状胰腺、异位胰腺)及重复异常(数目或形态异常)(图 2-1-6)。腹胰与背胰不融合或融合不全,主胰管与副胰管不相通,分别独立开口于十二指肠主乳头和副乳头,称为胰腺分裂,其诊断关键是显示胰管解剖。环状胰腺(图 2-1-7)是由胰腺在发育过程中未能正常旋转而

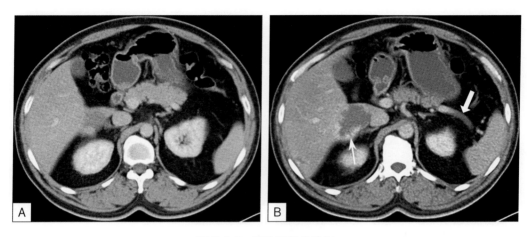

**图 2-1-6 胰体尾部分缺如**

患者,男,46 岁,因体检发现肝血管瘤就诊,行 CT 增强扫描检查,门静脉期显示,胰腺体部中断截断,远端脾静脉(粗白箭)前方胰腺实质缺失。另见,肝 $S_1$~$S_6$ 血管瘤(细白箭)。

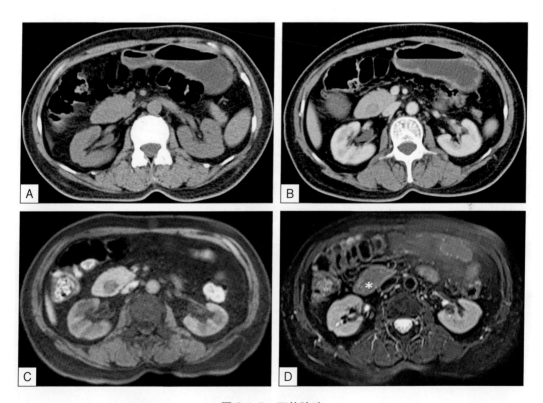

**图 2-1-7 环状胰腺**

A. CT 平扫;B. CT 增强扫描门静脉期;C. MRI 平扫 $T_1$WI-FS 序列;D. MRI 平扫 $T_2$WI-FS 序列,显示十二指肠降部(星号)被胰腺环绕。

导致胰腺组织部分或完全包绕十二指肠。CT 和 MRI 均容易检测到环状胰腺。分叶状胰头(图2-1-8)可能与胚胎发育过程中,腹侧、背侧胰芽融合程度不一致有关。凸出胰头轮廓的局部胰腺组织最大径超过 1cm,即形成胰腺分叶。

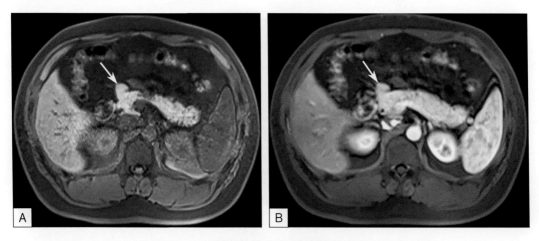

图 2-1-8 分叶状胰头

A. MRI 平扫 $T_1$WI-FS 序列示胰头前部结节状前凸(细白箭),信号同胰腺实质相仿;B. MRI 增强扫描 $T_1$WI-FS 序列动脉晚期示胰头前部前凸结节强化同胰腺实质一致(细白箭)。

## 四、脾脏

脾为椭圆形的淋巴器官,位于左上腹的后部,分为膈、脏面,上、下缘和前、后端。膈面平滑隆突,与膈相贴;脏面凹陷,近中央处为脾门。脏面前上部与胃底相邻,后下部与左肾上腺、左肾相邻。CT 平扫脾的密度均匀并低于肝脏。动脉期不均匀强化呈花斑状,门静脉期密度趋向均匀。脾动静脉分别在动脉期和门静脉期明显强化。脾脏大小个体差异较大,CT 横断位脾外缘通常不超过 5 个对应的肋单元,脾脏正常 CT 影像见图 2-1-1。正常脾脏 MRI 平扫信号均匀,$T_1$WI 信号低于肝脏,$T_2$WI 信号则高于肝脏,DWI 信号高于肝脏,表观弥散指数(ADC)低于肝脏,多期增强 MRI 表现与 CT 相似(图 2-1-9)。

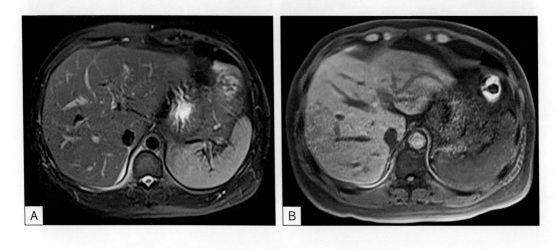

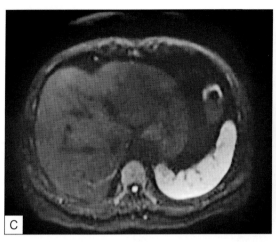
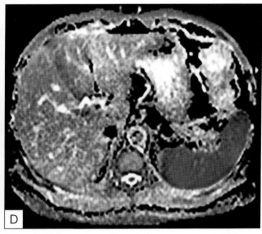

**图 2-1-9 脾脏正常影像解剖**

A. MRI 平扫 $T_2$WI-FS 序列,显示脾实质信号均匀且高于肝脏;B. MRI 平扫 $T_1$WI-FS 序列,显示脾实质信号均匀且低于肝脏;C. MRI 平扫 DWI 序列($b$=800s/mm²),显示脾实质信号均匀且明显高于肝脏;D. MRI 平扫 ADC 影像,显示脾实质信号均匀且明显低于肝脏;均符合脾脏为血窦丰富的淋巴器官的病理基础。

脾脏发育变异详见"第二十一节、脾先天性发育异常"。

(孟宪运 闫 昆)

# 第二节 读片方法与分析诊断思路

## 一、肝脏

对于肝脏病变的影像判读,首先需要观察肝脏的形态、轮廓和密度或信号,判断有无病变,区分弥漫性病变和局灶性病变;其次观察扫描范围内是否存在与病变相关的肝外征象,如肝硬化相关的门静脉高压表现,或肝内占位可能相关的消化道病变征象等。弥漫性病变常见的有病毒性肝炎、肝纤维化/肝硬化、脂肪肝等,少见的有布-加综合征(Budd-Chiari syndrome,BCS)、肝窦阻塞综合征、血色病、肝糖原贮积症、肝豆状核变性等。局灶性病变根据其血供情况及 CT、MRI 增强特征,分为富血供病变、乏血供病变及持续强化病变三大类。

肝脏富血供病变,最典型的影像表现是病变动脉期全部或部分明显强化,强化幅度高于正常背景肝实质。临床常见的病种有:原发性肝细胞癌(hepatocellular carcinoma,HCC)、海绵状血管瘤、肝脏局灶性结节增生(hepatic focal nodular hyperplasia,HFNH)、肝细胞腺瘤;少见的疾病有:乏脂肪血管平滑肌脂肪瘤(angiomyolipoma,AML)、部分间叶组织来源的肝肉瘤,如血管肉瘤和平滑肌肉瘤等;另外还有部分富血供转移瘤,其原发肿瘤主要为肺癌、肾透明细胞癌、乳腺癌、神经内分泌肿瘤、黑色素瘤、胃肠道间质瘤(GIST)等。定性诊断须仔细观察、分析病灶的影像特征,如强化是否均匀、强化程度高低;病灶内有无中央瘢痕,有无出血、坏死、液化囊性变,以及边缘有无包膜等。

　　肝脏乏血供病变或延迟强化病变,动脉期不增强或强化不明显,主要见于大多数转移性肝癌、少数原发性肝癌、机化性血管瘤、肝包虫病、囊肿、血肿及慢性肝脓肿等。

　　肝脏持续强化病变,其动脉期强化表现与富血供/乏血供病变有交错,常见的有肝内胆管癌(intrahepatic cholangiocarcinoma,ICC)、血管肉瘤、炎性假瘤以及部分血管平滑肌脂肪瘤等。根据强化程度、有无充填倾向以及边界、密度或信号等再作鉴别。

　　近年来,肝细胞特异性对比剂(包括钆塞酸二钠和钆贝葡胺)的应用,为肝脏疾病的检出和诊断提供了很大帮助。对病变进行诊断时,除了影像学表现,还须结合临床病史、重要的实验室检查结果等。诊断困难时,动态随访观察病灶的变化也非常必要。

## 二、胆系及胰管

　　观察胆道系统及胰管时,我们首先应关注管腔内是否存在充盈缺损及管道是否有狭窄或扩张;其次,管壁结构也是重点观察对象;再次还需要关注肝门部胆管及胰管是否存在发育变异,指导临床治疗。

　　结石是最常见的胰胆管病变,以胆囊结石常见,根据移动性及强化与否可与胆囊息肉相鉴别。胰胆管结石可分为阳性结石和阴性结石,超声及磁共振胆胰管成像(magnetic resonance cholangiopancreatography,MRCP)有助于阴性结石的检出。当结石导致胰胆管梗阻时,上游管道可见扩张。

　　胆道炎症常继发于胆道结石。胆囊炎分为:急性胆囊炎(包括急性单纯性胆囊炎、急性化脓性胆囊炎、急性坏疽性胆囊炎、慢性胆囊炎急性发作)、慢性胆囊炎、黄色肉芽肿性胆囊炎、胆囊腺肌症,其临床表现、影像表现及鉴别诊断各有不同。急慢性胆管炎局部表现与胆囊炎有相似之处,并可出现轻度胆道扩张。经内镜逆行胆胰管成像(endoscopic retrograde cholangiopancreatography,ERCP)及 MRCP 显示肝内胆管狭窄与扩张相间呈串珠状改变为原发性硬化性胆管炎典型影像征象。

　　胆道肿瘤常伴有 CA19-9 增高。胆囊癌表现多样,可为胆囊壁结节状隆起、胆囊壁弥漫增厚,或呈胆囊窝肿块,常伴有局部侵犯或转移;ICC 表现详见肝脏部分;肝外胆管癌常表现为胆管壁结节或胆管壁局限性不均匀增厚,伴胆道梗阻扩张呈软藤状。胆管导管内乳头状黏液性肿瘤(intraductal papillary mucinous neoplasm of the bile duct,IPNB-M)也可因黏液分泌而致肝内外胆管扩张,部分病例可见胆管壁结节,胆道内黏液与胆汁因密度/信号差异出现丝线状改变是其鉴别要点。

## 三、胰腺

　　影像医师需要观察胰腺的形态、轮廓和密度/信号,确定是否存在胰腺病变,判断病变性质、累及范围;同时也需要观察扫描范围内与胰腺病变可能相关的胰腺外组织和脏器情况(如胰腺肿瘤肝转移,多脏器 IgG4 相关性自身免疫病等)进行评估。

　　胰腺弥漫性病变常见的有胰腺脂肪浸润和胰腺炎,因其病变类型、严重程度及发展时期不同,影像表现各异,但均具有较特征性的 CT 及 MRI 影像表现。局灶性胰腺炎及局灶性 IgG4 相关性自身免疫性胰腺炎需与胰腺癌或胰腺淋巴瘤相鉴别。

胰腺局灶性病变根据其成分分为实性、囊性、囊实性三类。胰腺实性肿瘤最常见的是胰腺癌,其次是神经内分泌肿瘤(neuroendocrine neoplasm,NEN),根据典型的影像征象并结合临床、实验室检查,诊断多不困难,但我们应关注肿瘤与周围组织的关系,尤其是否存在周围大血管的侵犯以进行可切除性评估。

胰腺囊性病变多为良性,较常见的是胰腺假性囊肿,其继发于胰腺炎或胰腺损伤,病史是诊断的重要依据。胰腺真性囊肿少见,临床意义不大,影像少有诊断。胰腺导管内乳头状黏液性肿瘤(intraductal papillary mucinous neoplasm,IPMN)无论分支导管型还是主胰管型,根据其典型影像表现,可以明确诊断,但需关注是否存在恶变征象。

胰腺囊实性病变常见的有实性假乳头状瘤(solid pseudopapillary neoplasm,SPN)、黏液性囊腺瘤(mucinous cystadenoma,MCN)、浆液性囊腺瘤(serous cystadenoma,SCN),三者均好发于女性,发病年龄及影像表现有各自特点。需要注意的是,体积较小的 SPN 可表现为实性结节,部分微囊型 SCN 也可呈实性肿瘤表现,此时需注意与胰腺癌、NEN 等实性肿瘤相鉴别。

## 四、脾脏

观察脾脏时,应注意脾的大小、密度/信号改变。脾大是常见的脾脏病变征象,一般继发于肝硬化门静脉高压、感染性疾病及造血/免疫系统疾病。脾内含铁血黄素的沉积,常见于门静脉高压。当脾脏供血动脉栓塞,或因脾大而血供相对不足时,可出现脾缺血或梗死改变,可见典型影像表现。

脾脏局灶性病灶,可分为肿瘤性和非肿瘤性。非肿瘤性病变有脾单纯囊肿和脾感染性病变,如脓肿等,临床及影像表现均与肝囊肿及肝脓肿相仿。脾脏转移瘤,当患者有明确肿瘤病史时应首先考虑。脾脏原发性肿瘤较少见,多是造血/免疫系统来源肿瘤,最常见的是淋巴瘤和白血病,影像表现多样。脉管源性肿瘤是另一大类脾原发性肿瘤,多为良性,其中较常见的是血管瘤和淋巴管瘤,分别与肝血管瘤、脾囊肿影像表现类似。

## 五、外伤

有无外伤是阅片时必须了解的重要病史,当少数患者不能提供外伤史时,影像诊断医师需提高警惕。肝、脾挫裂伤因损伤程度、时间等不同,影像表现不一。此外,脾外伤,尤其是脾碎裂后易发生脾组织在腹腔内的种植,需与被种植器官的原发性肿瘤或转移性肿瘤相鉴别。胰腺挫伤时表现为胰腺肿胀、周围渗出,在病史不明的情况下需要与胰腺炎进行鉴别。胰腺裂伤时可出现胰腺的破裂,甚至断裂,胰液外漏继发周围脂肪坏死、腹膜炎等并发症,预后较差。胆系外伤时可出现胆瘘,因为胆汁流入腹腔,同样可继发化学性腹膜炎。

(陆　崴　闫　昆)

# 第三节　肝脏弥漫性疾病

## 一、病毒性肝炎(图2-3-1、图2-3-2)

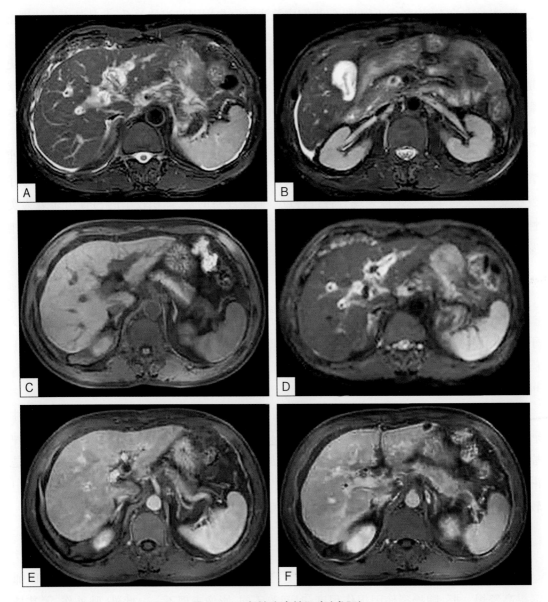

**图2-3-1　急性病毒性肝炎(戊肝)**

患者,男,61岁,乏力、食欲减退、尿黄半个月,临床确诊急性黄疸型肝炎(戊型病毒性肝炎,简称"戊肝"),行上腹部MRI增强扫描检查。横断位 $T_2WI$-FS 序列(图A)及 $T_1WI$-FS(图C)示门静脉分支周围渗出呈稍长 $T_1$ 稍长 $T_2$ 信号,称为门静脉周围"晕环征"或"轨道征",并在增强扫描动脉晚期(图E)呈环形低强化,延迟期(图F)呈进行性均质强化,该征象在低 $b$ 值($b=100s/mm^2$) DWI 序列(图D)显示尤为显著;横断位 $T_2WI$-FS 序列(图B)显示胆囊壁显著水肿增厚,胆囊腔消失,胆囊黏膜对合;增强扫描动脉晚期(图E)尚可见肝实质不均匀地图样强化,延迟期(图F)强化均匀;横断位 $T_2WI$-FS 序列(图A、B)尚可见肝脾周围间隙少许积液。

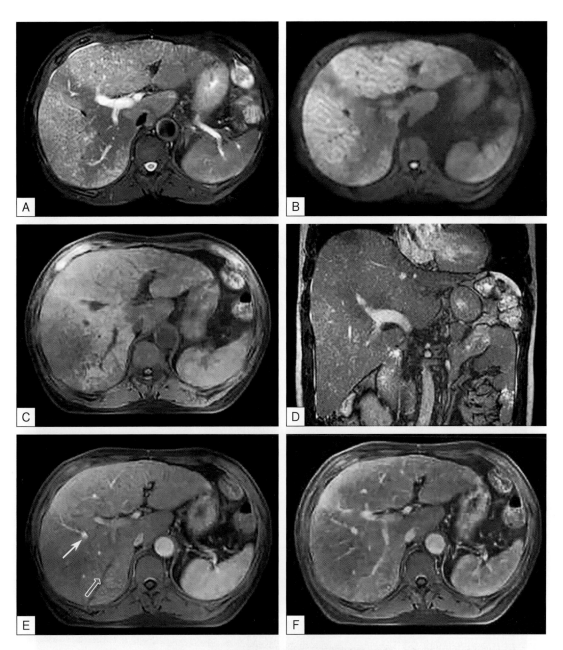

**图 2-3-2　慢性活动型重症乙型病毒性肝炎**

患者,男,47 岁,乏力、食欲减退、尿黄 10 天,临床诊断重症肝炎,后继发急性肝衰竭自动出院,入院第二天行上腹部 MRI 增强扫描检查。横断位 $T_2WI$-FS、DWI 序列 ($b=600s/mm^2$)、$T_1WI$-FS 序列及冠状位 $T_2WI$-True FISP 序列(图 A~D)示肝脏形态饱满、肝下缘边缘圆钝,肝实质见弥漫性稍长 $T_1$ 长 $T_2$ 异常信号伴颗粒状表现,无占位效应,DWI 序列显示更明显,门静脉走行区周围肝实质相对正常且间隔上述异常肝区;增强扫描显示前述异常信号肝实质呈不均质相对略低强化,其中门静脉期(图 E)肝静脉对比剂充盈(白箭)但门静脉未见对比剂充盈(空心箭头),延迟期(图 F)才见门静脉对比剂充盈,提示肝内压力增高,门静脉血回流受阻显著延迟。

【诊断要点】

急性肝炎为病毒、药物和毒物、酒精等侵害肝脏,导致肝细胞受到破坏、肝脏功能受损继而引起人体出现一系列不适的症状,病程不超过半年。以病毒性肝炎为例,其影像表现主要有:①肝脏及脾脏肿胀,边缘圆钝;②肝实质密度可稍减低,$T_2WI$ 序列可呈淡薄不均质"云絮状"稍高信号,增强后动脉晚期淡薄不均质强化,延迟期强化均匀,严重的可见大片分布的较长 $T_1$ 较长 $T_2$ 信号,增强扫描后部分可表现为反转强化(动脉期低强化但延迟期高强化),重症者可发生肝坏死、循环障碍等异常;③门静脉周围"晕环征"或"轨道征"是常见征象;④胆囊壁水肿增厚也是常见征象,尤其是向胆囊中心增厚的"向心性"水肿更有提示意义,据此基本可排除胆囊结石所致的急性胆囊炎;⑤其他还可见肝门部淋巴结反应性肿大,少量腹水。

【鉴别诊断】

(1) 急性肝炎:病因多样,包括病毒性肝炎、药物性肝病、自身免疫性肝炎、酒精性肝病、甲亢性肝病等,其影像表现多有重叠,鉴别诊断需结合生活史、用药史及病原学、免疫学等实验室检查。

(2) 胆囊结石伴急性胆囊炎:胆囊腔内可见结石存在,胆囊壁水肿时胆囊腔不缩小甚至扩张呈高张力状态,周围间隙可见渗出,发生缺血坏死可表现为强化黏膜中断甚至穿孔;实验室检查提示细菌性炎症;临床提示右上腹痛及墨菲征(Murphy sign)阳性等。

## 二、肝窦阻塞综合征(图2-3-3)

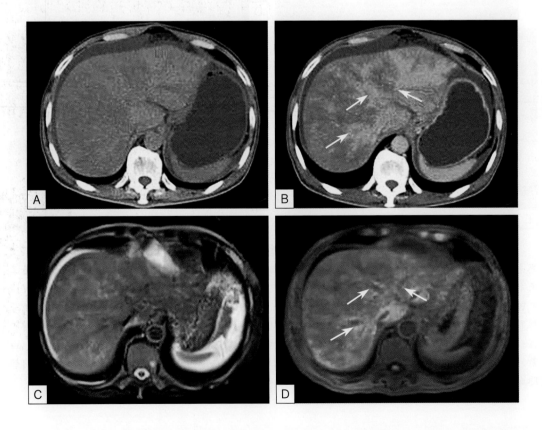

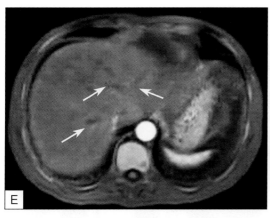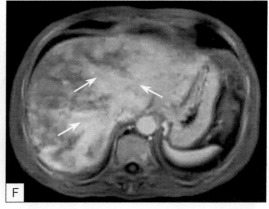

**图 2-3-3　肝窦阻塞综合征**

患者,男,70 岁,反复乏力、食欲减退 1 个月余,曾服用"土三七",行上腹部 CT 及 MRI 增强扫描检查。A. CT 平扫显示肝实质密度不均匀减低,肝脾周围间隙积液;B. 增强扫描延迟期强化肝实质多位于肝静脉(白箭)周围呈"爪状"分布,而肝静脉对比剂充盈不良,密度低于周围明显强化的肝实质;C、D. MRI 检查 $T_2WI$ 序列(图 C)及 $T_1WI$ 序列(图 D)显示肝实质肿胀,可见弥漫分布的条片状间隔样分布稍长 $T_1$ 稍长 $T_2$ 信号,边缘模糊;E、F. 增强扫描动脉晚期(图 E)及延迟期(图 F)表现类似 CT 增强扫描(箭头),即强化肝实质多位于肝静脉(白箭)周围呈"爪状"分布,而肝静脉对比剂充盈不良,信号低于周围明显强化的肝实质。

【诊断要点】

①肝窦阻塞综合征临床较少见,致病因素复杂。国外报道的肝窦阻塞综合征,肝窦内皮细胞受损的始动因素与骨髓造血干细胞移植预处理方案(细胞毒性化疗药物的应用)有关;在我国则以服用含吡咯类的中草药如"土三七"为主。②肝窦阻塞时间和肝组织损伤程度不同,影像学表现不同。比较典型的 CT 和 MRI 表现:肝实质肿胀,密度或信号不均,增强扫描肝实质不均匀强化呈"花斑状",此类斑片状强化主要分布在肝静脉周围,呈"三叶草"或"爪状"强化。③可合并现胆囊黏膜下水肿、腹水等表现。

【鉴别诊断】

肝窦阻塞综合征主要与布-加综合征相鉴别,后者是以部分或全部肝静脉流出道梗阻为特征的一组疾病,出现肝窦压力升高、门静脉高压和肝脏充血,最终发展为肝纤维化和肝硬化。影像表现包括肝静脉和/或下腔静脉闭塞或受压狭窄,急性期以肝实质淤血肿胀为主,慢性期有明确的肝内(肝静脉型)或肝外(下腔静脉型)侧支循环形成,尾状叶增大等,增强扫描或造影检查发现静脉闭塞可确诊;而前者主要表现为窦性阻塞或肝小静脉阻塞部分的肝实质强化减弱,有助于鉴别。

## 三、布-加综合征(图 2-3-4)

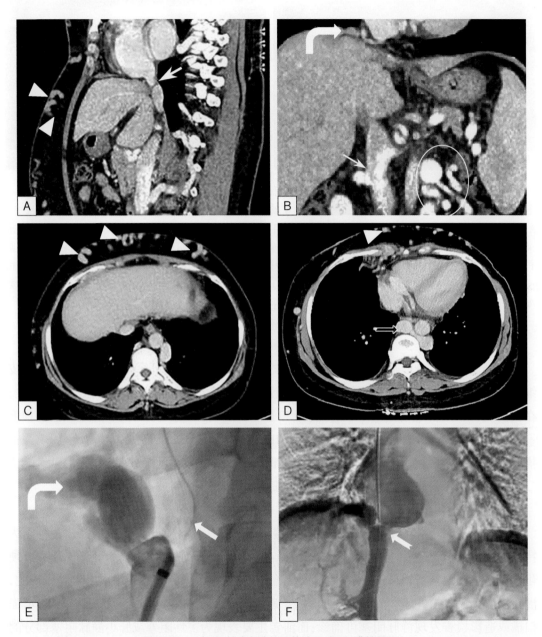

**图 2-3-4　布-加综合征(下腔静脉阻塞型-膜性梗阻)**

患者,女,43 岁,临床诊断为下腔静脉阻塞。间接法下腔静脉 CT 静脉血管成像(CTV)检查:肝实质密度粗糙,矢状位及冠状位图像呈弥漫微小结节状改变,脾大,提示肝硬化;A~D. 矢状位重建图像(图 A)示下腔静脉肝后段斜行隔膜形成(白粗箭),奇静脉-半奇静脉(空心箭)、右膈静脉(弯箭)及胸壁腹壁静脉(三角箭头)等多发体循环侧支静脉开放,冠状位重建图像(图 B)示含高浓度对比剂的肾静脉血(白细箭)在下腔静脉后呈逆行向下而非正常向上流向,另可见腹膜后多发迂曲扩张的侧支静脉(白圈)(图 B);E. 数字减影血管造影(digital subtraction angiography,DSA)下腔静脉造影示对比剂未向右心房回流(直箭:上腔静脉来源导丝留置)而进入迂曲扩张的右膈静脉(弯箭);F. 疏通后对比剂回流通畅进入右心房(燕尾形箭头)。

【诊断要点】

①布-加综合征是由各种原因所致的肝静脉和/或下腔静脉肝内胆部分或完全梗阻,血液回流障碍导致的淤血性门静脉高压和/或下腔静脉高压,导致肝小叶充血后坏死、萎缩,继发产生窦后性门静脉高压的综合征。依据病变位置不同分为下腔静脉阻塞型、肝静脉阻塞型和混合型。②直接影像征象为肝静脉和/或下腔静脉狭窄或阻塞,间接影像征象主要有急性期肝实质淤血肿胀的形态、密度或信号改变;增强后尾状叶及中央部明显强化,外周肝实质强化程度减低,延迟期呈逐渐均匀性强化,偶可出现门静脉期及延迟期近肝区域的低强化和离肝区域的高强化呈"反中央征";亚急性期和慢性期多表现为肝硬化典型影像征象,并可见肝内肝静脉间及肝外上下腔静脉间侧支循环形成等继发性改变。③增强 CT、MRI、计算机体层血管成像(CT angiography,CTA)及 DSA 可显示明确的静脉阻塞、尾状叶静脉增粗、肝内外侧支循环开放。

【鉴别诊断】

(1) 淤血性肝硬化(缩窄性心包炎、慢性右心衰等):也为慢性淤血所致,早期肝脏肿大,晚期呈现肝实质密度粗糙等肝硬化表现;下腔静脉、肝静脉的通畅性判定是主要鉴别点。

(2) 肝窦阻塞综合征:肝脏弥漫性增大伴不规则低密度、"三叶草"或"爪状"强化;肝静脉变细以及对比剂充盈不良;急性布-加综合征与肝窦阻塞综合征肝脏影像表现相似;结合相关用药史有助于鉴别。

(3) 肝硬化伴门静脉高压:典型者表现为结节性肝硬化、门静脉高压,无下腔静脉或肝静脉闭塞的相关影像征象,多可以发现原发疾病(如病毒性肝炎、自身免疫性肝炎等)依据。由于我国上述原发疾病的人群基数庞大,常有诊断病毒性肝炎肝硬化而忽视、漏诊合并存在布-加综合征的案例发生。

## 四、肝硬化(图 2-3-5)

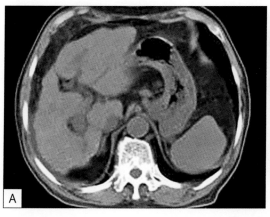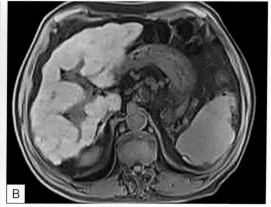

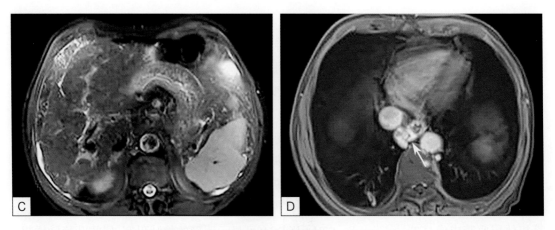

图 2-3-5    肝硬化

患者,男,80 岁,反复腹胀乏力 4 个月余,再发加重 1 周。A~C. CT 平扫(图 A)、MRI 平扫 $T_1$WI-FS 序列(图 B)及 $T_2$WI-FS 序列(图 C)示肝脏萎缩,右叶为著,肝裂增宽,肝包膜呈波浪/锯齿状,肝实质密度/信号粗糙,未见明显占位征象,脾脏形态不规则但饱满,肝脾周围见少量积液;D. 增强扫描门静脉期食管下段周围及黏膜下可见增粗迁曲静脉血管(白箭)。

【诊断要点】

①乙型肝炎病毒感染和酒精中毒是肝硬化的主要病因,国内主要为前者;②早期肝硬化影像可表现为肝脏体积正常或增大,中晚期可表现为肝表面凹凸不平,肝脏体积缩小,肝叶比例失调,肝门及肝裂增宽,肝实质内可发现密度/信号不均质的再生结节,MRI 检查 $T_2$WI 序列还可见肝实质硬化结节间纤维增生,呈网格状增高信号改变;③可继发门静脉高压,除门静脉主干增粗以外,CT 及 MRI 增强扫描检查均可发现不同部位的门-腔侧支静脉曲张开放,有重要临床意义的为食管胃底黏膜下静脉曲张,并可参考内镜标准依据影像表现进行分型、分级;④肝外表现还有脾大、腹水形成。

【鉴别诊断】

(1) 慢性肝血吸虫病:晚期可致肝硬化,特异性征象为肝内网状和分支状钙化,有时汇管区可见团块状钙化,肝外门静脉管壁亦可有钙化。

(2) 布-加综合征:肝段下腔静脉或肝静脉狭窄或闭塞,致肝静脉回流障碍,继发淤血性肝硬化和门静脉高压,可出现肝尾状叶代偿性增大、脾大和腹水。

## 五、肝硬化结节(图2-3-6)

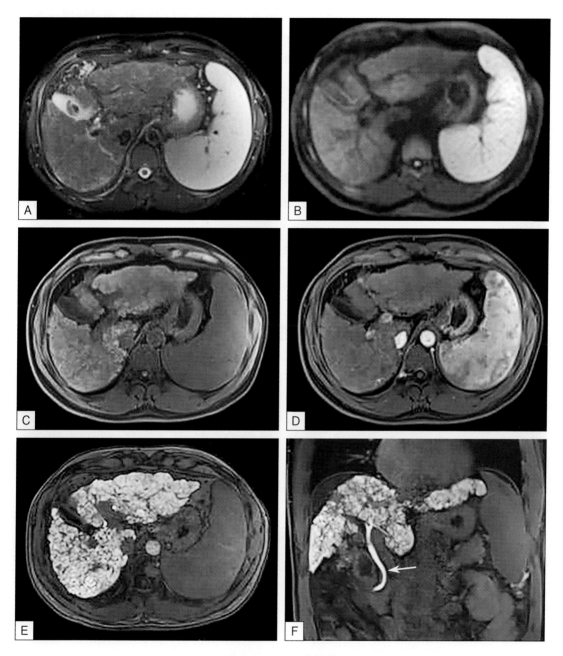

**图 2-3-6　肝硬化结节**

患者,男,59 岁,反复乏力、腹胀 10 个月,加重 1 周。A~C. 腹部 MRI 平扫 $T_2WI$-FS 序列(图 A)、DWI($b=$ 800s/mm²)序列(图 B)及 $T_1WI$-FS 序列(图 C)肝裂增宽,肝包膜锯齿样改变,肝实质可见弥漫性结节状改变, $T_2WI$ 序列呈稍低信号,$T_1WI$ 序列呈等或略高信号,DWI 序列信号均匀;D~F. 增强扫描动脉晚期(图 D)肝实质未见明显异常强化($S_6$~$S_7$ 点状高强化为局部扩张血管),肝胆特异期 MRI 增强扫描横断位(图 E)示弥漫分布的肝硬化结节呈不均质高摄取,冠状位(图 F)胆道内高信号(白箭)为对比剂排泄,明确显示肝体积缩小。

【诊断要点】

①多发的肝硬化增生结节在 CT 平扫时表现为等或略高密度结节,增强扫描动脉期无明显强化,门静脉期大多数病例结节显示不明显,整个肝脏密度趋于一致,部分病例可表现为多发的低密度结节;②单发的肝硬化结节 CT 平扫及动脉期为低密度而门静脉期为等密度或低密度;③肝硬化结节在 MRI 检查 $T_1WI$ 序列表现为等或稍高信号,$T_2WI$ 序列为等或低信号,增强扫描表现与 CT 相仿;④应用肝细胞特异性对比剂后,肝胆特异期高摄取且排泄迟缓的肝硬化结节,显示尤为明显。

【鉴别诊断】

(1) 弥漫性肝细胞肝癌:多发的肝硬化结节门静脉期表现为弥漫分布的低密度结节时,需与弥漫性肝细胞肝癌鉴别。MRI 检查肝细胞肝癌表现为 $T_2WI$ 序列信号增高,弥散受限,增强扫描动脉期明显强化,肝胆特异期低摄取;门脉可有瘤栓,表现为门静脉增宽,病灶强化。

(2) 小肝癌:单发的肝硬化结节须与乏血供的小肝癌鉴别。MRI 检查,小肝癌在 $T_2WI$ 及 DWI 序列上多表现为高信号,肝胆特异期低摄取,而肝硬化结节多为等/低信号及等/高摄取。

## 六、弥漫性肝脂肪浸润(图 2-3-7、图 2-3-8)

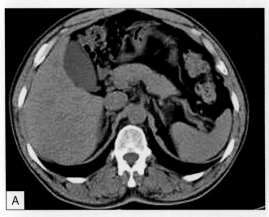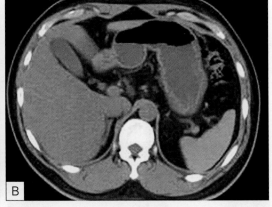

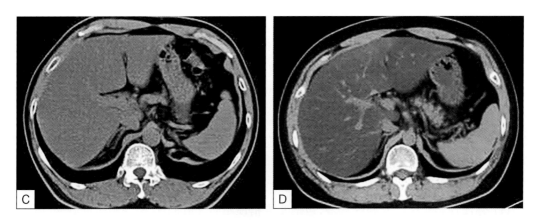

**图 2-3-7 脂肪性肝病 CT 半定量诊断**

不同体检者胸部 CT 所见肝脏影像。A. 正常肝脏(肝脏 CT 值高于脾脏,本例肝脏 CT 值为 60Hu,脾脏 CT 值为 55Hu),目测肝实质密度稍高于肝内血管;B. 轻度脂肪肝(肝 CT 值低于脾脏,肝脾 CT 值比值大于 0.7,本例肝脏 CT 值为 42Hu,脾脏 CT 值为 53Hu),目测肝实质密度等于肝内血管;C. 中度脂肪肝(肝脾 CT 值比值介于轻度及重度之间,本例肝脏 CT 值为 35Hu,脾脏 CT 值为 52Hu),目测肝实质密度稍低于肝内血管;D. 重度脂肪肝(肝脾 CT 值比值小于或等于 0.5,本例肝脏 CT 值为 −12Hu,脾脏 CT 值为 48Hu),目测肝实质密度明显低于肝内血管,呈血管增强样表现。

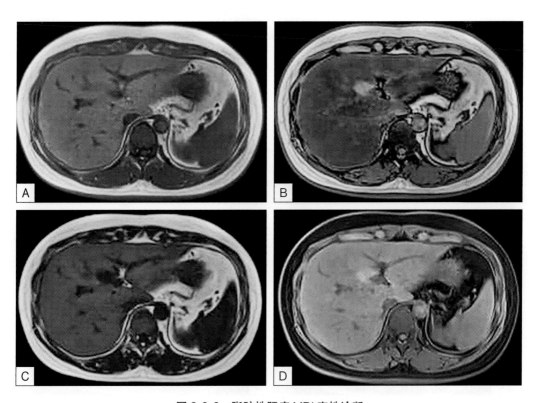

**图 2-3-8 脂肪性肝病 MRI 定性诊断**

患者,女,33 岁,体检发现左肝肿物半个月,行上腹部 MRI 增强扫描检查,展示 Dixon 序列。A~D. 反相位(图 B)显示肝实质信号较同相位(图 A)弥漫性衰减,脂相(图 C)显示肝实质信号高于脾脏及骨骼肌,水相(图 D)显示肝实质信号略高于骨骼肌,上述,提示肝脏弥漫性脂肪变性。A~C. 肝 $S_4$ 近肝门部异常信号(反相位及水相呈相对略高信号,脂相低信号)结节,为肝岛(体检所发现的左肝肿物)。

【诊断要点】

CT 表现为肝实质密度弥漫性或局灶性减低,无占位效应,肝内血管结构正常,并可进行半定量诊断;存在局限性未脂肪化的相对正常肝组织称为肝岛,常位于胆囊床及叶间裂旁。MRI 的诊断效能高于 CT,定性诊断征象为:$T_1WI$ 和 $T_2WI$ 序列肝实质信号增高,脂肪抑制信号减低;反相位肝实质信号弥漫性或局灶性较同相位衰减;脂相表现为高信号;肝内血管结构形态、信号及增高无异常;Dixon 技术及氢质子波谱技术能有效量化其程度,$^1$H-MRS 与肝穿刺活检同为脂肪性肝病诊断的金标准。

【鉴别诊断】

(1) 弥漫性脂肪性肝病病因众多,包括非酒精性脂肪性肝病/代谢性脂肪性肝病、酒精性脂肪性肝病、药物性肝病以及病毒性、遗传性、营养不良性疾病等,单纯影像检查多无法区分,鉴别诊断需结合临床、实验室甚至病理、基因检查。

(2) 局灶性脂肪性肝病及肝岛:需要与肝内局灶性占位病变相鉴别,前者无占位效应,血管结构无特殊,FS 序列增强前后及 DWI 序列信号与周围肝实质一致有助于鉴别。

## 七、血色病(图 2-3-9)

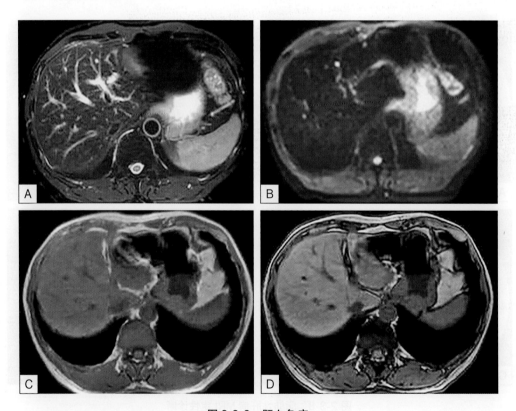

图 2-3-9　肝血色病

患者,男,64 岁,因铁蛋白升高就诊,MRI 检查肝实质弥漫性信号异常。A、B. $T_2WI$ 序列(图 A)及 DWI 序列($b$=100s/mm$^2$,图 B)显示,肝实质呈明显低信号,且低于竖脊肌,呈"黑肝"改变;C、D. $T_1$ 同相位(图 C)信号较反相位(图 D)明显减低。

【诊断要点】

①血色病是一种铁代谢疾病,主要为铁代谢紊乱;②CT 表现为全肝密度增高;③MRI 对诊断本病十分灵敏,表现为 $T_2WI$ 序列肝实质信号不同程度减低,接近或低于同层面竖脊肌,低 $b$ 值 DWI 序列的表现更加明显,$T_1WI$ 的同相位及反相位上肝实质信号均减低,尤以同相位信号减低为主,表现为肝实质反相位信号高于同相位;④可合并脾脏及胰腺的铁质沉积呈类似改变,伴不同程度脾大、脊柱旁髓外造血灶等。

【鉴别诊断】

(1) 肝糖原贮积症:可表现为全肝密度增高,体积明显增大,可继发腺瘤;MRI 的 $T_1WI$、$T_2WI$ 加权相及同、反相位图有助于鉴别。

(2) 脂肪性肝病:表现为肝细胞弥漫性或局灶性脂肪变性;MRI 同、反相位图信号衰减情况与血色病相反,初学者常有混淆,需准确认识同相位及反相位;CT 平扫密度以及 MRI 脂相、$T_2WI$、DWI 有助于鉴别。

## 八、肝糖原贮积症(图 2-3-10)

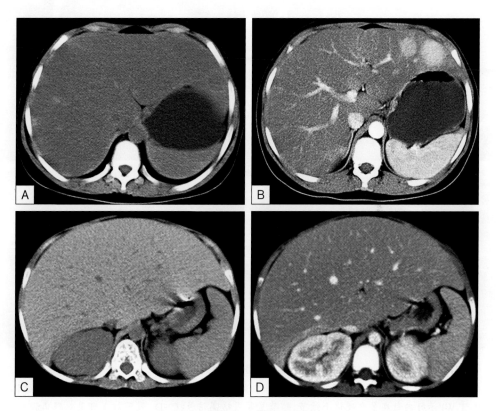

图 2-3-10　肝糖原贮积症

患者,男,17 岁,自幼肝大,谷丙转氨酶(GPT)反复升高,最近 2 年血甘油三酯升高;A. CT 平扫发现肝脏体积显著增大,肝实质密度明显减低;B. 增强扫描动脉期肝内见多发均匀强化结节灶,为多发腺瘤;患者,女,16 岁,8 年前体检发现肝脏增大,穿刺证实为肝糖原贮积症;C. CT 平扫显示肝脏体积明显增大,密度均匀;D. 增强扫描后肝实质强化均匀。

【诊断要点】

①是一种先天性糖原代谢紊乱性疾病,典型表现为新生儿期出现肝大以及低血糖、高乳酸血症、脂肪代谢紊乱等;②CT 表现主要为肝显著增大和肝实质密度改变,肝实质密度取决于肝细胞内糖原累积和脂肪浸润的相对量,可表现为升高、正常或降低;③本病可继发肝腺瘤;④X 线片可见骨骼成熟延迟,骨密度降低等改变。

【鉴别诊断】

(1) 单纯性弥漫性肝脂肪浸润:一般年龄较大,多不伴有腺瘤,无低血糖改变。

(2) 肝硬化:早期可表现为肝大,但多有肝叶比例失调;临床多有乙型肝炎病毒感染史;患者年龄较大,多不伴发腺瘤。

## 九、肝豆状核变性(图 2-3-11,见文末彩图)

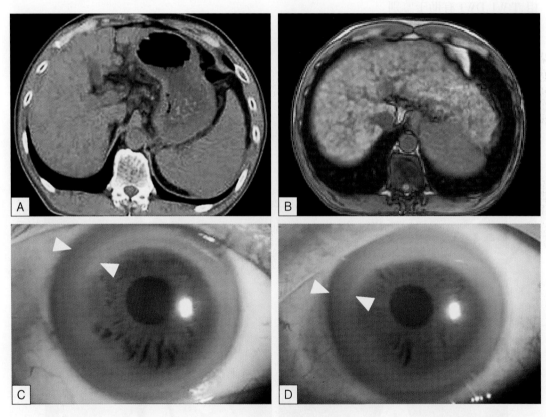

**图 2-3-11　肝豆状核变性**

患者,男,40 岁,临床确诊肝豆状核变性。A. CT 平扫显示肝实质密度不均,见多发等或略高密度硬化结节,脾大;B. T₁WI 示肝内散在多发硬化小结节,结节呈等或略高信号;C~D. 裂隙灯下可见双眼角膜周边部黄灰色环(两个箭头中心的环状区域),宽约 2mm,环周分布,为典型角膜色素环(Kayser-Fleischer ring,K-F 环)表现。

【诊断要点】

①肝豆状核变性又名威尔逊病（Wilson disease，WD），是一种染色体隐性遗传铜代谢障碍疾病，多见于 10~25 岁，主要表现为脑豆状核变性、肝硬化和角膜色素环形成；②CT、MRI 主要为肝硬化表现，无特异性，肝实质密度可正常或略高；③头颅 CT 可见豆状核对称性密度减低，颇具特征；④可有继发性骨质疏松；⑤尿铜量增高，血清铜蓝蛋白降低（小于 200mg/L）。

【鉴别诊断】

（1）肝炎后肝硬化：多有乙肝病史，常伴脂肪沉积而致肝实质密度减低，头颅 CT 不出现豆状核对称性密度减低。

（2）慢性肝血吸虫病：晚期可致肝硬化，特异性征象为肝内网状和分支状钙化，有时汇管区可见团块状钙化，肝外门静脉血管壁亦可有钙化。

（郭丽萍　闫　昆）

# 第四节　肝　脓　肿

## 一、细菌性肝脓肿（图 2-4-1）

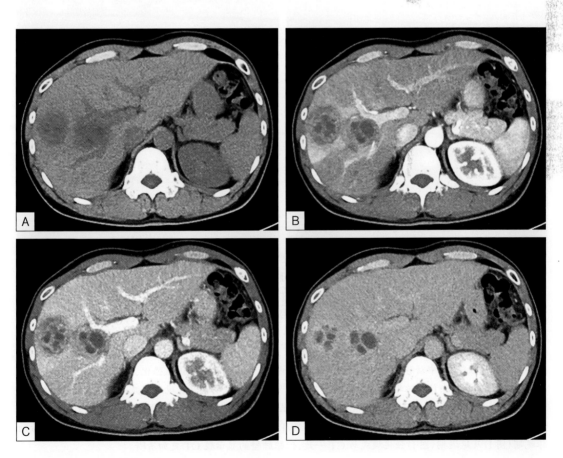

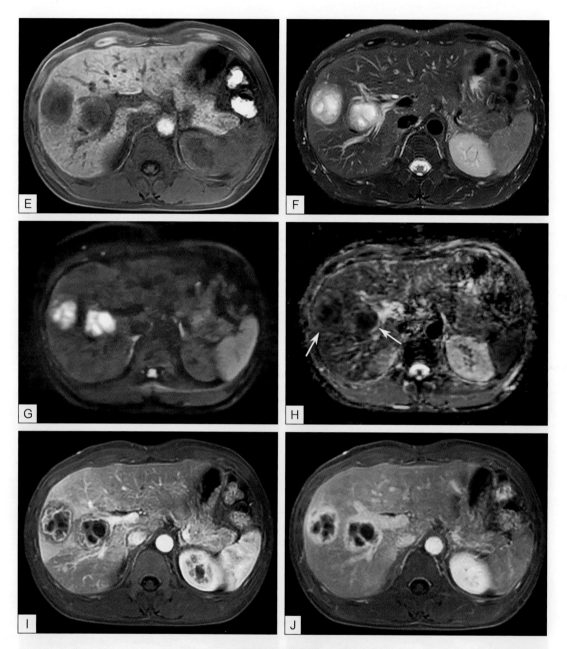

**图 2-4-1　细菌性肝脓肿(肺炎克雷伯菌)**

患者,男,46 岁,发热伴寒战 1 周,同一天行上腹部 CT 及 MRI 增强扫描检查。A~D. 分别为 CT 平扫、CT 增强扫描动脉晚期、CT 增强扫描门静脉期及 CT 增强扫描延迟期;E~J. 分别为 MRI 平扫 $T_1WI$-FS 序列、$T_2WI$-FS 序列、DWI($b$=600s/$mm^2$)、ADC、$T_1WI$-FS 序列增强扫描动脉晚期及 $T_1WI$-FS 序列增强扫描延迟期。CT 检查示肝右前叶两枚不均匀略低密度占位灶,边界欠清;增强后可见病变壁及间隔呈蜂窝状强化,内部囊腔未见强化,其中动脉晚期(图 B)病灶即可见内壁环形高强化,周围低强化,邻近肝实质异常高灌注的典型多环状强化;门静脉期(图 C)依然呈类似表现,但肝实质高灌注表现不明显;延迟期(图 D)脓肿壁及分隔呈均匀较高强化。MRI 检查示脓肿壁及间隔呈略长 $T_1$ 略长 $T_2$ 信号,脓腔内脓液呈长 $T_1$ 长 $T_2$ 信号(图 E、F),脓腔内脓液弥散受限[图 G、H,高 $b$ 值 DWI 呈高信号,且 ADC 呈低信号(白箭)],增强扫描后动脉晚期(图 I)及延迟期(图 J)强化模式与 CT 一致,但脓肿壁的显示较 CT 更加清晰。

## 二、真菌性肝脓肿(图2-4-2)

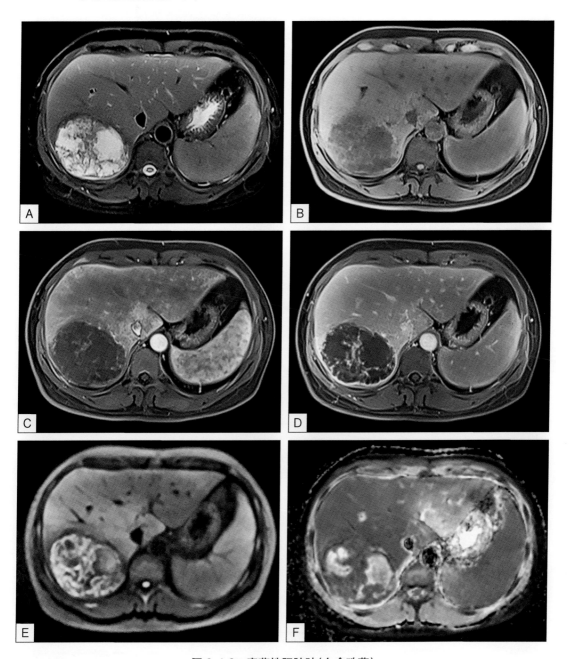

**图2-4-2　真菌性肝脓肿(白念珠菌)**

患者,男,46岁,发热5天,呕吐3天行上腹部MRI增强扫描检查。图A~F分别为$T_2$WI-FS序列、$T_1$WI-FS平扫序列、$T_1$WI-FS增强扫描动脉晚期序列、$T_1$WI-FS增强扫描延迟期序列、高$b$值DWI序列($b$=800s/mm²)及ADC图。A. MRI检查示$T_2$WI-FS序列肝右叶巨大高信号占位灶,其内可见等信号分隔;B. $T_1$WI-FS平扫序列呈不均匀低信号;C. 增强扫描动脉晚期脓肿壁及间隔轻中度不均匀强化且欠连续,未见明确多环状脓肿壁;D. 延迟期脓肿壁及间隔呈进行性强化,强化幅度不一致;E、F. 腔内脓液未见明显弥散受限,呈$T_2$透射效应。

### 三、阿米巴肝脓肿(图 2-4-3)

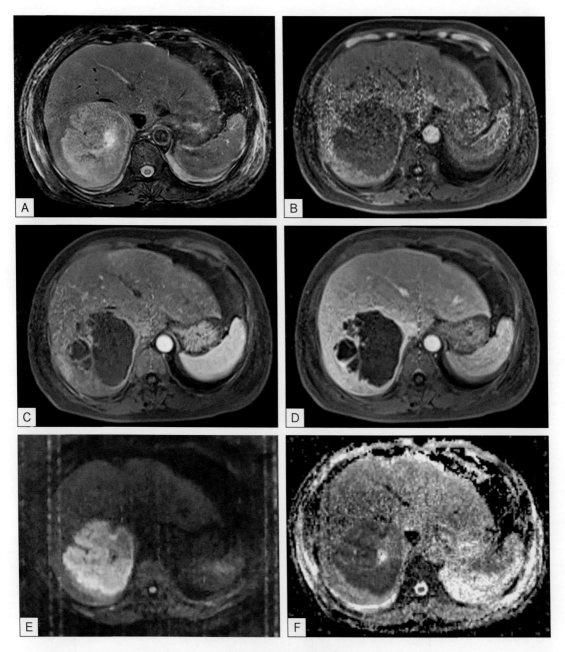

**图 2-4-3    阿米巴肝脓肿**

患者,女,46 岁,发热伴寒战 1 周行上腹部 MRI 增强扫描检查。图 A~F 分别为 $T_2WI$-FS 序列、$T_1WI$-FS 平扫序列、$T_1WI$-FS 增强扫描动脉晚期序列、$T_1WI$-FS 增强扫描延迟期序列、高 $b$ 值 DWI 序列 ($b$=800s/mm$^2$) 及 ADC 图。A. MRI 检查示 $T_2WI$-FS 序列肝右叶巨大略高信号占位灶;B. $T_1WI$-FS 平扫序列呈不均匀略低信号;C. 增强扫描动脉晚期脓肿壁及分隔轻度强化,邻近肝实质可见少许异常灌注;D. 延迟期脓肿壁及分隔持续中度强化,强化幅度较均匀;E、F. 高 $b$ 值 DWI 上整个肿块呈均匀较高信号,ADC 值弥漫性减低,提示弥散受限。

【诊断要点】

①临床多有发热、肝区疼痛等症状;②典型的急性期细菌性肝脓肿 CT 平扫为界限不清的低密度,中心可见更低密度区,周围可见密度不同的环形带,其内可见分隔呈蜂窝状改变;③增强扫描动脉期脓肿壁即可呈多环状强化,常伴病灶周围异常灌注,门静脉期及延迟期脓肿壁及分隔持续强化而其内坏死区无强化;④MRI 脓腔表现为无强化的长 $T_1$ 长 $T_2$ 信号,弥散受限(高 $b$ 值 DWI 高信号且 ADC 图呈低信号),脓肿壁及其内分隔呈略长 $T_1$ 略长 $T_2$ 信号,增强扫描表现与 CT 相仿;⑤亚急性期细菌性肝脓肿多呈单房表现及单环状强化,治疗有效,病灶可完全消失或残留纤维瘢痕;⑥以细菌性肝脓肿影像表现为基础,其他病原体(如真菌、阿米巴等)所致的肝脓肿,根据其病原体的侵袭性及脓液内成分的不同,影像表现有所差异。

【鉴别诊断】

(1)肝胆管细胞癌:增强扫描动脉期病灶周围异常灌注少见,并可出现肿块边缘早期廓清及内壁进行性延迟强化;肿块内壁不光整呈破布样,罕见蜂窝状改变;弥散受限区可见强化;肿瘤远段胆管扩张较常见,周围肝实质可有收缩征象,位于肝周边区的病灶,可见肝包膜凹陷改变。临床多无发热症状。

(2)肝脏转移瘤伴内坏死:有原发肿瘤病史,临床多无发热,病灶常为多发,病灶内见液化坏死,分隔少见,多呈环状强化,弥散受限区可见强化,"牛眼征"为其典型表现。

(崔诗浍　闫　昆)

# 第五节　肝脏寄生虫病

## 一、慢性肝血吸虫病、肝硬化(图 2-5-1)

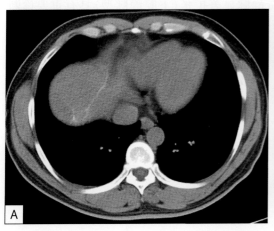
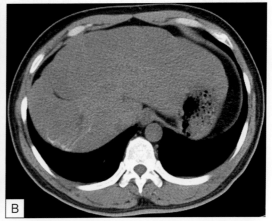

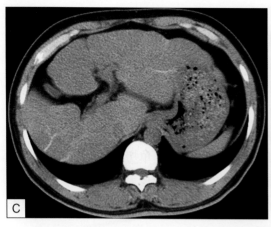 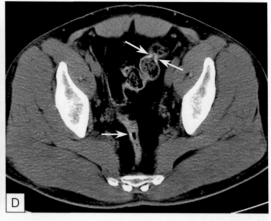

**图 2-5-1　肝硬化**

患者，男，44 岁，腹部不适 1 个月就诊，既往有血吸虫感染史，行全腹部 CT 平扫检查。A~C. 显示肝脏外形不规则，肝叶比例失调，肝左叶及尾状叶体积增大呈肝硬化表现，图 A、C 显示肝左、右叶内见多发线样钙化，图 B 显示肝 $S_7$ 包膜下钙化及实质内线状钙化；D. 显示乙状结肠肠壁局部钙化（白箭）。

【诊断要点】

①肝内钙化，96% 的病例有不同程度的钙化，典型者表现为肝包膜下和/或实质内的线样、地图样或网状钙化；②肝内汇管区低密度及中心血管影；③肝脏形态改变，肝叶比例失调，70% 有肝左叶和/或尾状叶增大，而右叶缩小；④肝门静脉系统钙化；⑤脾大，腹水形成；⑥其他表现包括肠系膜纤维化、结肠壁增厚、钙化。

【鉴别诊断】

（1）肝炎后肝硬化：多有乙肝病史，常见多发肝硬化结节，没有线样、地图样钙化表现。

（2）布-加综合征：继发于淤血性肝硬化，肝脾大和腹水是 CT 和 MRI 的主要表现，增强检查可见肝实质强化不均匀。肝静脉分支不显影或增粗或肝静脉间交通支形成（肝静脉型）；下腔静脉隔膜形成及肝内段血液逆流、奇静脉显著扩张（下腔静脉型）具有重要诊断价值。

## 二、肝包虫病(图 2-5-2)

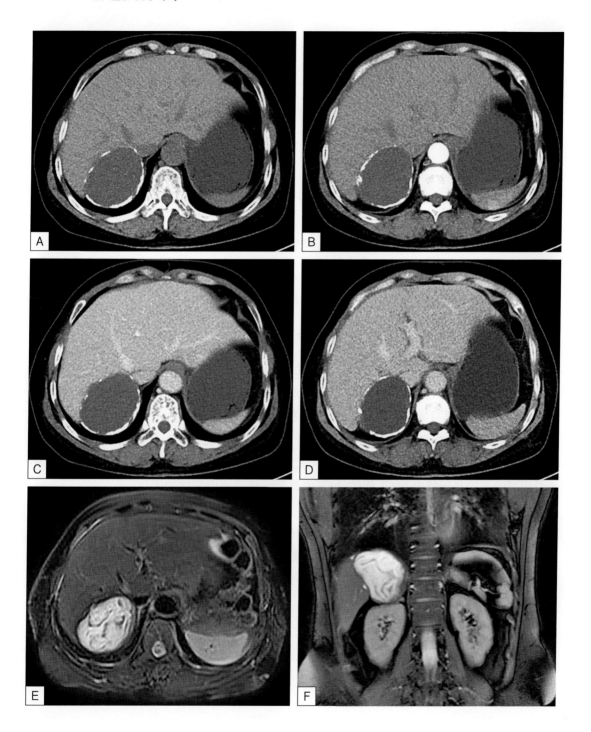

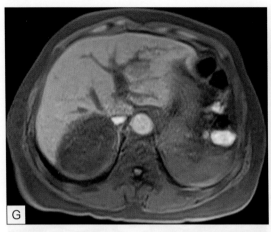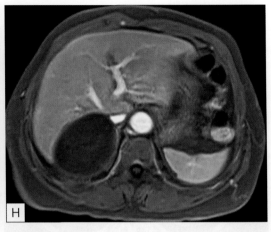

**图 2-5-2 肝包虫病**

患者,女,57 岁,来自牧区,体检发现肝肿物 2 个月,腰背痛 1 周,同一天行上腹部 CT 及 MRI 增强扫描检查。A. CT 平扫显示肝脏右叶囊性占位灶,囊壁可见弧形、蛋壳样钙化;B~D. CT 增强扫描病灶各期均无强化;E、F. MRI 检查 $T_2WI$ 横断位及冠状位图像显示囊液信号不均,囊内多发线样低信号带悬浮于其中,呈"飘带征";G、H. MRI 检查 $T_1WI$ 平扫及增强扫描显示病灶无强化。

【诊断要点】

①患者有牧区生活史或有与犬、羊及皮毛密切接触史;②CT 表现为大小不一的圆形或类圆形囊性低密度影,境界锐利,囊壁均匀增厚但不易显示,有时增强扫描后可显示增厚的囊壁;③特征性表现为母囊内出现子囊,子囊数目、大小不一,密度低于母囊,多子囊时呈多房状、蜂窝状或车轮状改变;④内囊分离,可出现"双边征"或"飘带征";⑤病变中晚期,外囊壁常钙化呈弧形或蛋壳样,囊内容物可出现无定形的条片状钙化,CT 易显示;⑥MRI 对囊中囊及内囊分离的显示能力与 CT 相仿,但不能显示囊壁或囊内容物的钙化。

【鉴别诊断】

(1) 慢性肝脓肿:脓肿壁多呈不同密度的环形带,可以完整或不完整,密度多低于或等于周围肝实质,增强扫描后有不同程度强化,无囊中囊或内囊分离征象,临床多有急性感染史。

(2) 肝囊肿:囊壁薄而光整,囊液密度均匀,合并感染时,囊壁可有增厚,边缘模糊;病灶无囊中囊或内囊分离征象。

(何 华 闫 昆)

# 第六节　肝脏良性肿瘤和肿瘤样疾病

## 一、肝囊肿(图2-6-1)

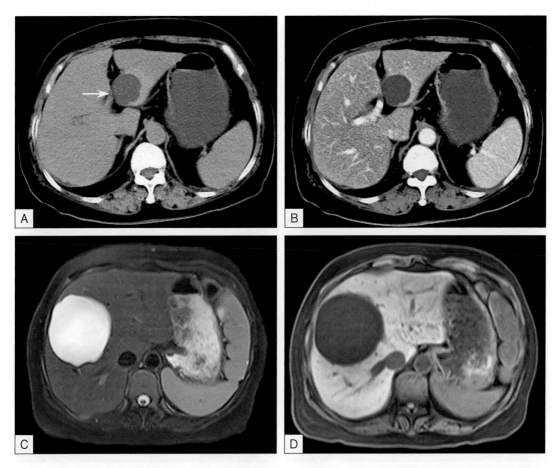

图 2-6-1　肝囊肿

A~B. 患者,女,69 岁,超声发现肝囊肿 1 周;A. CT 平扫显示肝左外叶类圆形均匀低密度灶,边缘光滑锐利(白箭);B. 增强扫描后病灶无强化。C~D. 患者,女,38 岁,体检发现肝囊肿,MRI 检查肝右前叶见类圆形异常信号占位灶;C. T₂WI 序列呈均匀显著高信号,边缘锐利;D. T₁WI 序列呈均匀低信号。

【诊断要点】

①肝囊肿分为单发、多发囊肿,较小者无症状,巨大者可产生压迫症状;②CT 表现为边缘光滑、边界锐利的均匀低密度灶,增强后无强化;③MRI 检查 T₂WI 序列为显著高信号,T₁WI 序列为明显低信号,边界锐利,信号均匀,无强化;④囊肿合并感染,T₁WI 序列可见信号增高,T₂WI 序列可见混杂信号。

【鉴别诊断】

(1) 囊腺瘤或癌:囊内可见分隔或附壁结节,增强后结节有强化。

（2）囊性转移灶：边缘多不整齐，囊壁厚薄不均，内部密度或信号欠均匀，增强后囊壁环形强化。

（3）肝包虫病：多有牧区生活史，典型病例可见囊中囊、内囊分离、囊壁钙化等。

## 二、肝内胆管微错构瘤（图2-6-2）

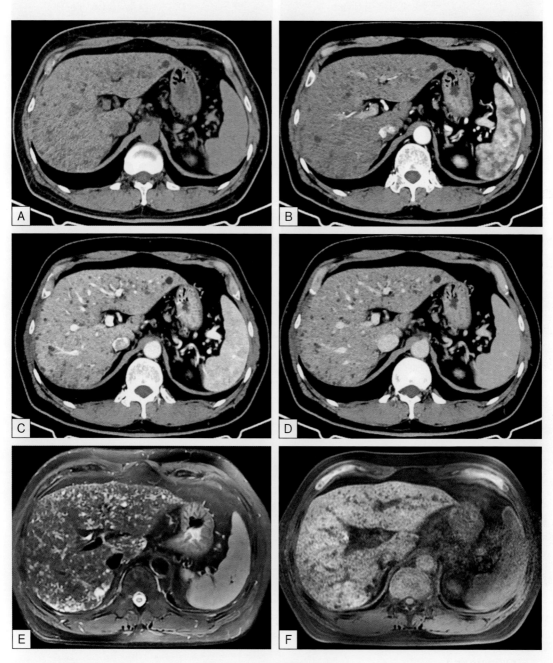

图2-6-2　肝内胆管微错构瘤

患者，男，54岁，体检发现肝占位半个月。A. CT发现肝内多发大小不一低密度结节，形态欠规则；B~D. 增强扫描后未见强化，边界清；E、F. 肝内多发 $T_1WI$ 低、$T_2WI$ 高亮信号小结节，边界清，以肝包膜下为著。

【诊断要点】

①肝内胆管微错构瘤［biliary microhamartoma，又称为"von Meyenburg 综合征（von Meyenburg complex，VMC）"］,胚胎时期胆管板紊乱发育引起的一种囊性肝病,良性病程,常为体检、剖腹手术探查或尸检时偶然发现;②CT 平扫为肝内多发不规则形低密度结节,常以肝包膜下及门静脉周围为著,增强后无强化,边界清;③由于病灶内含有浓缩胆汁,MRI 检查 $T_2WI$ 表现为边缘锐利的高信号,不与胆管相通。

【鉴别诊断】

（1）先天性肝内胆管扩张［又称"卡罗利病（Caroli disease）"］:肝内胆管弥漫性或多灶节段性扩张,与胆管相通,增强检查可见肝内胆管内点状强化的门静脉,即"中心点征"。

（2）多囊肝:常为累及全肝的大小不一囊性灶,亦可密集于一叶,可伴出血及感染,增强后常无明显强化,常伴有其他脏器的多囊病变。

## 三、肝血管瘤(图 2-6-3)

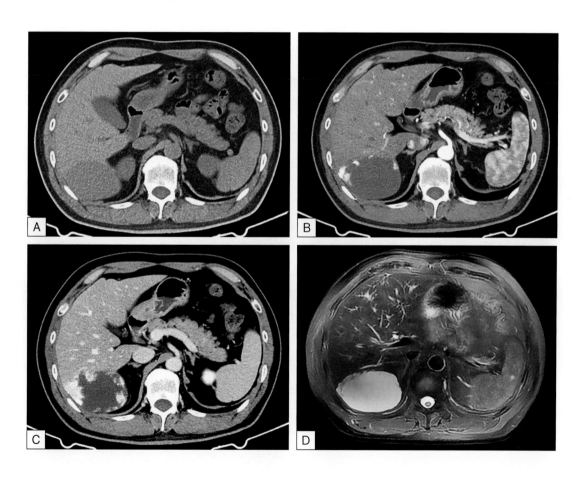

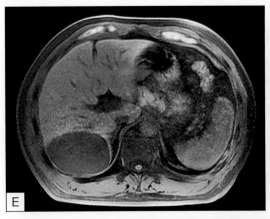
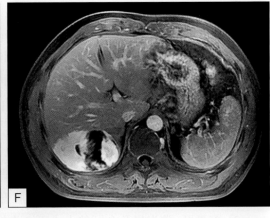

**图 2-6-3　肝血管瘤**

患者，男，52 岁，发现肝占位 2 天。A. CT 平扫可见肝右后叶类圆形低密度灶，密度均匀，界清；B. 增强扫描动脉期病灶呈周边小斑片强化；C. 门静脉期向中心填充强化，强化范围增大；D~F. 同一患者 MRI 检查；D. $T_2WI$ 显示病灶呈明显高信号；E. $T_1WI$ 病灶呈均匀低信号，界清；F. 增强扫描延迟期病灶向中心填充式明显强化，较 CT 门静脉期强化范围继续扩大。

【诊断要点】

①肝脏血管瘤 CT 平扫为低密度，边界清楚，但无包膜征象；②典型的血管瘤 CT 增强扫描呈"快进慢出"特征，动脉期及门静脉期表现为病灶边缘呈点状、结节状或云絮状显著强化，其密度接近或等于主动脉，随时间延迟病灶强化范围向中央扩展，延迟期可完全充填呈均匀高密度，充填的时间和病灶大小有一定关系；如内存在血栓，则充填始终不完全；③MRI 的 $T_2WI$ 颇具特征，表现为边缘锐利的高信号，且随回波时间（TE）的延长，信号增高，称"灯泡征"，增强特征与 CT 相仿。

【鉴别诊断】

(1) 肝细胞癌（HCC）：一般有肝硬化、肝炎病史，甲胎蛋白（alpha-fetoprotein，AFP）常为阳性。增强扫描多呈"快进快出"，假包膜的出现，高度提示 HCC 的诊断。

(2) 肝转移瘤：有原发肿瘤病史，常呈多发病灶，周边分布为主，强化方式多样，取决于原发肿瘤类型；如胃肠道转移瘤，边缘环形强化，后期呈延迟强化。

## 四、肝脏不典型血管瘤(图2-6-4)

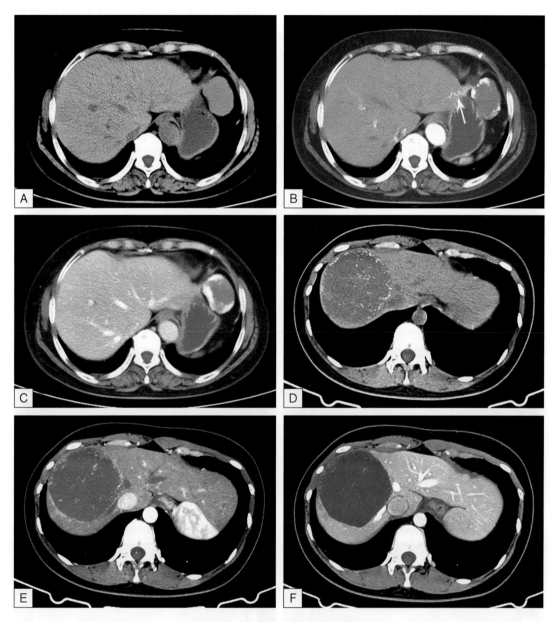

**图2-6-4　肝脏不典型血管瘤**

A~C. 患者,女,68岁,上腹部不适数月;A. CT平扫可见左肝外侧缘团块状软组织灶,界清,密度均匀;B. 增强扫描动脉期病灶呈边缘结节状明显强化,左肝可见增粗迂曲血管(白箭);C. 门脉期病灶向中心填充式明显强化;D~F. 患者,女,25岁,体检发现肝占位数天;D. CT平扫可见右肝混杂密度占位,内可见多发点状钙化;E. 增强扫描动脉期病灶未见明显强化;F. 门静脉期病灶未见明显强化,边界显示清晰。

【诊断要点】

①不典型血管瘤通常为血管瘤在位置、密度、信号及强化方式上表现不典型,如外生性血管瘤,即病灶大部分位于肝实质外,多位于肝胃间隙,可带蒂,有时可见肝脏来源的供血血管,增强扫描可呈填充式明显强化;②不典型血管瘤可出现斑点状或斑片状钙化,也可出现出血、坏死、黏液变性及纤维组织,呈现混杂密度或信号;③增强扫描可表现为向心性强化而中央区不强化,或者离心性强化,或者轻度甚至无强化。

【鉴别诊断】

(1)胃肠道间质瘤:外生性血管瘤常需与此鉴别。该类疾病起源于胃肠道间叶组织,常为黏膜下病变,邻近肝实质多呈受压移位改变,可出血坏死,增强扫描常呈持续明显强化,与血管瘤填充式强化不同。

(2)肝内胆管癌:常有 CA19-9 升高,肝包膜皱缩,近端肝内胆管扩张,增强扫描动脉期常呈轻度边缘强化,门静脉期可见延迟强化。

(3)HFNH:可呈"快进快出"明显强化,病灶中心瘢痕组织呈延迟强化,钆塞酸二钠 MRI 增强扫描肝胆期病灶常呈高信号,中央瘢痕呈低信号。

## 五、肝脏局灶性结节增生(图 2-6-5)

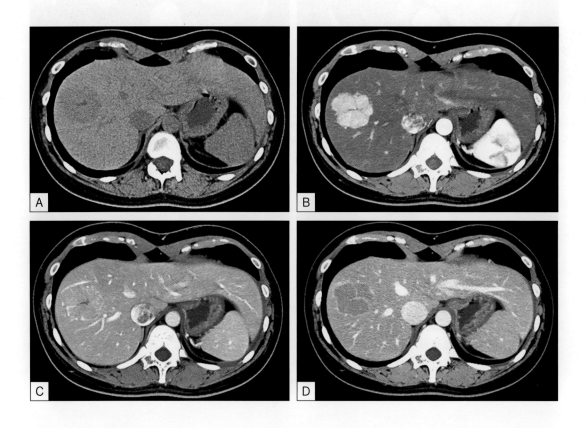

**图 2-6-5　肝脏局灶性结节增生**

患者,女,22 岁,体检发现肝占位 4 年。A. CT 平扫肝脏右前叶可见片状稍低密度灶,中央可见小条状更低密度影;B. 增强扫描动脉期病灶明显均匀强化,中央可见条状低密度影;C. 门静脉期病灶接近等密度,中央仍可见条状低密度影,周围可见血管影;D. 延迟期病灶实质强化低于周围肝实质,中央条状影可见强化;E. MRI 检查 $T_2WI$ 病灶呈略高信号,中央可见条状高信号影;F. MRI 检查 $T_1WI$ 病灶呈略低信号,中央可见更低信号影;G. 增强扫描动脉期强化与 CT 类似;H. 钆塞酸二钠 MRI 增强扫描肝胆期病灶实质呈稍高信号,中央瘢痕呈低信号。

【诊断要点】

①HFNH 常发生于中青年,临床无肝硬化病史,AFP 阴性;②CT 平扫为等或略低密度,境界不清或不规则,部分病灶中央可见更低密度瘢痕;③MRI 检查 $T_1WI$ 多为等或略低信号,瘢痕呈更低信号,$T_2WI$ 及 DWI 表现为等或略高信号,中央瘢痕呈明显高信号;④增强扫描动脉期病灶多明显强化且除中心瘢痕外强化均匀一致,病灶中心或周围可见到增粗、扭曲的供血动脉;⑤门静脉期和延迟期大部分病灶呈等密度或等信号,中央瘢痕区延迟期可见强化,呈相对高密度或高信号;⑥钆塞酸二钠 MRI 增强扫描检查肝胆期病灶呈高信号,病灶周围尤为明显,中央瘢痕呈低信号。

【鉴别诊断】

(1) HCC:临床多有肝硬化病史,AFP 或异常凝血酶原升高;病灶强化特征为"快进快出",门静脉期和延迟期多强化减退呈低密度或低信号,并可见环形假包膜强化,较大病灶强化多不均匀。

（2）肝细胞腺瘤：常见于成年女性，常有口服避孕药史。为富血供病变，可有出血，富含脂质，增强扫描动脉期呈均匀强化，无中央瘢痕，延迟期多为低密度或低信号，可见包膜强化。

（3）不典型血管瘤：增强扫描动脉期均匀强化呈高密度，门静脉期及延迟期呈等密度或等信号，易与 HFNH 混淆。血管瘤在 $T_2WI$ 及 DWI 序列呈明显高信号有助于鉴别。

## 六、肝紫癜（图 2-6-6）

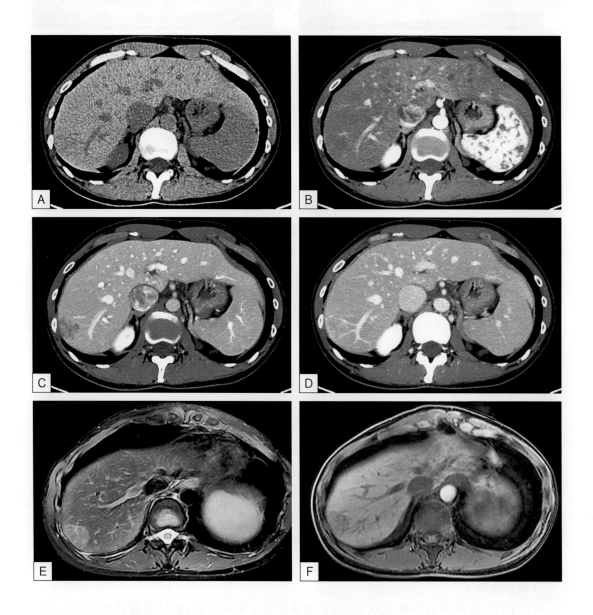

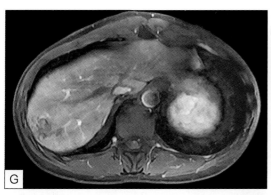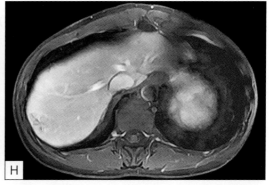

**图 2-6-6　肝紫癜**

患者,女,43 岁,体检发现肝占位 3 年。A. CT 平扫可见肝 $S_7$ 略低密度影,边界不清;B. 增强扫描动脉期病灶呈轻度强化;C. 门静脉期呈不均匀强化,强化程度低于周围正常肝实质;D. 延迟期强化程度与邻近肝实质相仿;E. MRI 检查 $T_2WI$ 病灶呈稍高信号,边界清;F. $T_1WI$ 病灶呈略低信号;G. 增强扫描动脉期病灶呈不均匀强化,强化程度略低于周围肝实质;H. 门静脉期病灶强化程度与邻近肝实质类似,内可见点线状相对低强化区。

【诊断要点】

①肝紫癜是肝实质内多发、大小不等的充满血液的囊腔,是一种罕见的良性肝脏血管病变,可分为局灶型和弥漫型,成年人多见;②CT 常表现为肝内单发、多发或弥漫性低密度灶,合并出血时可有高密度影,偶有钙化,无明显占位效应;③MRI 检查 $T_1WI$ 序列呈稍低信号,$T_2WI$ 序列呈稍高信号,可因血液成分不同出现混杂信号,有时可见液-液平面征,DWI 序列呈等、稍高信号;④因病灶内血液成分不同可出现不同强化方式,可表现为持续弱强化、持续明显强化、向心性强化或者离心性强化。

【鉴别诊断】

(1) 肝转移瘤:有原发肿瘤病史,多发病灶,增强扫描多呈边缘环形强化即"牛眼征"。

(2) 肝血管瘤:在 $T_2WI$ 及 DWI 序列呈明显高信号,典型增强表现为渐进性向中央填充式明显强化,且强化程度明显高于周围正常肝实质。

(3) HCC:多有肝硬化病史,AFP 或异常凝血酶原升高,有占位效应,典型的"快进快出"强化特征有利于鉴别,延迟期可见假包膜强化。

## 七、肝血管平滑肌脂肪瘤（图 2-6-7）

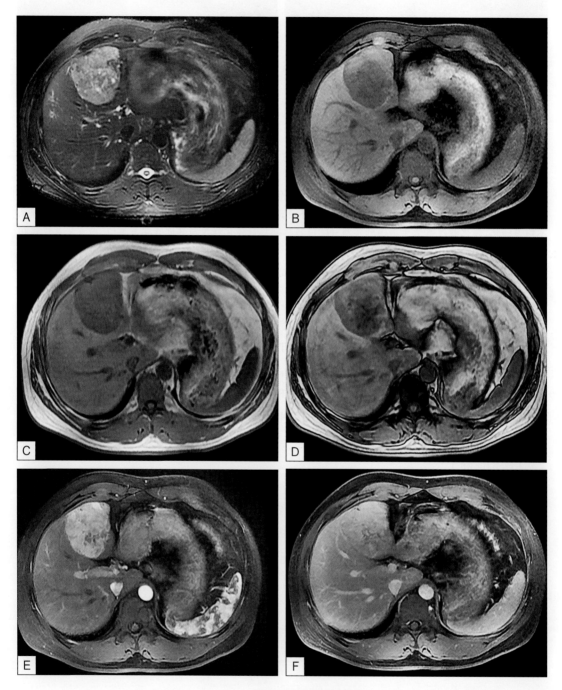

**图 2-6-7  肝血管平滑肌脂肪瘤**

患者，男，31 岁，体检 B 超发现肝占位。A. MRI 显示肝左内叶异常信号占位灶，T$_2$WI 序列呈稍高信号，欠均匀，边界清；B. T$_1$WI 序列呈稍低信号；C、D. 反相位较同相位病灶内局部信号减低；E. 增强扫描动脉期病灶明显强化，内见条状血管影；F. 延迟期强化减退，呈等信号，信号不均匀。

【诊断要点】

①肝血管平滑肌脂肪瘤(hepatic angiomyolipoma,HAML)好发于中年女性,大多无明显临床症状和体征,多为体检或偶然发现;②脂肪成分的存在是其特征之一,但病灶内脂肪含量差异很大,MRI 对少量脂肪的发现优于 CT;③病灶内血管影,尤其是脂肪成分内见到血管影更具诊断意义,部分 HAML 病灶内动脉期可出现早期引流静脉;④MRI 检查 $T_1WI$ 序列病灶呈低信号,境界锐利,增强扫描动脉期乏脂区域可见明显强化,延迟期呈持续延迟强化;⑤钆塞酸二钠 MRI 增强扫描检查肝胆期通常呈低信号。

【鉴别诊断】

(1) HCC:临床多有肝硬化及 AFP 升高病史。HAML 动脉期明显强化,CT 值一般超过 120Hu,HCC 动脉期 CT 值很少超过 120Hu,呈"快进快出"强化方式,而 HAML 门静脉期和延迟期强化程度一般稍高于正常肝实质;HAML 周边因肿瘤血管推挤表现为环形强化,后期强化程度减弱,HCC 常见延迟强化假包膜。

(2) 脂肪瘤和脂肪肉瘤:脂肪瘤边界清楚,内部密度或信号均匀,增强后无强化;脂肪肉瘤有软组织成分,有强化表现,病灶往往较大,无中心血管影显示。

(3) HFNH:富血供病变,无包膜,不含脂肪成分,其滋养血管多位于病灶周边或中心瘢痕内,病灶内中心星芒状瘢痕延迟强化。钆塞酸二钠 MRI 增强扫描肝胆期病灶周边常呈高信号。

(4) 肝细胞腺瘤:多见于年轻女性,常有长期服用避孕药史。边界清晰,有包膜,肿块较大时容易发生出血,增强扫描后较均匀持续性强化,肝胆期一般呈低信号。

## 八、肝细胞腺瘤(图 2-6-8)

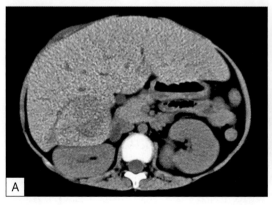
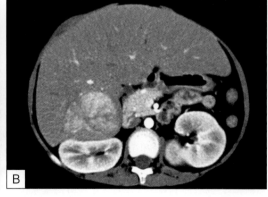

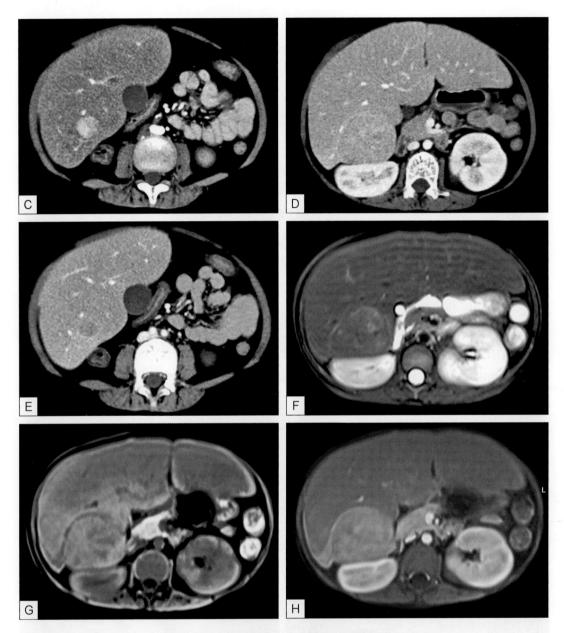

**图 2-6-8    肝糖原贮积症伴多发肝细胞腺瘤**

患者,女,16 岁,8 年前体检发现肝脏增大,穿刺证实为肝糖原贮积症。A. CT 平扫显示肝体积显著增大,右后叶见类圆形等密度占位灶,突出于肝轮廓外,边缘见环形略低密度影;B. 增强扫描动脉期病灶明显异常强化,欠均匀;C. 右后叶另见一均匀强化小结节;D、E. 增强扫描延迟期病灶强化减退呈等、略低密度,并见环形强化的包膜;F. $T_2$WI-FS 序列呈等和略高信号;G. $T_1$WI-FS 序列呈等信号,周围见低信号包膜;H. 延迟期见包膜呈环形强化。

【诊断要点】

①主要见于育龄期女性,与长期口服避孕药关系密切;肝糖原贮积症患者常伴多发肝细胞腺瘤。②肝细胞腺瘤包含四种病理亚型:HNF1α 突变型肝细胞腺瘤、β-catenin 突变型肝

细胞腺瘤、不带有 HNF1α 和 β-catenin 的基因突变的炎症性肝细胞腺瘤和未分类型肝细胞腺瘤。其影像表现复杂。③CT 平扫多表现为均匀略低密度或等密度,增强扫描动脉期多呈均匀强化的高密度,门静脉期呈略高密度或等密度,延迟期呈等密度或略低密度。④腺瘤有自发出血倾向,并发出血时密度不均匀,增强扫描后出血区无强化呈低密度。⑤腺瘤几乎都有包膜,增强扫描后期可见环形包膜强化。⑥MRI 检查 $T_2WI$ 序列为等或略高信号,部分亚型病灶内可见脂质信号。

【鉴别诊断】

(1) HCC:多有乙肝感染及肝硬化病史,MRI 检查 $T_2WI$ 及 DWI 序列上的信号强度高于腺瘤,增强扫描后的典型表现为"速升速降"型。

(2) HFNH:病灶中心常见低密度或低信号瘢痕组织,增强扫描延迟期强化为其特征表现,钆塞酸二钠 MRI 检查增强扫描肝胆期病灶周边常呈高信号。

## 九、肝脏炎性肌成纤维细胞瘤(图 2-6-9、图 2-6-10)

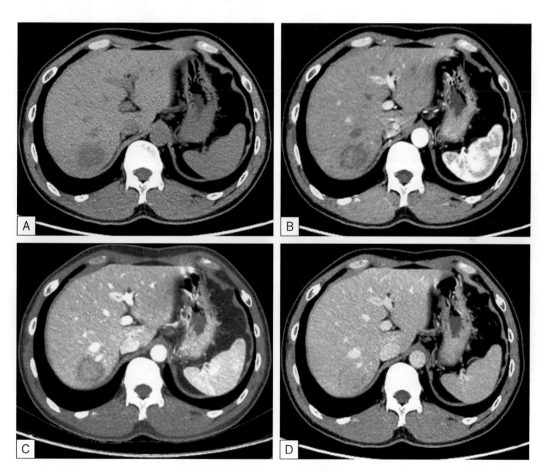

**图 2-6-9　肝脏炎性肌成纤维细胞瘤**

患者,男,50 岁,体检发现肝脏占位。A. CT 显示肝 $S_7$ 稍低密度灶;B. 增强扫描动脉期病灶轻度不均匀强化;C、D. 门静脉期及静脉期病灶持续渐进性强化。

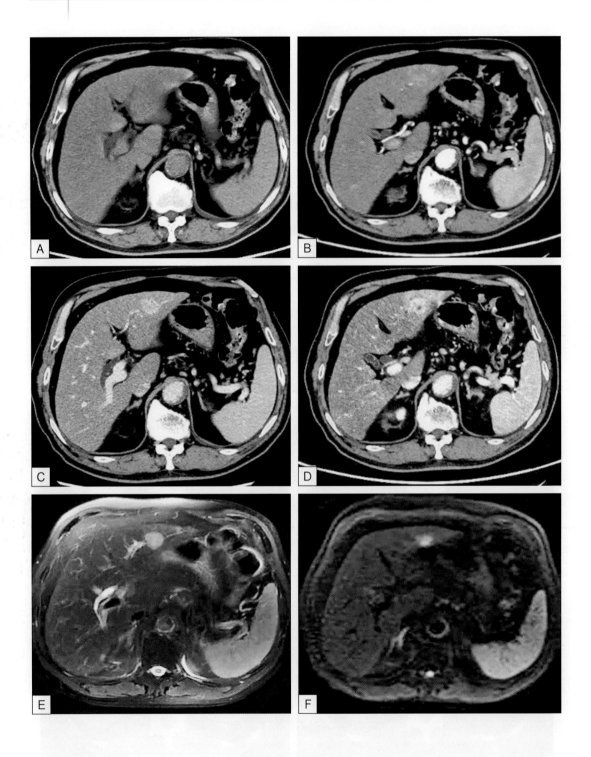

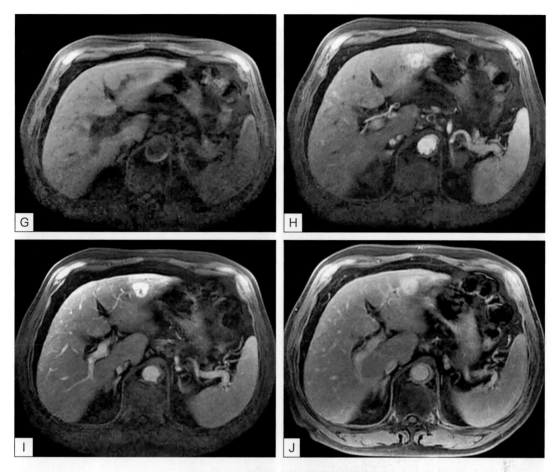

**图 2-6-10　肝脏炎性肌成纤维细胞瘤**

患者,男,73 岁,乏力伴食欲减退 10 天余。A. CT 显示肝 $S_3$ 稍低密度灶;B~D. 增强扫描病灶呈不均匀渐进性强化,瘤周肝实质内见异常灌注;D. 静脉期瘤内见小片状低密度无强化区;E. MRI 扫描 $T_2WI$ 序列病灶呈稍高信号;F. DWI 序列病灶不均匀高及稍高信号;G. $T_1WI$ 序列病灶呈等稍低信号,边缘欠清;H~J. 增强扫描病灶呈持续强化,边缘强化较明显。

【诊断要点】

①肝脏炎性肌成纤维细胞瘤好发于中老年男性,多位于右叶,以单发多见,少数可多发。病灶可呈葫芦状、三角形、棒状或椭圆形。②CT 平扫多呈低或略低密度。③MRI 检查 $T_1WI$ 序列病变多为等或略低信号,信号欠均匀;$T_2WI$ 序列病灶多呈等、稍高信号。④增强扫描动脉期多无或轻度强化,门静脉期及延迟期表现为整瘤不均匀强化,花环样、分层样强化。部分病灶动脉期高强化,考虑与纤维组织内毛细血管含量丰富相关。

【鉴别诊断】

(1) 肝孤立性坏死结节:组织病理学上表现为纤维增殖包绕的无血管和组织细胞结构的坏死区,增强扫描病灶实质无强化、周边薄环状延迟强化。

(2) 肝脓肿:患者常伴有高热、寒战的临床症状,白血病升高明显,典型强化呈"三环征"

或"双环征"。

（3）肝内胆管癌：好发于左叶，常伴有肝叶萎缩、肝缘回缩，病灶内或周边可见扩张胆管，强化方式呈延迟强化，且边缘不规则。

（4）肝转移瘤：有原发肿瘤病史，多发大小不等病灶，典型强化呈"牛眼征"。

## 十、局灶性脂肪性肝病（图 2-6-11）

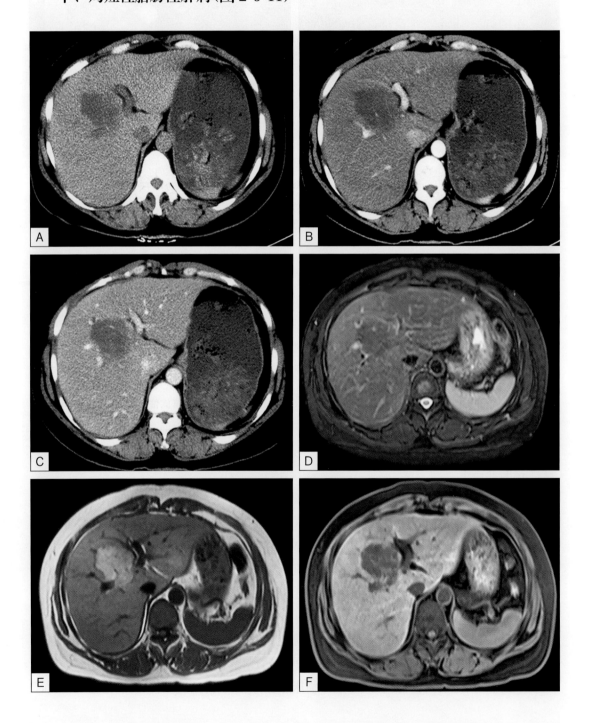

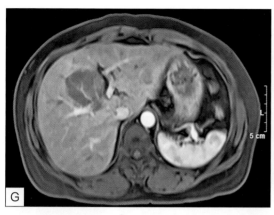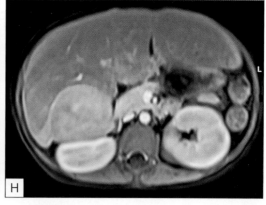

**图 2-6-11　局灶性脂肪性肝病**

患者,女,49岁,体检 B 超发现肝占位。A. CT 显示肝左内叶低密度灶,密度欠均匀,边界欠清;B. 增强扫描动脉期病灶强化不明显,内见点条状强化血管影通过;C. 门静脉期病灶轻度强化;D. MRI T$_2$WI-FS 序列病灶呈稍低信号,内见点状高信号血管断面;E. T$_1$WI 序列呈均匀稍高信号,界清;F. T$_1$WI-FS 序列呈不均匀低信号,边界清;G. 增强扫描动脉期病灶强化不明显,内见强化血管,走行自然;H. 冠状位延迟期病灶轻度强化。

**【诊断要点】**

①典型病例 CT 表现为肝内片状低密度影,增强后可清楚显示肝内血管分支通过低密度区;②MRI 对脂肪成分的显示明显优于 CT;③病灶内见到走行自然的血管影具有诊断意义。

**【鉴别诊断】**

(1) 含脂 HAML:密度或信号多不均匀,增强后实质成分强化明显,有时可见到供血血管,但走行不同于肝内正常血管分支。

(2) 脂肪瘤:边界清楚光滑,内部密度或信号均匀,增强后无强化,其内无正常走行的血管影通过。为成熟脂肪,MRI 同、反相位信号无变化。

(何　华　闫　昆)

# 第七节　肝脏恶性肿瘤

## 一、肝细胞癌（图 2-7-1）

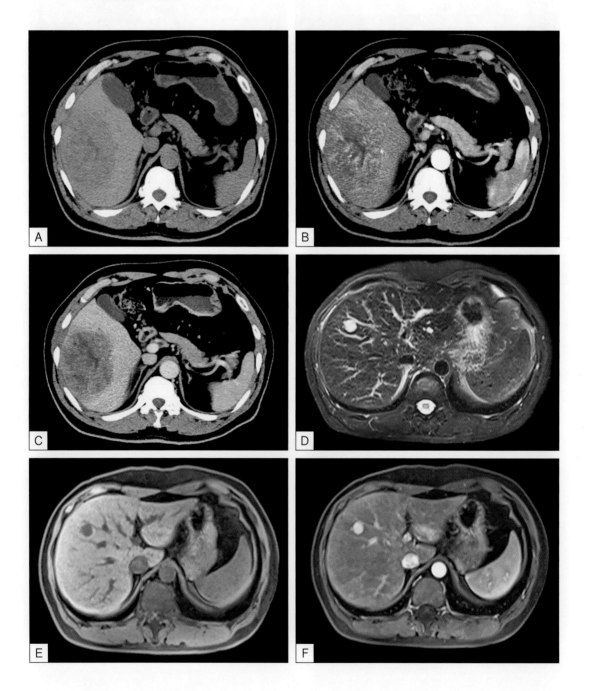

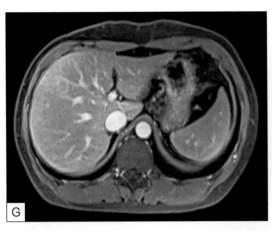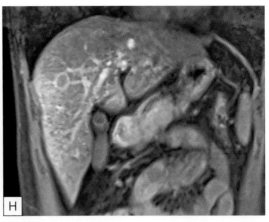

图 2-7-1　肝细胞癌

A~C. 患者,男,57 岁,右上腹隐痛伴右背部放射痛 8 天;A. CT 平扫发现肝右叶稍低密度占位灶,界清,其内见不规则更低密度坏死区;B. 增强扫描动脉期病灶不均匀异常强化;C. 门静脉期强化减退呈相对低密度,边界更清,坏死区始终无强化。D~H. 患者,男,36 岁,体检超声发现肝占位 3 天;D. MRI 显示肝右前叶异常信号小病灶,T<sub>2</sub>WI 序列呈高信号,界清;E. T<sub>1</sub>WI-FS 序列呈均匀低信号;F. 增强扫描动脉期病灶明显强化呈高信号;G、H. 门静脉期及延迟期病灶强化减退呈等信号,周围见环形假包膜强化,肝左叶见持续强化的小血管瘤。

**【诊断要点】**

①临床多有乙肝、丙肝和/或肝硬化病史,AFP 阳性;②CT 平扫多表现为低密度,脂肪性肝病病例,病灶可呈等或稍高密度,大病灶密度往往不均匀,可发生坏死、出血、钙化或脂肪变性;③增强扫描动脉期大病灶多呈不均匀强化,表现为实质部分强化而其内坏死、出血或脂肪变性成分无强化,部分病例可见到增粗的供血动脉,部分病例可出现动静脉分流现象,表现为病灶周围门静脉血管早期浓密显影且增粗扭曲;④直径≤3cm 的小肝癌病灶,增强扫描动脉期多有均匀一致的高强化,部分伴坏死、出血或变性而强化不均匀,少数病灶可无明显强化;⑤门静脉期多数病灶呈相对低密度,也可呈等密度,大病灶境界显示较平扫及动脉期清楚,有时可见完整或不完整的假包膜;⑥门静脉期对血管受侵及瘤栓形成的显示最佳,肿瘤越大,血管受侵和瘤栓形成的概率越高,弥漫型肝癌几乎均伴有门脉瘤栓;⑦MRI 检查 T<sub>2</sub>WI 及 DWI 序列为高信号,T<sub>1</sub>WI 序列多为低信号,大病灶信号多不均匀,增强表现与 CT 相仿,MRI 对瘤内出血、脂肪变性及假包膜的显示优于 CT。

**【鉴别诊断】**

(1) HFNH:动脉期明显强化,但其强化均匀一致,有时可见中心瘢痕组织无强化呈低密度(信号),门静脉期多持续强化呈略高密度(信号)或等密度(信号),延迟期多呈相对低密度(信号),而瘢痕组织此时可强化呈高密度(信号),临床多无肝硬化病史,AFP 阴性。

(2) 肝细胞腺瘤:血供丰富,动脉期呈均匀强化的高密度,门静脉期可为等密度或略高密度,边界不清,延迟期呈低密度;如病灶内有出血,可表现为无强化的低密度。腺瘤几乎都有包膜,延迟期强化而显示明显。本病主要发生在育龄期年轻女性,与长期口服避孕药有关,有自发出血和恶变倾向。

## 二、肝细胞癌(透明细胞型)(图2-7-2)

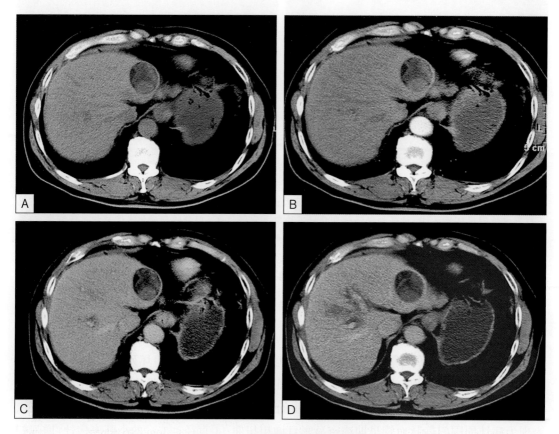

**图2-7-2　肝细胞癌(透明细胞型)**

患者,男,69岁,体检B超发现肝占位10天。A. CT发现肝左外叶类圆形低密度灶,边缘清晰光整,密度不均,内含脂肪密度;B.增强扫描动脉期病灶实质部分轻度强化;C、D.门静脉期实质部分强化减退。

【诊断要点】

①透明细胞型肝细胞癌是肝细胞癌的一种特殊病理类型;②CT平扫表现为低密度,可含有脂肪密度;③MRI反相位 $T_1WI$ 上,病灶信号下降,$T_1WI$-FS序列有助于显示病灶内的脂肪成分;④动态增强扫描显示,脂肪成分不强化,实质部分早期不均匀强化,平衡期或门静脉期强化减退,或表现为分隔样强化,可有包膜强化。

【鉴别诊断】

(1) HAML:很少有包膜,病灶内常见到中心血管影,特别是脂肪成分中见到血管影更具诊断意义。

(2) 含脂肪成分的肝转移瘤:极少见,一般来源于原发脂肪肉瘤、肾母细胞瘤或肾透明细胞癌,临床上有原发肿瘤病史有助于鉴别诊断。

### 三、肝内胆管癌（图 2-7-3）

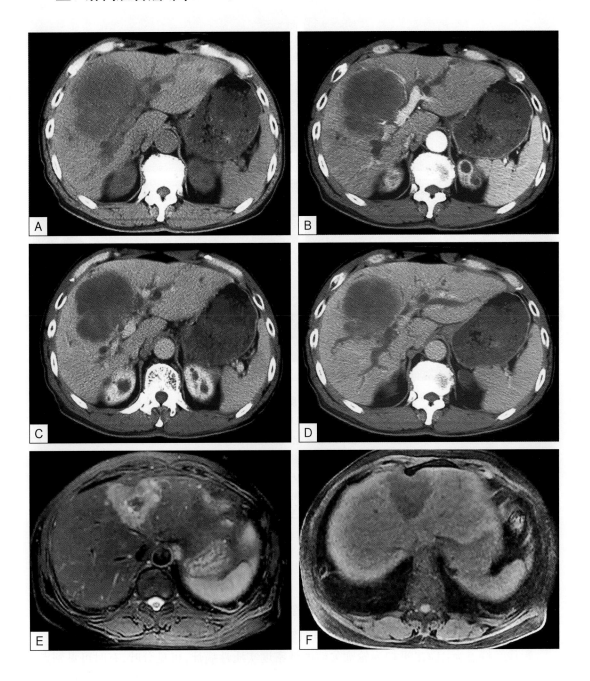

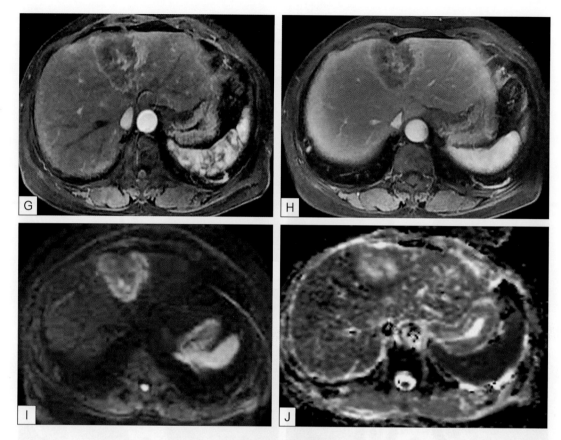

**图 2-7-3    肝内胆管癌**

A~D. 患者,男,59 岁,腹胀伴黄疸 1 个月;A. CT 发现肝左右叶交界处低密度占位灶,欠均匀,边缘不光整;
B. 增强扫描动脉期病灶边缘轻度强化;C、D. 门静脉期病灶持续强化,肝内胆管扩张扭曲。E~J. 患者,女,67
岁,无明显诱因下出现上腹部不适半个月;E. MRI 发现肝左内叶异常信号占位灶,T$_2$WI-FS 序列呈高信号,
其内见结节状更高信号及斑片状低信号;F. T$_1$WI-FS 序列为低信号,边缘不光整,邻近肝包膜凹陷;G. 增强
扫描动脉期病灶不均匀强化,以周边强化为主;H. 门静脉期病灶边缘强化部分廓清,病灶内强化范围扩大;
I. DWI 序列边缘明显高信号,内见斑片状低信号区,呈"黑白靶征"表现;J. ADC 值边缘部分减低,内未见
明显减低。

【诊断要点】

　　根据肿瘤大体生长方式,分为肿块型、胆管周浸润型、胆管腔内生长型及混合型,肿块型
最为常见。肿块型多起源于肝内小胆管,常有瘢痕形成。

　　影像学特点为:①CT 平扫为轮廓欠清的低密度实质性病灶,可见分叶,有时可见到点、
条状钙化,常有病灶远端局限性胆管扩张,邻近肝实质常有收缩征象。②增强扫描动脉期肿
瘤边缘轻度环形强化,后期呈延迟强化,内缘不规则。③MRI 检查 T$_1$WI 序列常表现为低信
号;T$_2$WI 序列上信号取决于肿瘤细胞密集性和血管性纤维基质成分比例,由于外周肿瘤细
胞核质比高,细胞内外水分少,T$_2$WI 信号略低,DWI 扩散受限,增强扫描可出现动脉期外周
强化,静脉期或延迟期强化廓清;病灶中心以疏松基质为主,细胞外间隙大,T$_2$WI 上较外周

信号稍高,扩散受限程度较外周低,增强呈渐进性延迟强化。④因肿瘤细胞内含有促纤维增生性基质,肿瘤生长过程中可牵拉邻近包膜,从而出现肝包膜皱缩征;⑤临床多无肝硬化病史,常见于 60 岁以上老年人,常见 CA19-9 升高,部分患者可有癌胚抗原(carcinoembryonic antigen,CEA)、AFP 升高。

【鉴别诊断】

(1) 少血供 HCC:一般病灶内无坏死,病灶远端无局限性胆管扩张,增强扫描门静脉期及延迟期无持续强化,临床多有肝硬化病史及 AFP 阳性。

(2) 肝脓肿:典型脓肿周围常可见密度或信号不同的环形带,可以是单环、双环或三环,有时可见分隔形成,扩散受限区为病灶中心,脓肿壁常不受限,动态增强主要为脓肿壁渐进性强化;临床常有发热症状。

(3) 肝转移瘤:①常有原发肿瘤病史;②常为散在多发;③转移瘤强化多为外周环形强化,边界欠清,典型者可呈"牛眼征"表现。

## 四、胆管黏液性囊性肿瘤(图 2-7-4、图 2-7-5)

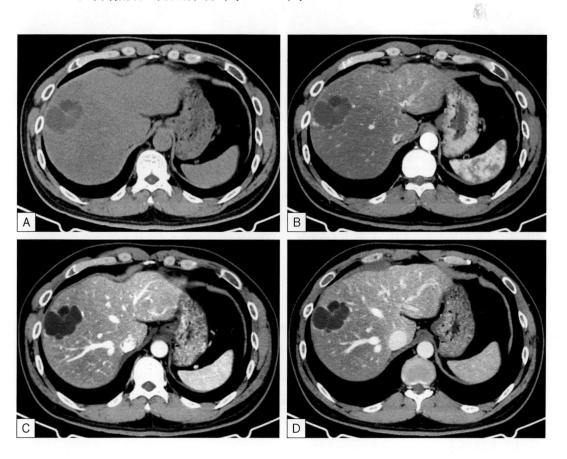

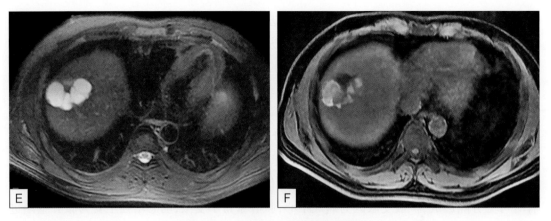

**图 2-7-4 肝内胆管黏液性囊性肿瘤**

患者,男,39 岁,发现 CA19-9 升高 1 年,发现肝占位 5 天。A. CT 发现右肝包膜下多房囊性占位,囊内密度欠均匀;B~D. 增强后分隔轻度强化,病灶边界清;E、F. 右肝包膜下多房囊性灶,部分囊呈 $T_1WI$ 高信号、$T_2WI$ 高信号,部分呈 $T_1WI$ 低信号、$T_2WI$ 低信号。

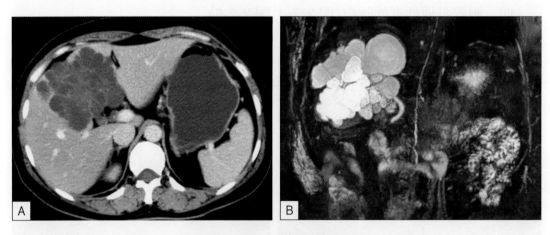

**图 2-7-5 肝内胆管黏液性囊性肿瘤**

患者,女,46 岁,体检发现肝占位。A. 肝内多房囊性占位;B. MRCP 示肝内多房囊性占位,囊内信号欠均匀,肝内外胆管未见扩张。

【诊断要点】

①肝内胆管黏液性囊性肿瘤,曾被命名为胆管囊腺瘤或囊腺癌,由可产生黏蛋白的导管内上皮细胞及覆盖大量卵巢样细胞间质构成,中年女性多见。②CT 平扫多表现为较大孤立性囊性病变,常见多房分隔,可见细小钙化,不与胆道相通,可伴上游肝内胆管扩张。增强扫描后可见强化的分隔及壁结节。如发现分隔增厚、病灶迅速增大等则提示存在恶性可能。③囊内可存在出血及不同含量的黏蛋白,导致 $T_1WI$ 及 $T_2WI$ 信号发生相应改变。

【鉴别诊断】

(1) 单纯肝囊肿:CT 上表现为边界清楚的均匀低密度灶,增强扫描后无强化。

(2) 肝脓肿:多有反复发热,肝区叩痛等病史。DWI 序列囊内高信号。增强扫描动脉期病灶周围可见片状灌注强化,门静脉期脓肿壁呈分层强化,表现为"靶征",当多个小脓腔聚集时,则表现为"簇征"。

(3) 胆管内乳头状肿瘤:灶内也可出现囊内出血及多房分隔,周围可伴肝内胆管扩张。病灶与肝内胆管相通,可与胆管黏液性囊性肿瘤鉴别。

## 五、胆管囊腺癌(图 2-7-6)

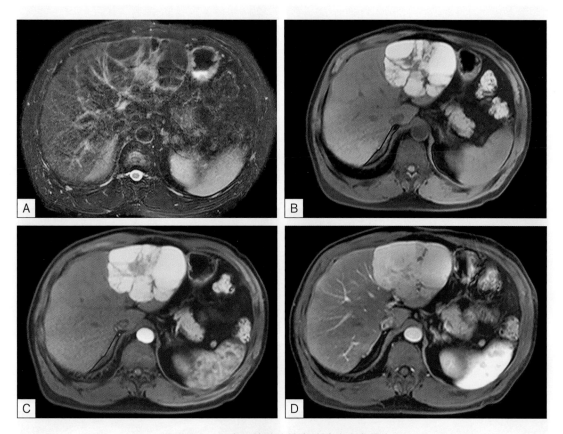

**图 2-7-6　肝内胆管黏液性肿瘤癌变伴出血**

患者,女,49 岁,上腹不适 1 个月余。A. MRI 检查发现肝左叶异常信号占位灶,$T_2WI$ 呈等低信号,其内见略高信号结节影及条状分隔;B. $T_1WI$-FS 序列病灶呈明显高信号,边界清,其内见略低信号分隔及软组织结节;C. 增强扫描动脉期病灶强化不明显;D. 门静脉期分隔及其内软组织成分明显强化。

【诊断要点】

①肝囊性肿瘤癌变,CT 囊壁厚薄不均或有附壁结节,内部见间隔或乳头状软组织向囊内突出,病灶与胆管不相通;②MRI 检查病灶软组织成分呈略长 $T_1$ 略长 $T_2$ 信号,囊性部分呈长 $T_1$ 长 $T_2$ 信号,伴出血时,$T_1$ 信号明显增高而 $T_2$ 信号减低;③增强扫描检查肿瘤实质部分及纤维间隔有强化,常表现为门静脉期及延迟期持续强化。

【鉴别诊断】

(1) 肝脏胆管内乳头状肿瘤:灶内也可出现囊内出血及多房分隔,周围可伴肝内胆管扩张。病灶与肝内胆管相通,可与胆管黏液性囊性肿瘤鉴别。

　　(2) 囊性转移灶:多有原发肿瘤病史,肝内病灶常多发,边缘多不整齐,囊壁厚薄不均,但病灶内纤维分隔及乳头状突起不常见。

## 六、肝血管内皮瘤(图 2-7-7)

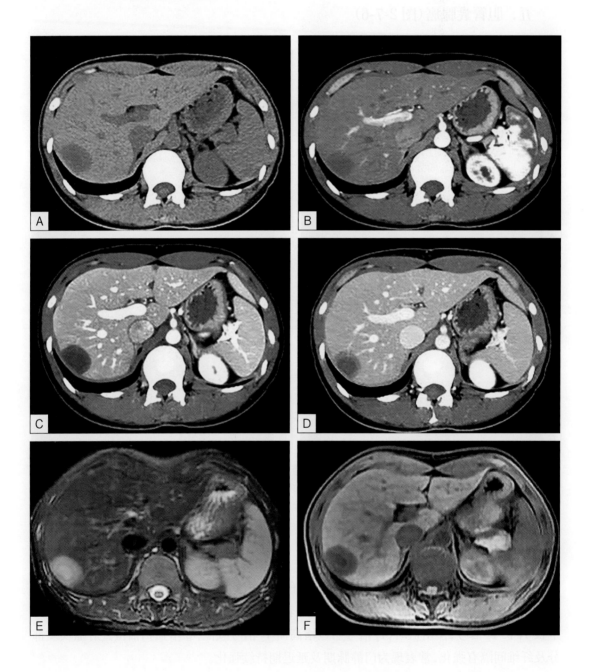

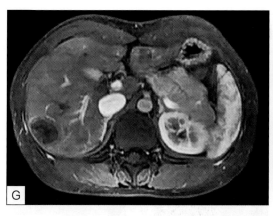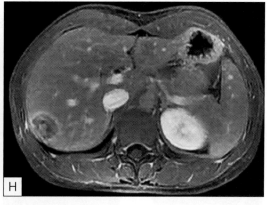

**图 2-7-7　肝血管内皮瘤**

患者,女,37 岁,体检发现肝占位。A. CT 显示肝右后叶低密度灶,密度欠均匀,边界清;B. 增强扫描动脉期病灶轻度强化,边缘见条状强化血管影;C. 门静脉期病灶边缘持续强化;D. 延迟期病灶边缘环形强化,中央低强化,呈靶征;E. MRI 显示肝右后叶呈 $T_2WI$ 中央高信号,边缘稍高信号;F. $T_1WI$ 序列为中央低信号,外周稍低信号;G、H. MRI 增强扫描较 CT 明显。

【诊断要点】

①CT 平扫为轮廓清的多个低密度实质结节病灶,有时可见到钙化,通常位于肝外周并延伸至被膜,可见邻近肝被膜回缩;②CT 增强呈靶征表现,肿瘤中心呈延迟强化或无强化,边缘环形强化,部分可见特征性"棒棒糖征",即病灶周围肝血管抵达肿瘤边缘;③MRI 检查 $T_2WI$ 序列为中央高信号,外周稍高信号,$T_1WI$ 序列为中央低信号,外周稍低信号,增强表现与 CT 相仿;④临床多见于女性,可有腹痛、黄疸、肝脾大,实验室检查 CEA、AFP 水平正常。

【鉴别诊断】

(1) 肝内胆管癌:外周肝被膜回缩的不均匀肿块,病灶周围可见局限性胆管扩张,增强扫描延迟强化,但无靶征表现,可见卫星病灶。

(2) 转移瘤:有原发肿瘤病史,肝内病灶呈随机分布,$T_2WI$ 出现靶征或牛眼征,常见的强化方式为晕环样渐进性强化而中央坏死区无强化,以及早期周边强化、延长期中心强化伴外周强化减低。

(3) 肝脓肿:肝内病灶呈随机分布,无肝被膜回缩,典型脓肿周围常可见密度或信号不同的环形带,可以是单环、双环或三环,有时可见分隔形成,MRI DWI 序列中央呈高信号;临床常有发热症状。

## 七、原发性肝脏淋巴瘤(图2-7-8、图2-7-9)

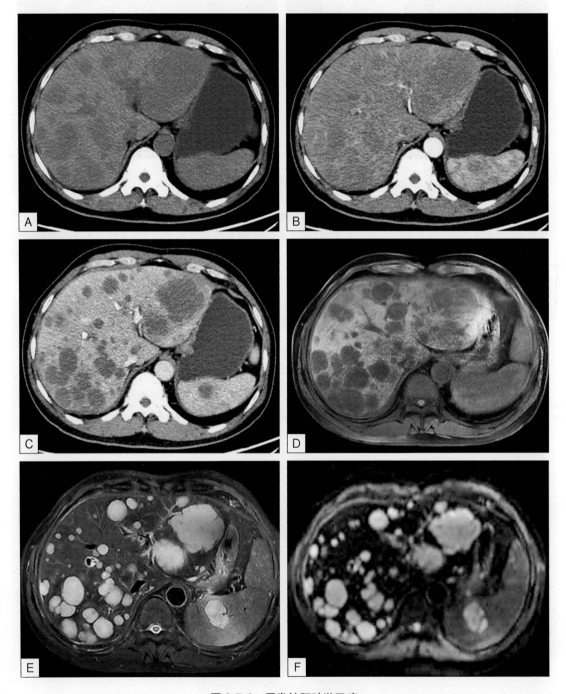

图2-7-8　原发性肝脏淋巴瘤

患者,男,53岁,右腹部不适20余天。A. 平扫肝脏体积增大,内见弥漫大小不一类圆形、团块状低密度影,脾脏亦可见类圆形低密度影;B. 动脉期肝脏、脾脏内病灶轻度强化;C. 门静脉期病灶依旧呈轻度强化,密度低于周围肝实质;D. T₁WI-FS 序列呈低信号,边界清;E. T₂WI-FS 序列呈明显高信号,边界清,部分病灶内见分隔影;F. DWI 序列病灶明显弥散受限。

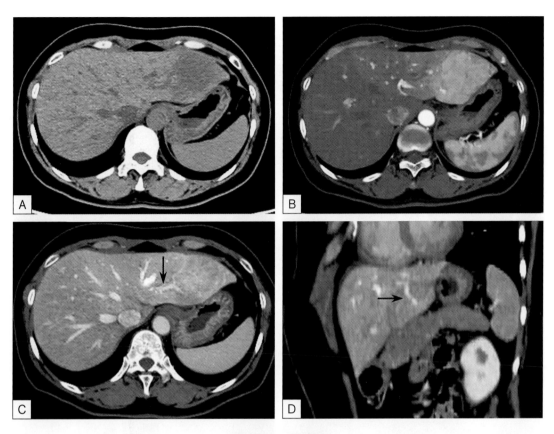

图 2-7-9　肝脏原

患者,女,56 岁,上腹部疼痛不适半年余。A. 平扫肝左叶见一团片状稍低密度影;B. 动脉期病变可见不均匀明显强化;C. 门静脉期病变强化减低,可见门静脉左支分支在其内走行(黑箭),即"血管漂浮征";D. 多平面重建图像示"血管漂浮征"(黑箭)。

【诊断要点】

①原发性肝脏淋巴瘤仅局限于肝脏,可有肝周淋巴结累及,但无外周淋巴结或其他器官累及;②根据形态可分为单发、多发及弥漫型;③CT 平扫上表现为软组织密度、密度较均匀,出血、坏死少见,钙化罕见;④MRI 上 $T_1WI$ 序列呈低或等信号, $T_2WI$ 序列呈中等高信号,DWI 及 ADC 序列可见弥散受限,病变内胆管多走行正常、无明显胆管受侵梗阻表现;⑤增强扫描后多表现为乏血供病变,强化程度低于肝实质,因淋巴瘤起源于肝脏间质,部分病变内可见"血管漂浮征";⑥继发性肝脏淋巴瘤存在远处其他器官或全身淋巴结的累及,影像学表现与原发性肝脏淋巴瘤类似。

【鉴别诊断】

(1) HCC:AFP 多为阳性。增强扫描多呈"快进快出",可见强化假包膜,且 HCC 可有门静脉瘤栓形成,无"血管漂浮征"表现。

(2) 肝内胆管癌:病灶密度不均,多见中央坏死,可见邻近胆管扩张。

(3) 肝转移瘤:多数有原发肿瘤病史,且常多发,病灶中央可见坏死,呈靶征或牛眼征。

## 八、肝脏黑色素瘤(图 2-7-10)

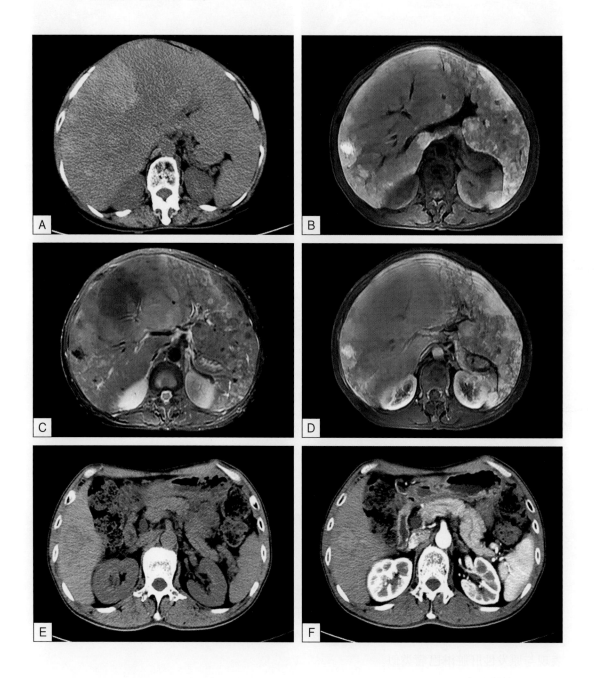

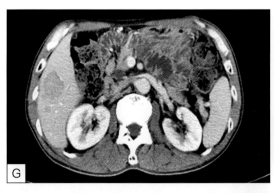
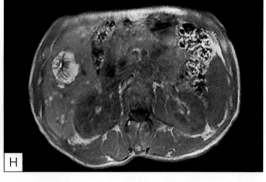

**图 2-7-10　肝脏黑色素瘤**

A~D. 患者,女,68 岁,腹胀乏力 1 个月余,加重伴黄疸 1 周余;A. CT 平扫示肝大,密度不均;B. MRI 示肝脏内弥漫大小不等异常信号灶,$T_1WI$ 序列呈高、稍高信号;C. $T_2WI$ 序列呈低、稍高信号;D. 增强扫描后可见明显强化(转移性)。E~H. 患者,男,61 岁,检查发现肝占位 4 个月余,既往有左眼结膜肿物切除史;E. CT 平扫示肝脏内见多发结节状异常密度灶,右肝较大一枚内可见稍高密度影,界尚清;F. 动脉期病灶可见轻中度强化,部分病灶显示欠清;G. 静脉期病灶相对肝实质呈低密度;H. MRI 同相位序列病灶中心高信号提示黑色素成分。

【诊断要点】

①恶性黑色素瘤好发于中老年,常发生于皮肤及其邻近的黏膜、眼球、肛周,少数可发生于鼻腔鼻窦及口腔、消化管、喉部、肺和肾上腺等,而原发于肝脏者罕见;②CT 表现无特异性,平扫多表现为肝脏增大,单发、多发肿块或弥漫性结节,也可表现为囊性肿块内突出的实性肿块,且边界多较模糊、密度不均,增强扫描后表现多样,多呈不均匀强化,边界模糊,部分可见环形强化,呈"牛眼征";③由于黑色素内稳定自由基的不成对电子与自由水的相互作用能够缩短 $T_1$ 弛豫时间及相对缩短 $T_2$ 弛豫时间,黑色素瘤在 MRI 上表现为典型的 $T_1WI$ 高信号,$T_2WI$ 低信号;④MRI 因肿瘤出血、坏死、囊性变,以及黑色素含量多少不同可呈现多种信号改变。

【鉴别诊断】

(1) HCC:临床多有肝炎、肝硬化病史,AFP 常为阳性。$T_1WI$ 序列呈等、稍低信号,$T_2WI$ 序列呈稍高信号,增强多呈"快进快出"强化方式,病灶主要由肝动脉供血,部分可见假包膜延迟强化。

(2) 肝内胆管癌:多无肝硬化表现,AFP 升高少见,常伴有 CA19-9 升高。易经淋巴结转移,可伴有肝门部、腹膜后淋巴结肿大。病灶远侧可见胆管扩张,可出现肝包膜回缩征,增强后呈向心性延迟强化,动脉期一般无明显强化。

(3) 肝硬化再生结节:有肝硬化、门静脉高压病史,肝内弥漫分布,CT 平扫呈等密度或表现为肝实质密度不均匀,$T_1WI$ 序列呈等或略高信号,$T_2WI$ 序列呈等或略低信号,病灶以门脉供血为主,动脉期常无明显强化,门静脉期可见结节状强化不均匀,延迟期呈强化纤维网格中等低密度或低信号结节。

## 九、肝神经内分泌肿瘤(图 2-7-11)

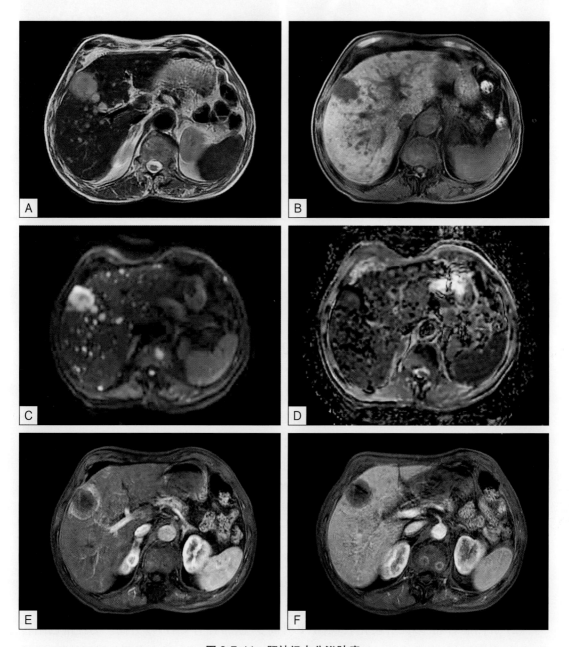

**图 2-7-11　肝神经内分泌肿瘤**

患者,男,76 岁,体检发现肝内占位,MRI 图像显示左肝内侧段包膜下占位,周围肝实质内多发小结节。A. $T_2WI$ 序列呈不均匀高信号;B. $T_1WI$ 序列呈低信号;C. DWI 序列呈不均匀高信号;D. ADC 序列呈稍低信号;E、F. 增强扫描动脉期及门静脉期,包膜下大病灶动脉期边缘明显强化、门静脉期强化减退,其余小结节动脉期轻度强化、门静脉期强化有所减退。

【诊断要点】

①肝神经内分泌肿瘤较为罕见,多为转移性,且临床表现和影像表现特异度不高,确诊主要依靠病理诊断;②平扫CT多表现为单个、直径大于5cm的囊实性低密度病灶,多发者可表现为主结节伴周围卫星灶;③MRI表现为$T_1WI$序列稍低信号,$T_2WI$序列稍高信号,病灶内常伴囊性变、坏死、出血,相应信号会复杂多变;④神经内分泌肿瘤多为富血供肿瘤,增强扫描后动脉期明显强化,门静脉期及平衡期强化程度减退;⑤核医学生长抑素受体显像检查对该肿瘤诊断的特异度和灵敏度较高。

【鉴别诊断】

(1) HCC:常有肝炎、肝硬化病史,血清AFP异常升高;单纯影像学鉴别较为困难,如无上述临床表现时须考虑到肝脏神经内分泌肿瘤可能。

(2) 肝内胆管癌:可继发于肝内胆管结石,远端肝内胆管局限性扩张,呈分叶状,质地不均匀,动脉期花边样强化,门静脉及平衡期可见缓慢持续强化;此外,血清CA19-9异常升高有较大的诊断提示价值。

## 十、肝血管肉瘤(图2-7-12)

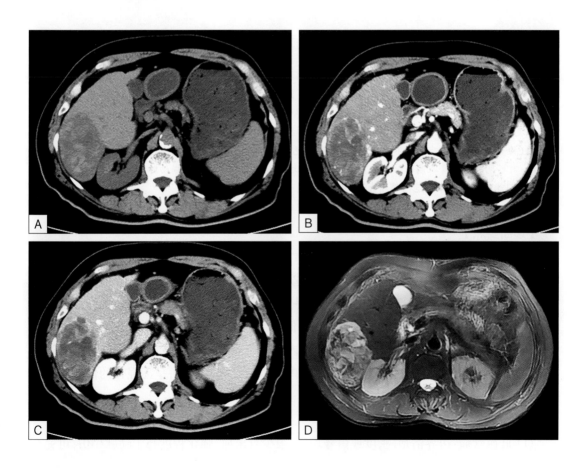

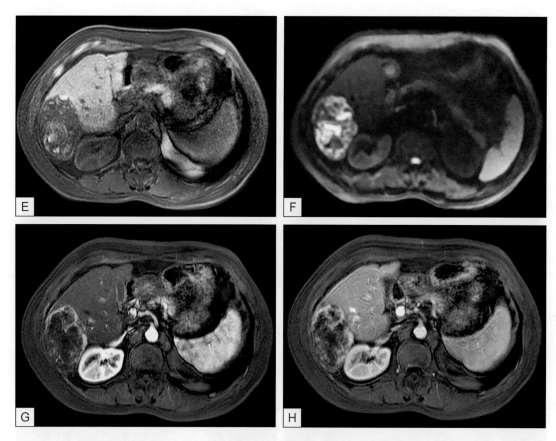

**图 2-7-12　肝血管肉瘤**

患者,男,68 岁,发现肝占位 2 个月余。A. CT 平扫显示肝脏右后因片状混杂密度灶,界清,内可见散在斑片状稍高密度灶;B. 增强扫描动脉期病灶呈不均匀轻度强化;C. 门静脉期病灶强化持续存在,强化不均;D. MRI 检查 $T_2WI$ 序列病灶呈不均匀高信号,内可见散在斑片状低信号;E. $T_1WI$ 序列显示病灶呈不均匀低信号,内可见散在斑片状高信号;F. DWI 序列呈不均匀高信号;G. 增强扫描动脉期病灶边缘可见较明显强化;H. 门静脉期病灶强化范围稍增大,强化不均匀。

【诊断要点】

①肝脏肉瘤为起源于肝脏间叶组织的恶性肿瘤,血管肉瘤为其中相对常见的一种肝肉瘤,好发于男性,发病高峰年龄为 60~70 岁;②常为多发性,也可单发,病灶常较大;③肿瘤常伴出血和坏死,CT 平扫多呈混杂密度,边界可不清;④MRI 检查 $T_2WI$ 序列多为混杂高信号,$T_1WI$ 序列为不均匀低信号,伴出血时为高低混杂信号;⑤增强扫描后动脉期病灶呈明显不均匀强化,强化程度明显高于肝实质,有时内可见条状或分隔状强化,门静脉期及延迟期病灶持续强化,呈缓慢充填趋势;⑥较大病灶内部常出现大片坏死,呈无强化的低密度或低信号。

【鉴别诊断】

(1) 肝血管瘤:边界清楚,密度或信号均匀,很少有出血,强化程度与主动脉相仿,可完全充填。

（2）肝内胆管癌：增强扫描以边缘强化为主，门静脉期及延迟期持续强化，但强化程度较轻，且无向中心填充趋势，可有肝内胆管扩张。

## 十一、肝转移瘤(图 2-7-13)

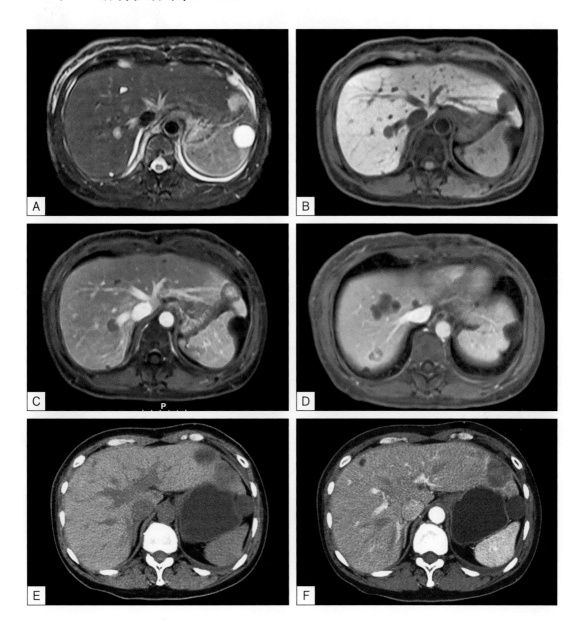

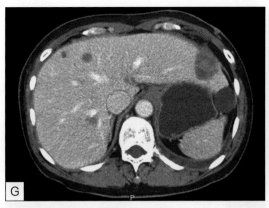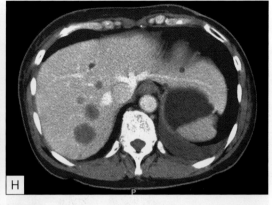

**图 2-7-13 肝多发转移瘤**

患者,女,53 岁,有乳腺癌及膀胱肉瘤手术史。A. MRI 检查发现肝内多发异常信号占位灶,$T_2WI$ 序列呈高信号,边界清,中心见点样更高信号;B. $T_1WI$-FS 序列呈低信号;C、D. 增强扫描门静脉期病灶边缘环形强化,部分病灶中央斑点状强化,呈"靶征";E~H. 2 个月后 CT 复查;E. 平扫显示肝内多发圆形低密度占位灶,大小不一,部分病灶增大,边界清,密度欠均匀;F. 增强扫描动脉期病灶强化不明显;G、H. 门静脉期边缘轻度强化,边界更清。

【诊断要点】

①临床多有原发肿瘤病史,常无肝炎、肝硬化病史,AFP 正常而 CEA 可升高;②病灶大多多发、散在、大小相仿,无假包膜;③大多数病灶呈边缘强化,强化程度不一,多数仍低于正常肝实质,病灶中心为低密度,也有为高密度的,称"靶征"或"牛眼征";④较小的转移灶也可发生中央囊样坏死;⑤大的转移灶可侵犯局部血管,但较少见到门脉瘤栓;⑥MRI 检查 $T_2WI$ 序列为高信号,$T_1WI$ 序列多为低信号,增强表现与 CT 相仿。

【鉴别诊断】

(1) 多发 HCC:大小不一,大多以大病灶周围多发结节灶形式出现,动态增强呈"速升速降"改变,可见假包膜征和门脉瘤栓形成,大病灶可有囊样坏死而小病灶多不出现囊样变。

(2) 血管瘤:可出现边缘强化,但其边缘强化多呈结节样,其密度与腹主动脉密度一致,最后可完全充填。

## 十二、转移性肝脏间质瘤(图 2-7-14)

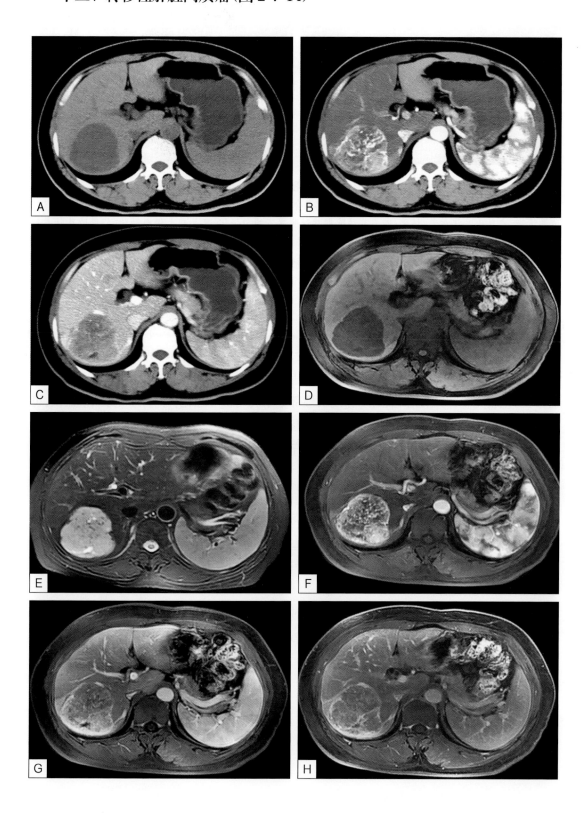

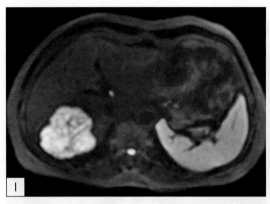
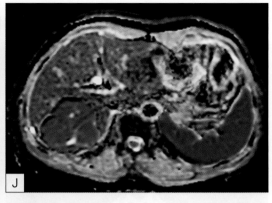

**图 2-7-14    转移性肝脏间质瘤**

患者,女,51 岁,小肠间质瘤术后 4 年,发现肝占位半个月余。A. CT 平扫显示肝右后叶类圆形低密度占位,边界清晰,内见小片状囊变/坏死;B. CT 动脉期病灶明显不均匀强化,可见粗大供血动脉,门静脉及肝右静脉早显;C. CT 静脉期病灶强化程度减低;D. $T_1WI$ 序列病灶呈低信号;E. $T_2WI$ 序列病灶呈高信号,内见小片状囊变/坏死;F. MRI 动脉期强化表现与 CT 相仿;G、H. 门静脉期及延迟期强化程度减退,见包膜强化;I、J. DWI 序列病灶呈不均匀高信号、ADC 值减低。

【诊断要点】

①肝脏间质瘤原发性者罕见,多为转移性,肝转移发生率为 17%~29%,往往距原发肿瘤时间较长,临床症状轻微或无症状;②病灶可呈囊性或实性,以囊实性多见,囊变、坏死及出血常见,包膜完整;③增强扫描后动脉期实性部分不均匀明显强化,部分病灶为双重血供,可见粗大供血动脉,门静脉期及延迟期强化减退;④MRI 检查 $T_2WI$ 序列为高信号,$T_1WI$ 序列多为低信号,DWI 序列多呈晕环或结节状高信号,可能与肿瘤实质部分细胞密度高,水分子运动扩散受限有关。

【鉴别诊断】

(1) 原发性肝癌:绝大多数有肝硬化、肝炎病史,肿瘤标志物 AFP 常为阳性。增强扫描后常见典型的"快进快出"强化模式,周围多见强化假包膜,坏死和出血较肝脏间质瘤少见。

(2) 肝内胆管癌:可出现肝包膜凹陷,多伴有周围胆管扩张,CA19-9 常增高,动脉期强化不明显,无强化假包膜。

(3) 神经内分泌癌:生长缓慢的低度恶性肿瘤,CgA、Syn、NSE 等神经内分泌标志物可升高,$T_2WI$ 序列可见"类灯泡征"及不规则低信号,增强扫描后呈"快进慢出"的强化方式。

# 第八节　肝　移　植

## 一、肝移植术前评估

### 1. 肝移植术前动脉评估(图 2-8-1~图 2-8-9)

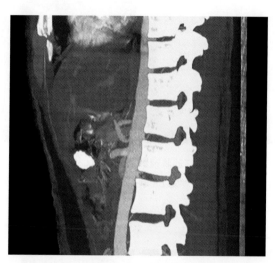

**图 2-8-1　腹腔干狭窄**

患者,男,52 岁,因肝硬化肝癌行肝移植术前评估,
腹部 CTA 矢状面重建图像提示腹腔干起始处狭窄。

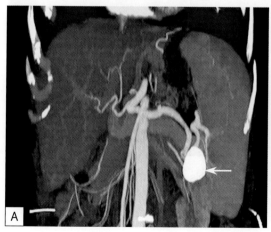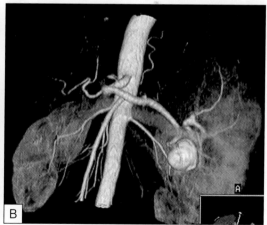

**图 2-8-2　脾动脉瘤**

患者,女,65 岁,肝移植术前评估。A、B. 腹部 CTA 动脉期最大密度投影(MIP)及容积再现(VR)提示脾动脉远端动脉瘤(白箭)。

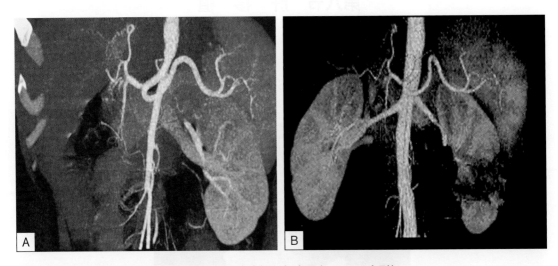

**图 2-8-3  肝动脉解剖与变异(Michels Ⅰ型)**

患者,女,62 岁,肝移植术前评估。A、B. 腹部 CTA 动脉期 MIP 及 VR 提示肝动脉解剖为 Michels Ⅰ型,即为正常肝动脉解剖结构。

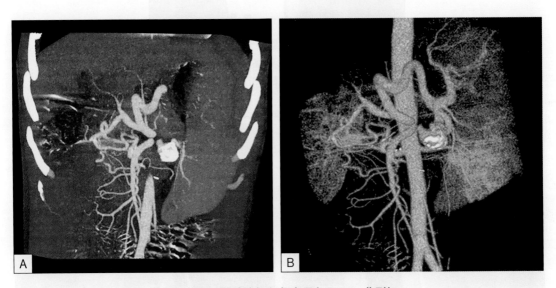

**图 2-8-4  肝动脉解剖与变异(Michels Ⅱ型)**

患者,男,43 岁,因腹部其他疾病行腹部 CTA 检查。A、B. 动脉期 MIP 及 VR 提示肝动脉解剖为 Michels Ⅱ型,即替代肝左动脉起自胃左动脉。

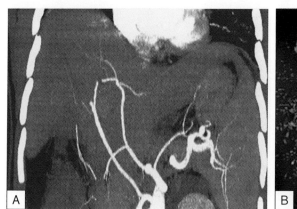
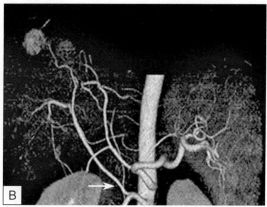

**图 2-8-5　肝动脉解剖与变异（Michels Ⅲ型）**

患者，男，41 岁，因体检发现肝占位行腹部 CTA 检查。A、B. 动脉期 MIP 及 VR 提示肝动脉解剖为 Michels Ⅲ型，即替代肝右动脉起自肠系膜上动脉（白箭）。

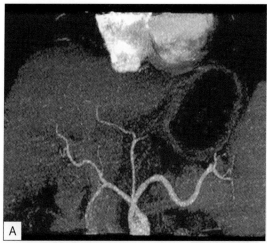
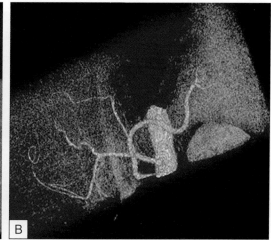

**图 2-8-6　肝动脉解剖与变异（Michels Ⅳ型）**

患者，女，42 岁，肝移植供体术前评估。A、B. 腹部 CTA 动脉期 MIP 及 VR 提示肝动脉解剖为 Michels Ⅳ型，即替代肝左动脉及替代肝右动脉共存。

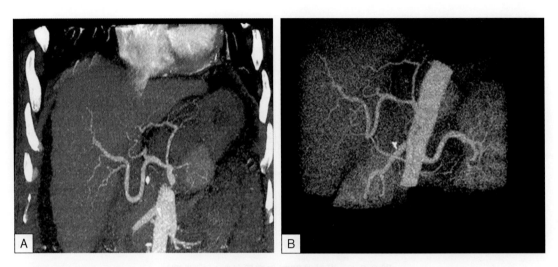

**图 2-8-7　肝动脉解剖与变异（Michels Ⅴ型）**

患者，女，38岁，肝移植供体术前评估。A、B. 腹部 CTA 动脉期 MIP 及 VR 提示肝动脉解剖为 Michels Ⅴ型，即副肝左动脉起自胃左动脉。

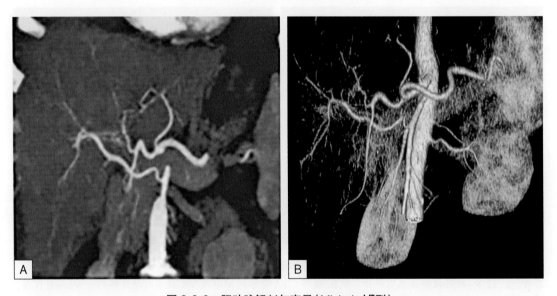

**图 2-8-8　肝动脉解剖与变异（Michels Ⅷ型）**

患者，男，36岁，肝移植供体术前评估。A、B. 腹部 CTA 动脉期 MIP 及 VR 提示肝动脉解剖为 Michels Ⅷ型，即副肝左动脉及副肝右动脉共存。

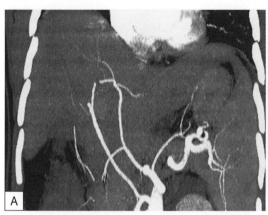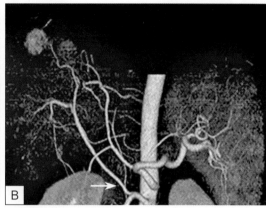

图 2-8-5　肝动脉解剖与变异（Michels Ⅲ型）

患者,男,41 岁,因体检发现肝占位行腹部 CTA 检查。A、B. 动脉期 MIP 及 VR 提示肝动脉解剖为 Michels Ⅲ型,即替代肝右动脉起自肠系膜上动脉(白箭)。

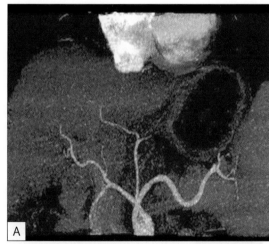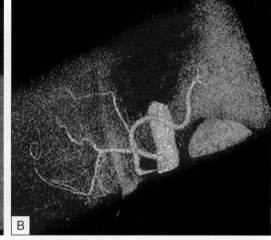

图 2-8-6　肝动脉解剖与变异（Michels Ⅳ型）

患者,女,42 岁,肝移植供体术前评估。A、B. 腹部 CTA 动脉期 MIP 及 VR 提示肝动脉解剖为 Michels Ⅳ型,即替代肝左动脉及替代肝右动脉共存。

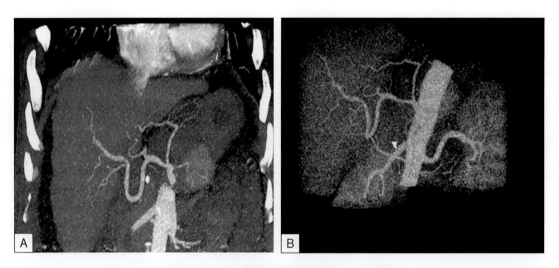

图 2-8-7　肝动脉解剖与变异（Michels Ⅴ型）

患者,女,38 岁,肝移植供体术前评估。A、B. 腹部 CTA 动脉期 MIP 及 VR 提示肝动脉解剖为 Michels Ⅴ 型,即副肝左动脉起自胃左动脉。

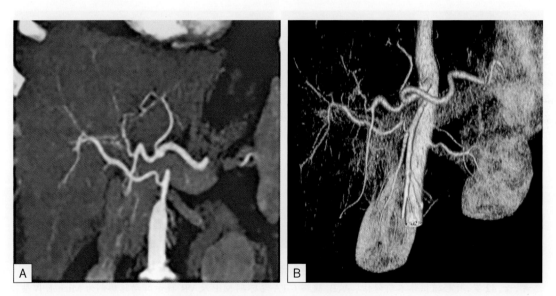

图 2-8-8　肝动脉解剖与变异（Michels Ⅷ型）

患者,男,36 岁,肝移植供体术前评估。A、B. 腹部 CTA 动脉期 MIP 及 VR 提示肝动脉解剖为 Michels Ⅷ型,即副肝左动脉及副肝右动脉共存。

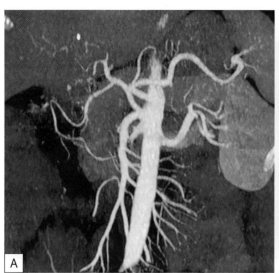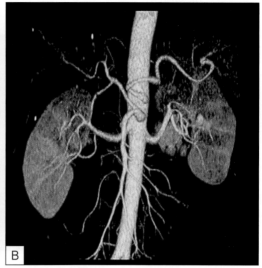

图 2-8-9　肝动脉解剖与变异(Michels IX型)

患者,女,35 岁,肝移植供体术前评估。A、B. 腹部 CTA 动脉期 MIP 及 VR 提示肝动脉解剖为 Michels IX型,即肝总动脉起自肠系膜上动脉。

【诊断要点】

①在肝移植手术过程中,要根据供受体不同的肝动脉解剖和变异选择不同的血管缝合方法,以保证术后肝脏的动脉血供;②目前常用的肝动脉解剖与变异的分型为 Michels 分型,共包括 10 个类型。I 型(正常解剖):肝总动脉发自腹腔干,分为胃十二指肠动脉和肝固有动脉,在近肝门处分为肝左动脉(2~3 段)与肝右动脉(5~8 段),肝中动脉(4 段)通常起自肝左动脉;II 型:替代肝左动脉起自胃左动脉;III 型:替代肝右动脉起自肠系膜上动脉;IV 型:替代肝左动脉及替代肝右动脉共存;V 型:副肝左动脉起自胃左动脉;VI 型:副肝右动脉起自肠系膜上动脉;VII 型:副肝左动脉及副肝右动脉共存;VIII 型:同时存在替代肝左动脉及副肝右动脉或者替代肝右动脉及副肝左动脉;IX 型:肝总动脉起自肠系膜上动脉;X 型:肝总动脉起自胃左动脉(图 2-8-4~图 2-8-9)。

## 2. 肝移植术前门静脉评估

（1）门静脉解剖与变异（图 2-8-10~图 2-8-12）

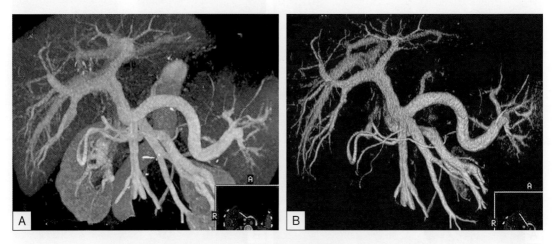

**图 2-8-10  门静脉解剖与变异（A 型）**

患者，女，32 岁，肝移植供体术前评估。A、B. 腹部 CTA 门静脉期 MIP 及 VR 提示门静脉解剖为 A 型，即为正常门静脉解剖结构（门静脉主干在肝门处分为左支和右支，随后右支分为右前支和右后支）。

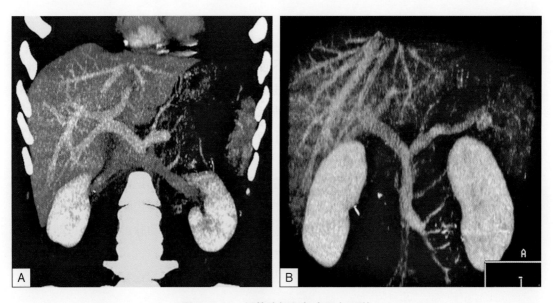

**图 2-8-11  门静脉解剖与变异（B 型）**

患者，男，40 岁，因其他腹部疾病行腹部 CTA 检查。A、B. 门静脉期 MIP 及 VR 提示门静脉解剖为 B 型，即门静脉主干直接分出门静脉左支、右前支和右后支三个分支。

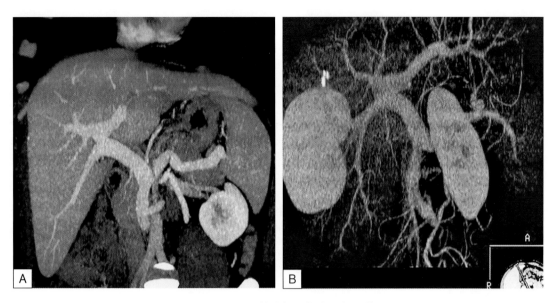

**图 2-8-12 门静脉解剖与变异（D 型）**

患者,男,44 岁,因其他腹部疾病行腹部 CTA 检查。A、B. 门静脉期 MIP 及 VR 提示门静脉解剖为 D 型,即门静脉右前支起自门静脉左支。

【诊断要点】

门静脉解剖结构一般分为五型,①A 型(正常解剖):门静脉主干在肝门处分为左支和右支,随后右支分为右前支和右后支。②B 型:门静脉主干直接分出门静脉左支、右前支和右后支三个分支。③C 型:门静脉右后支直接起自门静脉左支主干。④D 型:门静脉右前支起自门静脉左支。⑤E 型:缺乏门静脉左支,门静脉主干在进入肝实质分出肝右叶分支后,再转向左侧跨过脐裂,在肝实质内作为门静脉左支向左半肝供血(图 2-8-10~图 2-8-12)。

(2)门静脉血栓伴海绵样变性(图 2-8-13)

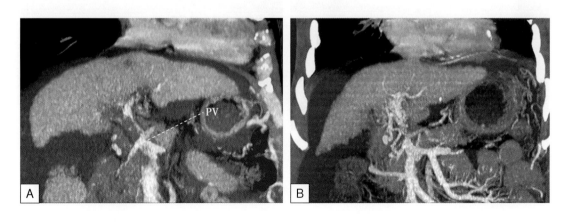

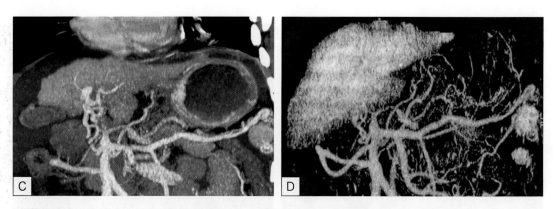

**图 2-8-13    门静脉血栓伴门静脉海绵样变性**

患者,男,53 岁,乙肝病史 10 余年,因腹痛、腹胀 2 个月余入院。A. 腹部 CTA 提示乙肝后肝硬化失代偿伴门静脉血栓;B~D. 门静脉海绵样变性;PV. 门静脉。

【诊断要点】

临床上有肝硬化病史的患者,如果影像学发现正常门静脉内出现低密度不强化影,周围伴侧支循环形成,便可以诊断门静脉血栓形成伴门静脉海绵样变性。

## 二、肝移植术前体积测定(图 2-8-14、图 2-8-15)

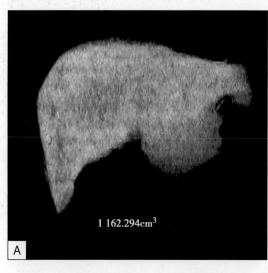

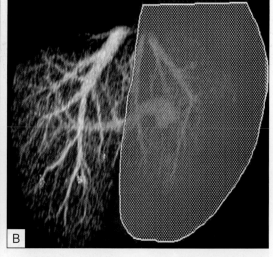

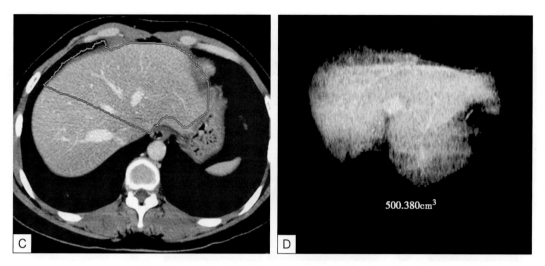

图 2-8-14 供体术前肝体积（全肝及包括肝中静脉左半肝体积）测定

患者，女，35岁，供体术前肝体积测定。A. 总肝体积；B~D. 包括肝中静脉左半肝体积。

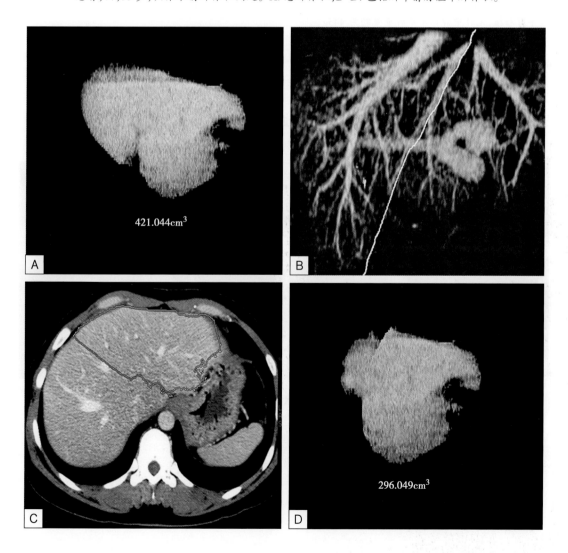

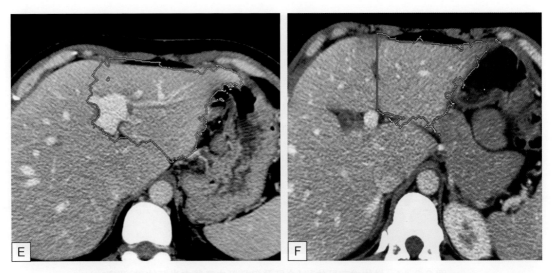

**图 2-8-15　供体术前肝体积（无肝中静脉左半肝体积和左外叶肝体积）测定**

患者,女,35 岁,供体术前肝体积测定。A~C. 无肝中静脉左半肝体积;D~F. 左外叶肝体积,行无肝中静脉
左半肝移植,无肝中静脉左半肝重量约为 445g。

## 三、肝移植术后并发症

### 1. 肝移植术后血管并发症,如血管狭窄、血管血栓(图 2-8-16~图 2-8-19)

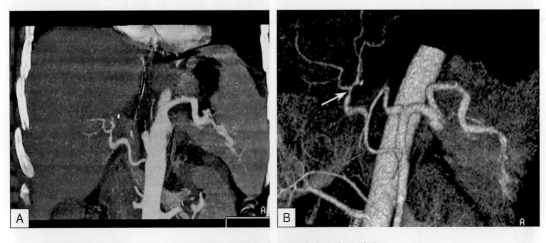

**图 2-8-16　肝移植术后肝动脉吻合口狭窄**

患者,男,37 岁。A、B. 肝移植术后 1 周腹部 CTA 随访复查,提示肝动脉吻合口狭窄(白箭)。

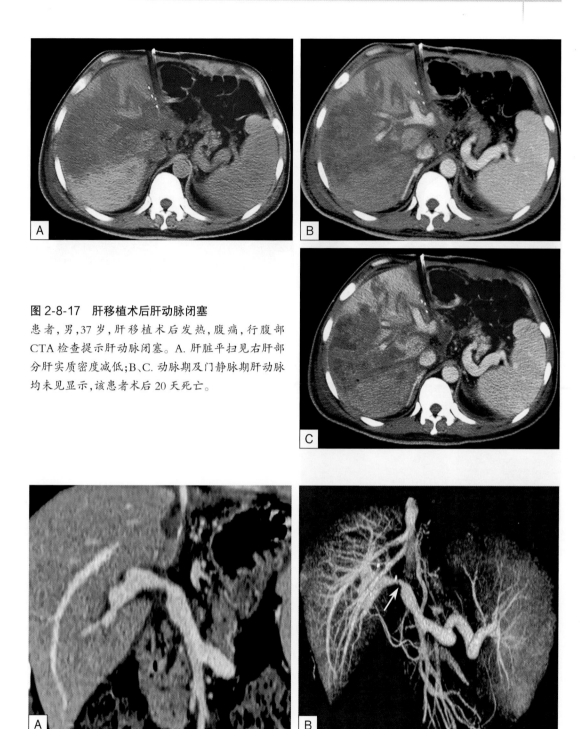

**图 2-8-17　肝移植术后肝动脉闭塞**

患者,男,37 岁,肝移植术后发热,腹痛,行腹部 CTA 检查提示肝动脉闭塞。A. 肝脏平扫见右肝部分肝实质密度减低;B、C. 动脉期及门静脉期肝动脉均未见显示,该患者术后 20 天死亡。

**图 2-8-18　肝移植术后门静脉吻合口狭窄**

患者,男,43 岁。A、B. 肝移植术后 1 周腹部 CTA 随访复查,提示门静脉吻合口狭窄(白箭)。

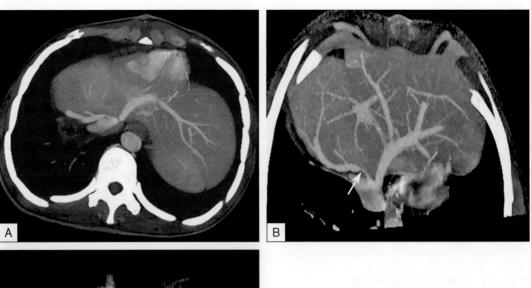

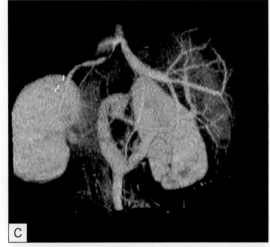

**图 2-8-19　肝移植术后肝静脉狭窄**

患者,女,42 岁。A~C. 肝移植后 1 周行腹部 CTA 复查,提示肝中静脉汇入下腔静脉处狭窄(白箭)。

【诊断要点】

①肝移植术后肝动脉狭窄发生率为 4%~12%,一般于术后 3 个月内出现;②多发生在吻合口,也可同时伴有左右动脉分支狭窄;③可分为局限性狭窄(≤1cm)和节段性狭窄(≥1cm);④狭窄程度:轻度(<50%)、中度(<75%)、重度(>75%);⑤肝移植术后门静脉吻合口狭窄主要与吻合技术、血管不相配以及术前门静脉完全或重度栓塞有关,临床表现为门静脉高压;⑥一般认为肝移植术后门静脉直径至少应>3.5mm。

**2. 肝移植术后胆管并发症,如胆漏,胆管狭窄(图 2-8-20)**

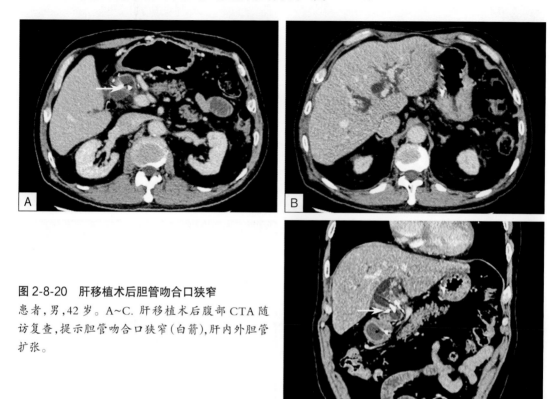

**图 2-8-20 肝移植术后胆管吻合口狭窄**

患者,男,42 岁。A~C. 肝移植术后腹部 CTA 随访复查,提示胆管吻合口狭窄(白箭),肝内外胆管扩张。

【诊断要点】

①肝移植术后胆道并发症为常见并发症,发生率为 30%;②绝大多数胆漏见于胆总管端吻合口,主要由张力或吻合欠佳造成,其吻合口区域可见液体影;③胆管狭窄可发生在吻合口或者是吻合口外其他胆管区域,主要原因包括手术技术操作问题、胆管血供不足等。

**3. 肝移植术后肝脏排斥反应(图 2-8-21)**

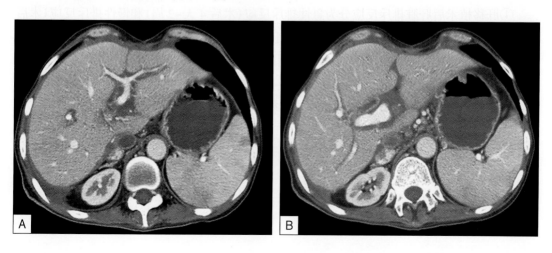

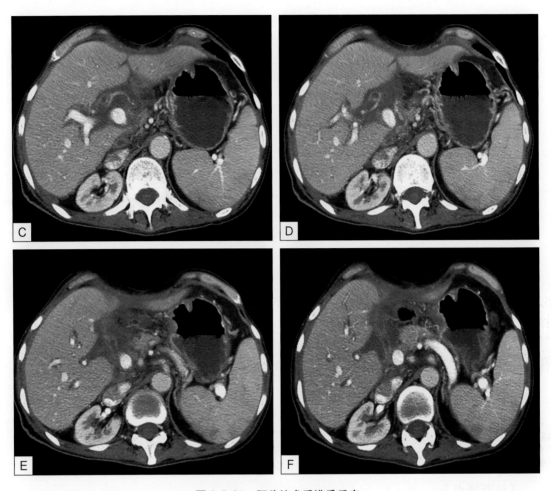

**图 2-8-21  肝移植术后排斥反应**

患者,男,46 岁,肝移植术后 1 周腹部 CTA 随访复查。A~F. 可见围绕门静脉主干及其分支的低密度环,肝门周围液体积聚,提示肝移植术后急性排斥反应。

【诊断要点】

①肝移植术后肝脏排斥反应分为急性排斥反应(术后 4 天~2 周)和慢性排斥反应(术后 60 天或数年后);②急性排斥反应病理表现为汇管区水肿伴汇管区和终末肝小静脉的内膜炎影像表现;③影像学表现为静脉与下腔静脉周围"袖套征"(CT 表现为围绕门静脉主干及其分支和下腔静脉的低密度环,以门静脉主干及分支多见),肝门周围液体积聚;④慢性排斥反应病理表现为胆管减少或消失,闭塞性血管病变;⑤影像学表现为肝内胆管僵直变细。

## 4. 肝移植术后移植肝肿瘤复发(图 2-8-22)

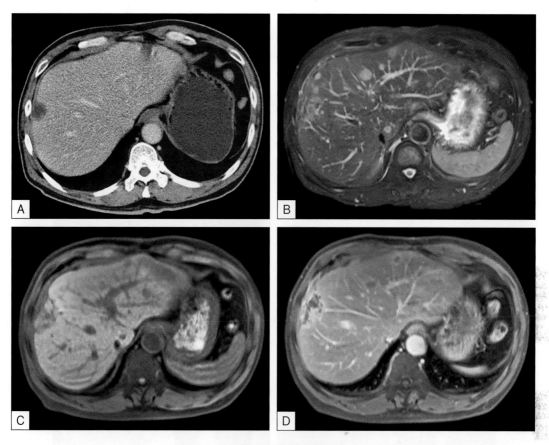

**图 2-8-22　移植肝肿瘤复发**

患者,男,61 岁,因肝内胆管癌行肝移植术后 1 年,体检发现肝右叶占位 1 天。A. CT 显示移植肝右前叶包膜下低密度占位,边缘轻度环形强化;B. 复发灶切除术后 2 个月,MRI 复查,$T_2WI$ 序列发现肝内多发圆形高信号灶,边界清;C. $T_1WI$ 序列呈稍低信号;D. 增强扫描门静脉期病灶呈环形持续强化。

【诊断要点】

①CT 和 MRI 是诊断肝癌肝移植后肿瘤复发的有效手段;②移植肝肿瘤复发的 CT、MRI 表现多样,可为弥漫型、巨块型、多发结节型及单发结节型;③复发肿瘤类型与病肝间存在一定关系。

## 四、儿童肝移植（图2-8-23）

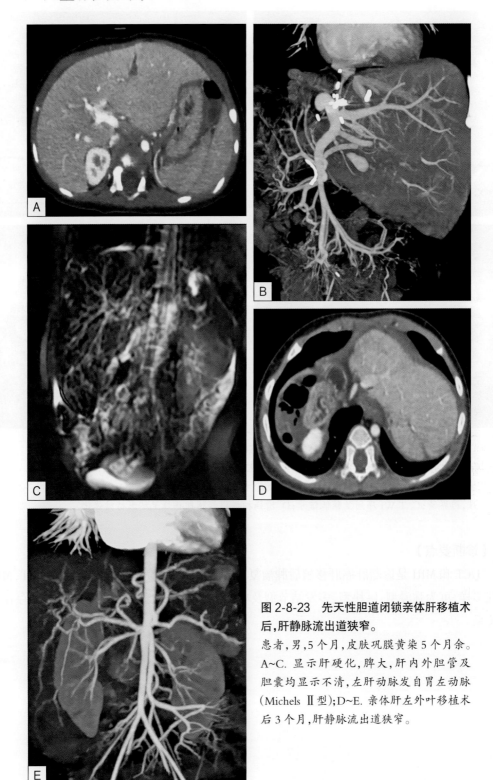

图2-8-23　先天性胆道闭锁亲体肝移植术后，肝静脉流出道狭窄。

患者，男，5个月，皮肤巩膜黄染5个月余。A～C. 显示肝硬化，脾大，肝内外胆管及胆囊均显示不清，左肝动脉发自胃左动脉（Michels Ⅱ型）；D～E. 亲体肝左外叶移植术后3个月，肝静脉流出道狭窄。

儿童肝移植的适应证包括五大类：①可能导致肝功能衰竭的原发性肝脏疾病；②急性肝功能衰竭；③原发性肝脏代谢性疾病；④全身性疾病导致的肝脏病变；⑤原发性肝脏恶性肿瘤。儿童肝移植术前评估与成人肝移植相似；术后并发症中，肝动脉血栓是小儿肝移植严重并发症，门静脉及肝静脉流出道梗阻较成人肝移植并发症更常见，胆道并发症及排斥反应也是常见并发症之一。

（肖文波　钟百书　王俊丽　周　华　黄　强　杨佳伟　吴瑶瑶　杨　荣　张婷婷

王小丽　蒋嘉炳　林梦琪　吴晓天　姜云萍　傅楚琪　邹红烨　倪　婧）

# 第九节　胆系先天性疾病

本节重点介绍先天性胆管囊状扩张，一般认为是由先天性胆管壁发育不良引起胆管增粗，内压增高，形成囊状扩张。按其部位和形态，分为五种类型。Ⅰ型为胆总管囊肿，多见，占80%~90%；Ⅱ型为胆总管憩室，占2%；Ⅲ型为十二指肠壁内段胆总管囊状膨出，占1.4%~5%；Ⅳ型为多发性肝内、外胆管扩张，占19%；Ⅴ型为肝内多发性囊肿，也称卡罗利病（Caroli disease）。以下仅介绍Ⅰ、Ⅳ、Ⅴ型。

## 一、胆总管囊肿（图2-9-1）

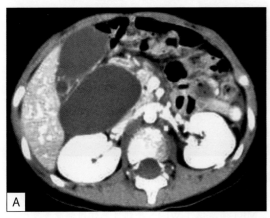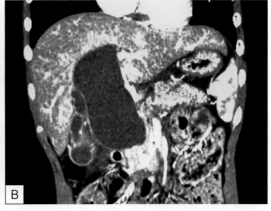

**图2-9-1　胆总管囊肿**

患者，女，8岁，右上腹痛4天，皮肤巩膜黄染。A. CT增强扫描门静脉期横断位图像显示胆总管呈巨大囊状扩张；B. 冠状位重建图像可见肝内胆管与扩张的胆总管相通。

【诊断要点】

①好发于女性儿童，临床表现为腹痛、黄疸及右上腹部包块；②CT可见肝门区肝外胆管扩张，呈水样密度的囊性肿块，密度均匀，边缘光滑，肝内胆管正常或轻度扩张；③MRI可见局限扩张的胆管为长$T_1$长$T_2$信号，呈类圆形或梭形；④胆管造影可见对比剂充盈。

【鉴别诊断】

梗阻所致肝外胆管扩张：常由胆管内结石或者胆管下段肿瘤所致，CT 或 MRI 可见结石或胆管占位病变的直接征象，肝内胆管不同程度扩张。

## 二、肝内多发性囊肿（图 2-9-2）

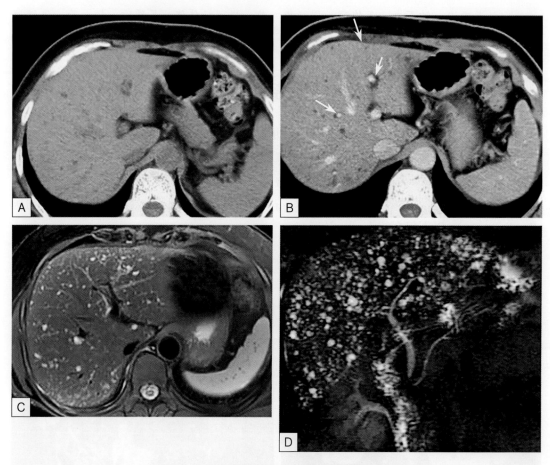

图 2-9-2　肝内多发性囊肿（先天性肝内胆管扩张）

患者，女，48 岁，体检发现肝内多发占位 1 周。A. CT 平扫横断位肝内可见多发细小低密度灶；B. CT 扫描门静脉期横断位部分病灶可见中心"圆点征"（白箭）；C. MRI 横断位 $T_2WI$-FS 序列可见肝内弥漫多发小圆形长 $T_2$ 信号影，与胆系走形一致，类似悬挂在胆道"树"上的果实；D. MRCP 冠状位重建图像可清晰显示小囊性灶与肝内胆管相连。

【诊断要点】

①该病由先天性染色体缺陷引起，临床表现腹痛、肝大；②肝内可见多发大小不等囊性灶，囊与囊或与胆管相通，内含胆汁；③CT 增强扫描可见囊内强化的小圆点，为扩张的胆管包绕伴行的门静脉小分支，称之为"中心点征"，部分扩张的胆管内可见胆管结石；④MRI 显示肝内多发长 $T_1$ 长 $T_2$ 囊状扩张影，MRCP 可清楚显示肝内扩张的胆管；⑤胆道造影可见囊性灶与胆管同时显影。

【鉴别诊断】

(1) 肝囊肿与胆管错构瘤:病灶与肝内胆管不相通。

(2) 多发性肝脓肿:脓肿之间亦可与胆管相通,但脓肿壁较厚,有强化。

## 三、多发性肝内外胆管扩张(图 2-9-3)

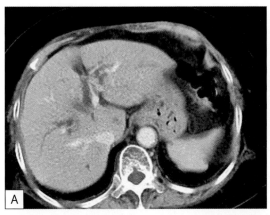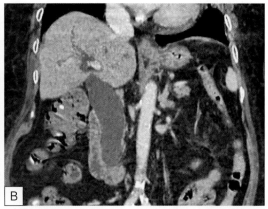

**图 2-9-3　肝内外胆管扩张**

患者,女,89 岁,中上腹部疼痛 1 周。A. CT 增强扫描门静脉期横断位图像可见肝内、外胆管扩张;B. 冠状位重建图像可清晰显示肝内及肝外扩张的胆管。

【诊断要点】

①该病少见;②囊肿呈水样密度影;③肝内外胆管同时扩张是其特征,影像表现兼有上述特点。

# 第十节　胆系结石症

## 一、胆囊结石(图 2-10-1)

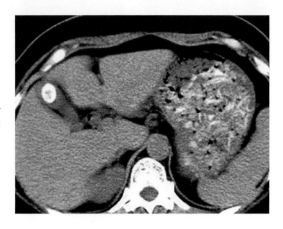

**图 2-10-1　胆囊结石**

患者,女,47 岁,右上腹部不适数天,体格检查:右上腹部压痛。CT 平扫横断位可见胆囊内单发类圆形高密度影。

【诊断要点】

①病变多见于中年女性,临床症状常不典型,可为突发右上腹绞痛;②CT表现为胆囊内单发或多发的圆形、不规则形或泥沙样高密度影,也可为等密度、低密度影,其位置可随体位变换而改变;③胆囊内结石在$T_2WI$序列上多表现为低信号,$T_1WI$序列信号与结石成分有关,多数为低信号,少数为高信号;④超声具有三大特征:强回声团,后方伴声影,强回声团随体位改变而移动。

【鉴别诊断】

胆囊息肉和腺瘤:增强扫描可见强化。

## 二、胆总管结石(图2-10-2)

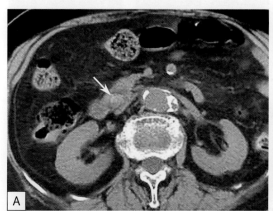
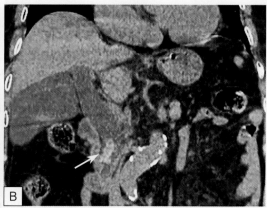
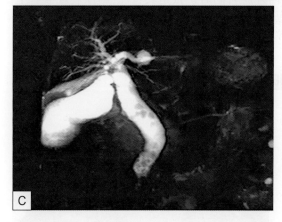

图 2-10-2　胆总管结石

患者,女,93岁,反复上腹部不适数月,既往胆管结石病史。A. CT平扫横断位可见胆总管内多发圆形高密度影(白箭),密度不均,边界清;B. 冠状位重建图像可见胆总管内串珠样高密度影(白箭);C. MRCP冠状位重建图像可清楚显示胆总管内多发的充盈缺损结石影及扩张的肝内外胆管。

【诊断要点】

①好发于中年女性,临床表现胆绞痛和梗阻性黄疸;②CT可见胆总管扩张,结石位于胆管中心呈致密影,周围环绕低密度胆汁,即环靶征或半月征;③MRCP显示胆固醇结石一般呈长$T_1$短$T_2$信号,胆色素结石一般呈短$T_1$短$T_2$信号,典型表现为扩张的胆总管下端呈倒杯口状充盈缺损。

【鉴别诊断】

（1）胆管肿瘤：可引起胆管梗阻，增强扫描有强化，其位置不随体位变换而改变。

（2）胆管炎：亦可引起胆道梗阻，但累及范围广，狭窄呈逐渐过渡，胆管壁不规则呈串珠样改变。

# 第十一节　胆囊炎和胆管炎

## 一、急性胆囊炎（图 2-11-1）

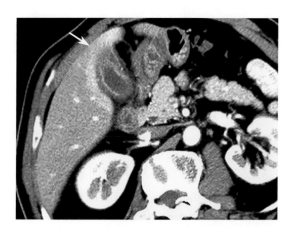

**图 2-11-1　急性胆囊炎**

患者，男，58 岁，突发腹痛 6 小时。CT 增强扫描动脉期横断位图像可见增厚的胆囊壁明显强化，周围脂肪间隙模糊，邻近的肝组织可见充血（白箭）。

【诊断要点】

①发病年龄常见于 45 岁以下，男女比例 1：2，临床表现为急性发作的右上腹痛；②常与结石并存；③CT 可见胆囊增大，横径>5cm，胆囊壁增厚超过 3mm，周围可见渗出、积液；④MRI 显示胆囊壁因水肿呈长 $T_1$ 稍长 $T_2$ 信号，胆汁含水量增加呈长 $T_1$ 长 $T_2$ 信号；⑤增强扫描胆囊壁明显强化，邻近肝组织充血水肿，表现为动脉期一过性斑片状强化。

【鉴别诊断】

（1）急性肝炎：胆囊壁增厚，但胆囊不增大。

（2）肝硬化低蛋白血症：胆囊壁增厚，但胆囊不增大。

## 二、慢性胆囊炎(图 2-11-2)

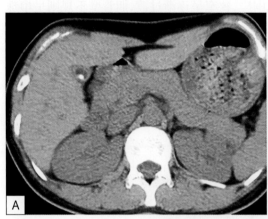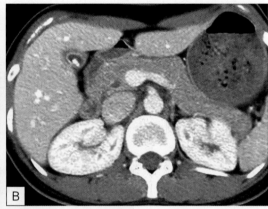

**图 2-11-2　慢性胆囊炎**

患者,女,33 岁,反复腹部不适 2 年余。A. CT 平扫横断位图像可见胆囊缩小,胆囊壁均匀增厚,另见胆囊结石;B. 增强扫描横断位显示增厚的胆囊壁明显强化。

【诊断要点】

①多由反复发作的急性胆囊炎发展而来,也可无明显急性炎症过程;②CT 可见胆囊壁增厚,壁钙化,胆囊缩小或扩大,常合并胆囊结石;③MRI 可见胆囊壁增厚,壁钙化灶呈长 $T_1$ 短 $T_2$ 信号;④增强扫描增厚的胆囊壁均匀强化。

【鉴别诊断】

(1) 胆囊癌:胆囊壁不规则增厚,胆囊变形,内可见软组织肿块。

(2) 胆囊腺肌症:胆囊壁增厚,壁内可见较多小囊腔,有时内可见结石,胆囊造影时有对比剂进入胆囊壁。

## 三、黄色肉芽肿性胆囊炎(图2-11-3)

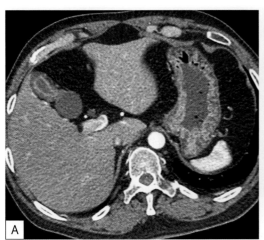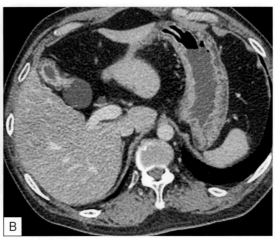

图2-11-3　黄色肉芽肿性胆囊炎

患者,男,53岁,中上腹部隐痛不适4天。A. CT增强扫描动脉期可见胆囊底部增厚,黏膜线完整,壁内见小结节样低密度灶;B. 增强扫描门静脉期增厚的胆囊壁持续强化,壁内多个无强化小结节显示更清晰,可见"夹心饼干"征。

【诊断要点】

①60~70岁女性多见,多伴结石,临床表现无特异性;②CT可见胆囊增大或萎缩,胆囊壁局限性或弥漫性增厚,增厚的壁内可见无强化低密度结节;③MRI示胆囊壁内结节在$T_1WI$序列呈等、略低信号,$T_2WI$序列呈稍高、高信号;④胆囊黏膜线:多发肉芽肿存在将薄层肌层连同黏膜层推向胆囊腔,显示为较高的线状影,称黏膜线,其连续存在,并且增强扫描后可见强化;⑤"夹心饼干征":增厚的胆囊壁黏膜层及浆膜层强化,中间为无强化的低密度结节。

【鉴别诊断】

(1) 胆囊癌:胆囊壁增厚常为局限性,胆囊内壁不光整,黏膜线不完整或消失,胆囊壁内少见低密度结节,常合并肝内胆管扩张。

(2) 胆囊腺肌症:胆囊多表现为缩小、变性、壁增厚,动脉期黏膜下组织明显强化,增厚胆囊壁内单发或多发无强化的罗-阿窦(Rokitansky-Aschoff sinus)是其特征性表现。

## 四、急性胆管炎(图 2-11-4)

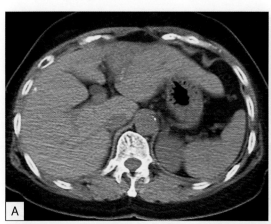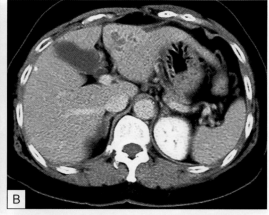

图 2-11-4　急性胆管炎

患者,男,40 岁,上腹部疼痛伴发热 2 天。A.CT 平扫横断位图像可见肝内胆管扩张,左肝内胆管内见数枚结石影;B.增强扫描示左肝内管壁增厚,可见明显强化。

【诊断要点】

①急性胆管炎是一种潜在的急性胆道感染,在梗阻的情况下,可出现查科三联征:发热、疼痛和黄疸;②平扫可见胆管扩张、胆管壁增厚,可合并结石;③增强可见肝内胆管壁强化。

【鉴别诊断】

急性胆囊炎:胆囊壁增厚,但胆管壁一般不增厚。

## 五、复发性化脓性胆管炎(图 2-11-5)

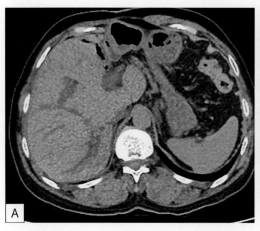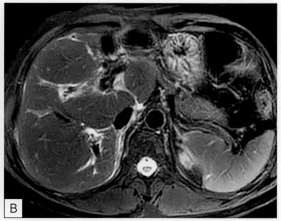

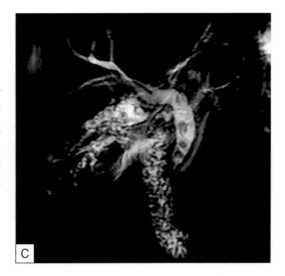

**图 2-11-5　复发性化脓性胆管炎**

患者,女,59 岁,急性腹痛 2 天,既往有肝左叶部分切除及反复胆管炎症病史。A. CT 平扫横断位图像可见左肝内胆管积气,右肝内胆管扩张且其内见数枚结石影;B. MRI 横断位 $T_2WI$ 序列可见门静脉周围间隙增宽,周围环绕高信号影;C. MRCP 冠状位重建图像可清楚显示胆总管及右肝内胆管多发结石并扩张,相应远端胆管狭窄、变细。

【诊断要点】

①好发于 30~40 岁,是一种进行性的以细菌性胆管炎反复发作为特征的胆道疾病;②肝实质萎缩,主要累及肝左叶,多伴有结石;③可表现为外周胆管狭窄,胆管分支减少、变细,与中心扩张胆管不成比例,呈箭头征;④MRI 可清晰显示门静脉周围间隙增宽,由胆管周围炎症和纤维化导致。

【鉴别诊断】

(1) 原发性硬化性胆管炎:白细胞一般不高,肝内外胆管狭窄呈串珠征改变,可伴有肝硬化,尾状叶增生。

(2) 自身免疫性胆管炎:一般合并其他自身免疫病,胆总管远端管壁增厚,伴延迟强化,管腔呈长节段狭窄。

## 六、原发性硬化性胆管炎(图 2-11-6)

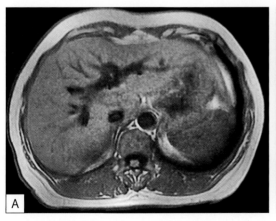
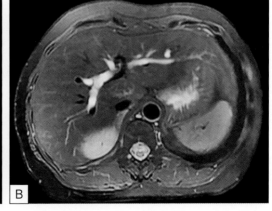

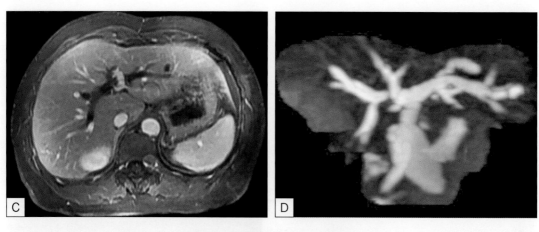

**图 2-11-6　原发性硬化性胆管炎**

患者,女,53 岁,临床确诊为原发性硬化性胆管炎。A、B. MRI 横断位 $T_1WI$、$T_2WI$ 序列可见肝内外呈长 $T_1$ 长 $T_2$ 扩张的胆管,管壁僵硬,稍不规则扩张,呈树枝状改变;C. 增强扫描横断位可见增厚的胆管壁明显强化,边缘毛糙;D. MRCP 清楚地显示肝内外胆管不规则扩张呈串珠样。

【诊断要点】

①好发于中年男性,多见于 40 岁左右,70%~80% 合并有炎性肠病;②主要表现为肝内外胆管弥漫多节段性管壁增厚,管腔狭窄和管腔扩张,随着纤维化进展及狭窄加重,可引起边缘细小胆管闭塞,呈枯树枝样改变;③CT 可见胆管狭窄并有壁结节,增强扫描显示胆管壁呈延迟强化,活动期呈明显强化;④MRCP 可见胆管呈典型串珠样改变。

【鉴别诊断】

(1) 胆总管结石:可见胆管扩张,胆管壁一般不会强化,其下方可见不强化的结石影。

(2) 胆管肿瘤:可引起胆管扩张,胆管可见肿块形成,增强扫描呈明显强化。

# 第十二节　胆系肿瘤与胆囊增生性疾病

## 一、胆囊息肉(图 2-12-1)

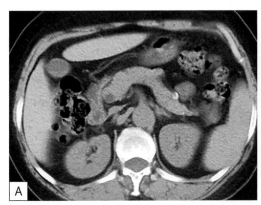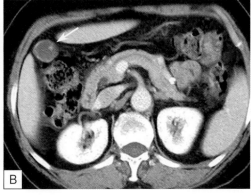

图 2-12-1　胆囊息肉

患者,女,59 岁,体检超声发现胆囊息肉 1 周。A. CT 平扫横断位图像胆囊未见明显异常;B. 增强扫描门静脉期横断位可见胆囊腔内明显强化小结节影(白箭)。

【诊断要点】

①常发生在胆囊体部,窄基底,表面光滑,也可不规则,肿块大小为 0.5~4cm;②CT 表现为突向胆囊腔内的软组织密度小结节,邻近胆囊壁无增厚;③增强扫描结节明显强化。

【鉴别诊断】

与早期胆囊癌、慢性炎症等胆囊隆起性病变鉴别困难,当病变直径>1cm 或发生在胆囊颈并有邻近胆囊壁增厚时应警惕恶变可能。

## 二、胆囊腺肌症(图 2-12-2)

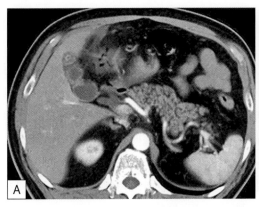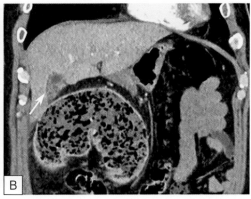

图 2-12-2　胆囊腺肌症

患者,男,50 岁,右侧腹部隐痛 6 天。A、B. CT 增强扫描横断位(图 A)及冠状位(图 B)可见增厚的胆囊壁底部明显强化,内可见无强化小结节影,即罗-阿窦(白箭)。

【诊断要点】

①发病率为 2.8%~5%,主要是胆囊黏膜增生突入肌层,形成胆囊壁内憩室样变;②CT 表现胆囊壁不均匀增厚,胆囊造影可见对比剂进入胆囊壁,形成胆囊壁内多发小点状高密度影;③MRI 表现为增厚的胆囊壁内类圆形 $T_2WI$ 高信号灶;④增强扫描可见增厚的胆囊壁明显强化,壁内小憩室无强化。

【鉴别诊断】

(1) 胆囊息肉:增厚的胆囊壁无小憩室。

(2) 慢性胆囊炎:胆囊壁均匀增厚。

(3) 胆囊癌:胆囊壁不均匀增厚,其内未见小憩室。

## 三、胆囊癌(图 2-12-3)

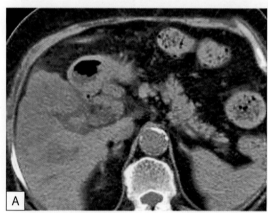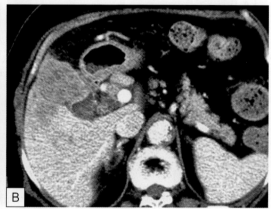

图 2-12-3　胆囊癌

患者,女,87 岁,腹痛伴呕吐 2 天。A. CT 平扫横断位图像可见胆囊底部呈团块状软组织密度影,病灶以宽基底与胆囊壁相连,与周围肝脏片状低密度影分界欠清;B. 增强扫描门脉期横断位显示软组织病灶明显不均匀强化,受累的肝实质亦见不均匀强化。

【诊断要点】

①好发于中老年女性,临床表现常为右上腹持续性疼痛、黄疸;②好发于胆囊底部和体部,分为胆囊壁增厚型、腔内息肉型和肿块型,可合并胆囊结石;③CT 表现为胆囊壁不规则增厚,腔内可见软组织密度影,胆管可呈不规则狭窄或扩张;④MRI 表现为胆囊壁增厚,胆囊内可见长 $T_1$ 稍长 $T_2$ 的实质性肿块;⑤增强扫描肿块及局部胆囊壁明显强化。

【鉴别诊断】

(1) 肝癌:需要与已经波及周围肝实质的肿块型胆囊癌相鉴别,胆囊癌引起的胆道侵犯,扩张比较明显,而肝癌发生胆道扩张较轻,出现门静脉侵犯、瘤栓较多见。

(2) 黄色肉芽肿性胆囊炎:胆囊壁增厚呈分层样改变,周围可见渗出性改变。

## 四、胆管囊腺癌(图2-12-4)

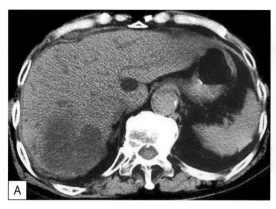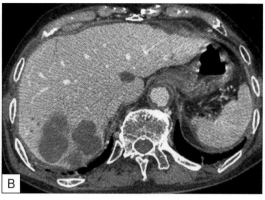

图2-12-4　胆管囊腺癌

患者,男,89岁,突发上腹痛伴呕吐3天。A. CT平扫横断位于肝Ⅵ、Ⅶ段见一类圆形囊性低密度灶,内见多发条状分隔,病灶与胆管相通,病灶邻近肝内胆管扩张;B.增强扫描门静脉期病灶内见分隔厚度不一致且有强化。

【诊断要点】

①好发于30岁以上中年女性,临床表现无特异性;②CT可见比较大的多房的囊性病变,有壁结节,偶尔可见融合性钙化;③增强扫描囊壁、分隔及结节样软组织成分可见强化。

【鉴别诊断】

(1) 肝包虫病:CT可见囊肿中的囊中囊和囊壁分离征。

(2) 肝脓肿:囊壁较厚,内可见气体影,增强扫描呈环形强化。

(3) 单纯性肝囊肿:多房囊肿亦可见间隔,但其囊内的间隔厚薄均匀,无壁结节,无强化。

## 五、胆管癌

### 1. 肝内型胆管癌(图2-12-5)

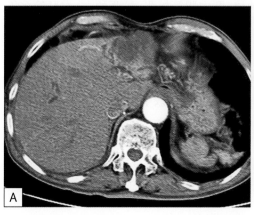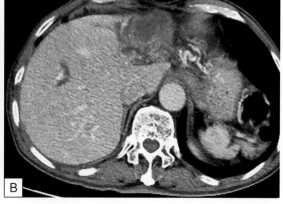

图2-12-5　肝内型胆管癌

患者,男,76岁,上腹痛1个月余。A. CT增强扫描动脉期可见肝左叶一团块样低密度灶,边缘强化,肝内胆管扩张,肝左叶萎缩;B.增强扫描静脉期肿块渐进性向心性强化。

胆管癌的临床特征如下：①好发于老年人，平均65岁，男性稍多于女性，早期表现为右上腹隐痛，逐渐出现进行性黄疸；②胆管细胞癌按部位分为肝内型、肝门型、远端型。

【诊断要点】

①肝内团片状肿块影，早期边缘强化，延迟期进行性向心填充，周围呈相对低密度；②可见包膜回缩，肝叶萎缩，胆管扩张。

【鉴别诊断】

(1) 原发性肝细胞癌：强化特点为"快进快出"，肝内胆管一般不扩张，多伴有肝硬化。

(2) 肝上皮样血管内皮瘤：多发低密度灶，可融合，增强扫描后动脉期为周边强化，延迟后肿瘤实质内造影剂进入，而中央低密度区无强化。

**2. 肝门型胆管癌**（图 2-12-6）

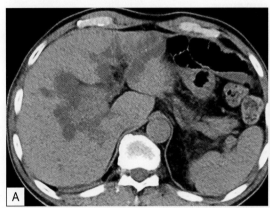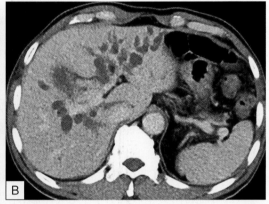

**图 2-12-6　肝门型胆管癌**

患者，男，76岁，反复腹部不适4个月余。A. CT平扫横断位可见肝内胆管明显扩张，肝门部胆管截断，呈软组织肿块影；B. 增强扫描静脉期横断位见肝门部肿块延迟强化。

【诊断要点】

①肝门部胆管壁不规则增厚或形成软组织肿块，肝内胆管扩张，扩张的左、右肝管多不汇合；②增强扫描肿块延迟强化。

【鉴别诊断】

(1) 肝门部胆管炎性狭窄：胆管管壁光整，弥散无明显受限，炎症指标增高。

(2) 肝门部胆管结石：结石不强化，管壁扩张呈"枯枝状"，弥散不受限。

### 3. 远端型胆管癌(图 2-12-7)

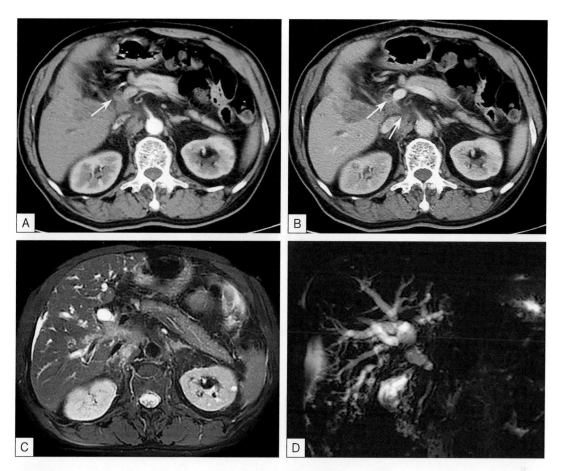

**图 2-12-7　远端型胆管癌**

患者,男,72 岁,梗阻性黄疸 2 个月余。A、B. CT 增强扫描动脉期、静脉期可见胆总管下段管壁偏心性增厚(白箭),管腔狭窄,增强扫描后呈延迟强化,其以上肝内外胆管扩张;C. MRI 冠状位 $T_2WI$ 序列可见胆总管下段管壁增厚,呈稍低信号;D. MRCP 冠状位重建图像可清楚显示胆总管下段截断,其上方肝内外胆管呈"软藤样"扩张。

【诊断要点】

①肿瘤近侧胆管扩张,胆管内见充盈缺损,或呈偏心性增厚,胆管扩张常表现为"软藤样"或"蟹足样",狭窄段以下胆管正常,胆囊增大;②增厚胆管壁 $T_2WI$ 序列可呈稍低信号;③MRI 显示胆管扩张,MRCP 示扩张的胆管末端见长 $T_1$ 长 $T_2$ 信号肿块。

【鉴别诊断】

胆管炎:累及范围广,狭窄呈逐渐过渡,增强扫描胆管壁可呈分层样改变。

# 第十三节　胆系梗阻

## 胆系梗阻(图2-13-1~图2-13-3)

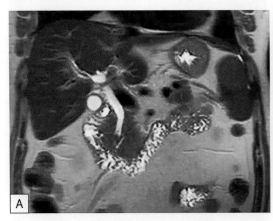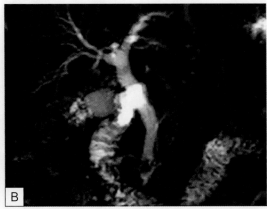

**图2-13-1　胆总管下段结石伴胆道梗阻**

患者,男,54岁,上腹部不适数月。A、B.MRI冠状位 T₂WI 序列及 MRCP 冠状位重建图像可清楚显示胆总管下段充盈缺损结石影,其上方肝内外胆管扩张。

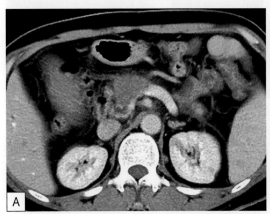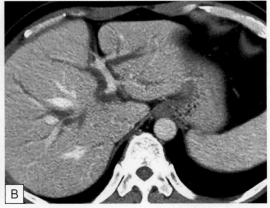

**图2-13-2　胰头癌伴胆道梗阻**

患者,男,44岁,进食后上腹胀伴皮肤巩膜发黄1周。A.CT增强扫描门静脉期横断位图像可见胰头一团块样稍低密度影,强化低于正常胰腺;B.门静脉期横断位图像示上方层面肝内外胆管扩张。

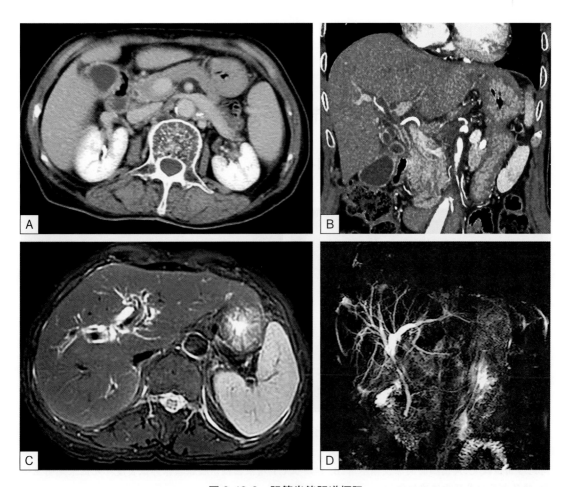

**图 2-13-3　胆管炎伴胆道梗阻**

患者,男,56 岁,上腹部疼痛不适 1 周。A、B. CT 增强扫描横断位及冠状位图像可见胆总管管壁均匀增厚并明显强化,肝内外胆管轻度扩张;C. MRI 横断位 $T_2WI$ 序列显示肝内胆管扩张,周围环绕条状高信号影;D. MRCP 冠状位重建图像可清楚显示肝内胆管呈"枯枝状"扩张。

【诊断要点】

①多因胆道肿瘤、炎症及结石引起,表现为肝内外胆道扩张;②依据梗阻部位可分为肝门段、胰上段、胰腺段、壶腹段;③肝内胆管扩张 CT 上表现为肝门及肝实质内呈树枝状分布的条带状低密度区,垂直走向的胆管在 CT 横断位呈多发圆形、类圆形无强化低密度区,肝外胆管扩张则可见自肝门连续不断的圆形或类圆形低密度影,形成"环影",环影消失的层面即胆道梗阻部位;④MRI 可见胆管扩张,呈长 $T_1$ 长 $T_2$ 信号,MRCP 可多方位看到自梗阻部位上缘至肝外围由大到小的高信号扩张的胆管。

【鉴别诊断】

(1) 良性胆管扩张病变:扩张的胆管呈枯枝状或残根状,梗阻部位低,胆管扩张轻,病变累及范围长,胆管下端的扩张呈逐渐过渡,或扩张的胆管突然中断,但梗阻下端可见结石影。

(2) 恶性胆管扩张病变:扩张的胆管呈软藤状,梗阻部位高,胆管扩张严重,扩张的胆管突然截断,其下可见软组织肿块。

(许崇永　钱蒙蒙)

# 第十四节　急性胰腺炎

## 急性胰腺炎(图 2-14-1~图 2-14-3)

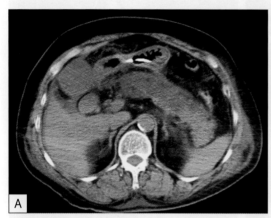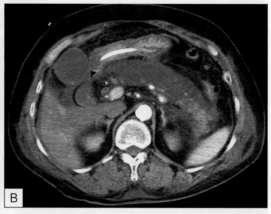

图 2-14-1　急性坏死性胰腺炎

患者,女,61 岁,中上腹疼痛伴恶心、发热 2 天。A. 横断位 CT 平扫示胰腺明显肿胀,颈、体部密度减低,胰周见渗出性改变,周围脂肪间隙模糊不清;B. 横断位 CT 增强扫描示胰腺颈体部低密度坏死区未见明显强化,胰尾部见少量强化胰腺组织。

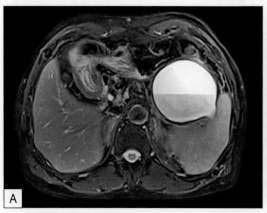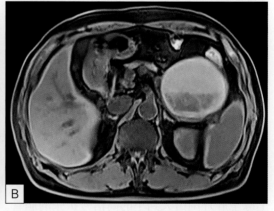

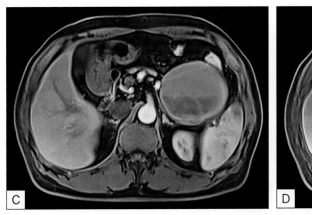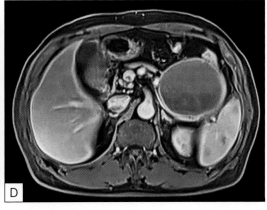

**图 2-14-2　胰腺炎伴假性囊肿**

患者,男,69 岁,上腹部胀痛 1 个月余。A. 横断 $T_2WI$ 序列示胰腺尾部类圆形高信号病灶,边界清晰,内可见液-液平面;B. 横断位 $T_1WI$ 序列示胰腺尾部类圆形病灶,内见分层,上部分液体呈高信号,下部分液体呈低信号;C、D. 增强扫描示病灶未见明显强化,囊壁似见轻度强化。

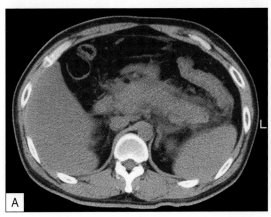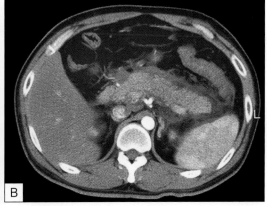

**图 2-14-3　急性水肿性胰腺炎**

患者,男,28 岁,上腹部剧痛半小时。A. 横断位 CT 平扫示胰腺增大肿胀,密度均匀,周围见大量渗出,胰周脂肪间隙模糊不清;B. 横断位 CT 增强扫描示胰腺强化均匀,未见明显低密度坏死区。

【诊断要点】

①胰腺体积弥漫肿大;②胰腺密度与病理变化有关,胰腺水肿时密度降低,坏死区密度更低,出血区密度增高;③胰周渗出改变常较急性水肿性胰腺炎明显;④增强扫描后胰腺见坏死低密度区无明显强化;⑤并发症,如假性囊肿、包裹性坏死、假性动脉瘤等。

【鉴别诊断】

表现不典型者需与胰腺癌鉴别,后者可见胰腺不规则肿大,密度不均,延迟扫描低密度区可有轻度强化,周围血管组织可受侵犯,胰周渗出常不明显。

【诊断要点】

①急性胰腺炎分急性水肿型和坏死型,前者占 80%~90%。在我国胆总管和胰管壶腹部

出口梗阻是常见原因。②CT 表现为胰腺弥漫性或局限性肿胀,边缘轮廓不规则。③胰周常有炎性渗出,周围脂肪间隙浑浊,邻近肾前筋膜增厚。④增强扫描胰腺强化均匀,无坏死低密度区。

【鉴别诊断】

典型胰腺炎结合临床病史、体征及实验室检查,影像学诊断不难,影像学检查除明确诊断外,还应帮助确定病变范围及有无并发症。

# 第十五节 慢性胰腺炎

## 慢性胰腺炎(图 2-15-1、图 2-15-2)

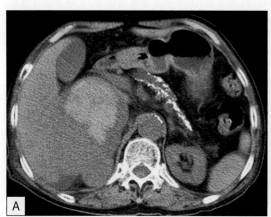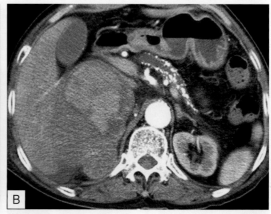

图 2-15-1 慢性胰腺炎

患者,女,85 岁,发现肝脏占位伴上腹隐痛 1 周。A. 横断位 CT 平扫示胰腺萎缩,体尾部可见沿胰管走行多发点样钙化,胰管扩张;B. 横断位 CT 增强示胰腺实质未见明显强化。

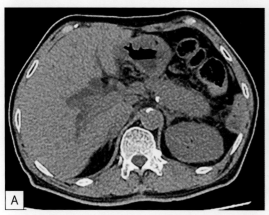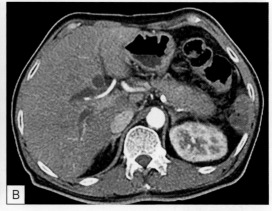

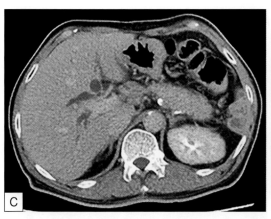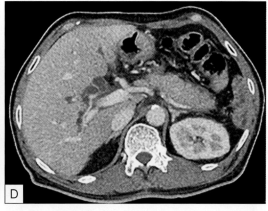

**图 2-15-2　自身免疫性胰腺炎**

患者，男，70 岁，发现肝功能异常 10 天。A. 横断位 CT 平扫示胰腺体尾部肿胀，小叶轮廓消失，边界清楚，呈典型"腊肠状"改变，合并肝内胆管扩张；B~D. 横断位 CT 增强扫描示胰腺体尾部呈延迟渐进性强化。

**【诊断要点】**

①慢性胰腺炎是各种原因导致胰腺实质和胰管不可逆损害，发生胰腺纤维化、钙化、胰管扩张；②胰腺萎缩，全胰腺体积缩小，轮廓毛糙不整；③胰腺实质钙化，呈沿胰管走行"铺路石"样，常合并胰管不均匀扩张，是慢性胰腺炎的典型表现；④增强扫描示胰腺萎缩，未见强化；⑤自身免疫性胰腺炎是一种特殊类型的胰腺炎，好发于老年男性，临床上以黄疸和腹痛起病，影像上表现为胰腺正常小叶轮廓消失，胰腺呈局部或弥漫性肿胀，边界清晰，典型者呈"腊肠样"表现，增强扫描后呈均匀、延迟、渐进性强化。

**【鉴别诊断】**

肿块型慢性胰腺炎与胰腺癌鉴别较困难。鉴别要点：①慢性胰腺炎肿块以纤维化改变为主，MRI 的 $T_1WI$ 及 $T_2WI$ 序列上呈低信号有助于鉴别；②慢性胰腺炎胰管通畅不中断，可穿越肿块；③发现钙化及包裹性积液有助于明确慢性胰腺炎诊断；④胰腺癌易侵犯邻近血管。

# 第十六节　胰　腺　癌

## 胰腺癌(图 2-16-1~图 2-16-3)

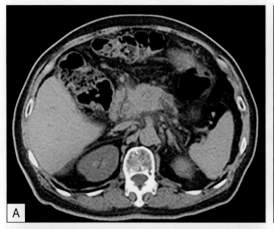

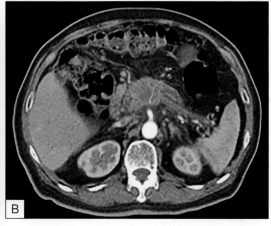

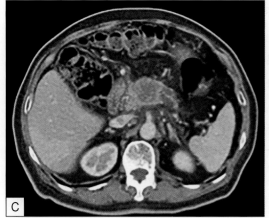

**图 2-16-1　胰腺癌**

患者,男,82 岁,腹部不适 1 个月余。A. 横断位 CT 平扫示胰头颈部见不规则等低密度肿块,边界不清,胰腺体尾部萎缩;B、C. 横断位 CT 增强扫描示肿块轻度强化,与周围组织分界不清,胰颈部血管被侵犯包埋,肿块远端胰管扩张、体尾部萎缩。

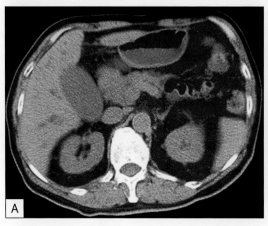

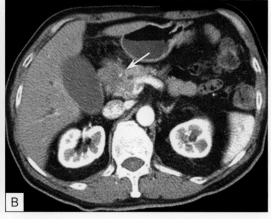

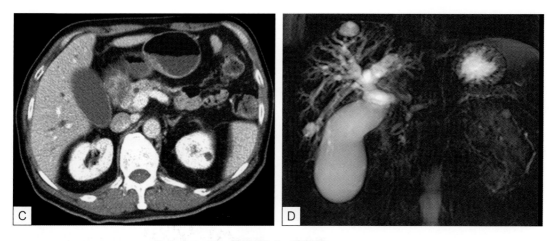

**图 2-16-2　胰腺癌**

患者,男,77 岁,上腹痛伴黄疸 3 个月余。A. 横断位 CT 平扫示胰头部见不规则略低密度肿块,边界不清;B、C. 横断位 CT 增强扫描示肿块不均匀轻度强化,与周围组织分界不清,病变内可见细小血管影(白箭);D. MRCP 示肝内胆管软藤样扩张,胆囊增大,胆总管下段及胰头部胰管显示不清。

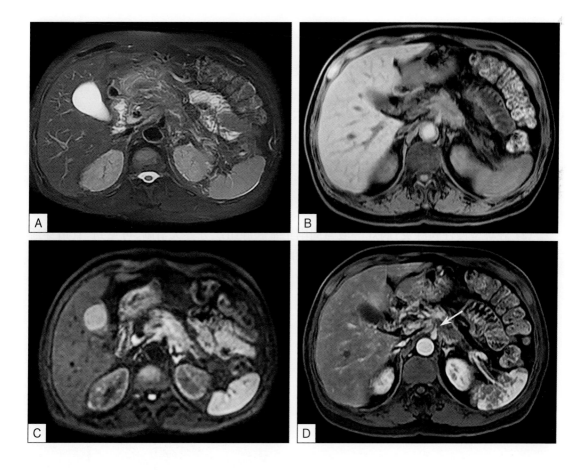

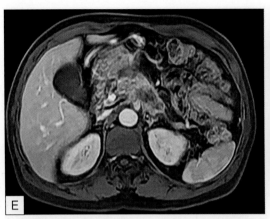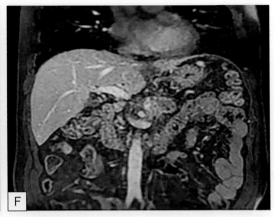

**图 2-16-3　胰腺癌**

患者,男,63 岁,发现胰腺肿块 1 月余。A. 横断位 $T_2WI$ 序列示胰体部不规则肿块,呈稍高信号,边界不清,伴尾部萎缩及胰管扩张;B. 横断位 $T_1WI$ 序列示胰腺体部稍低信号肿块,边界欠清;C. DWI 序列上可见肿块弥散受限;D~F. 增强扫描示肿块不均匀轻度强化,与周围组织分界不清,并可见肿块侵犯腹腔干动脉(白箭)。

【诊断要点】

①肿块在 CT 图像上呈不规则等、低密度,MRI 图像 $T_1WI$ 序列上呈稍低信号,$T_2WI$ 序列上呈稍高信号,DWI 序列上呈高信号,边界不清,可有胰腺轮廓改变,平扫不易发现;②肿块相对胰腺组织呈乏血供肿瘤,动脉期强化不明显,肿瘤边缘可有轻度强化;③胰头癌可致胰腺体尾部萎缩,胰管扩张,常有胆总管及肝内胆管扩张;④肿瘤易直接侵犯邻近的血管、神经、器官,淋巴结转移较早出现。

【鉴别诊断】

(1) 囊腺瘤:肿块边界清,以囊性成分为主,囊内间隔、囊壁纤细,强化不明显。

(2) 肿块型慢性胰腺炎:病灶一般与周围正常胰腺组织分界欠清晰,可见到“管道穿通征”,不伴胰管扩张和胰腺萎缩,增强后强化程度稍高于胰腺癌。

# 第十七节　胰腺囊腺瘤和囊腺癌

## 一、胰腺囊腺瘤（图 2-17-1~图 2-17-3）

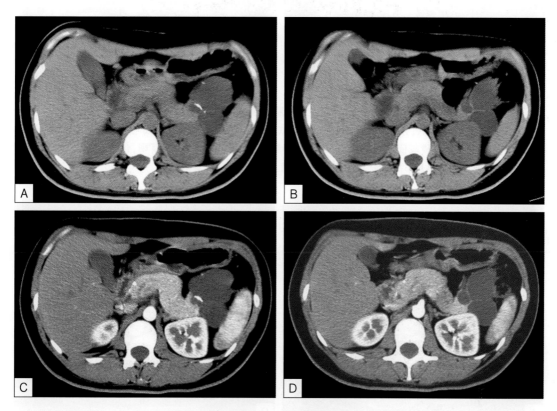

**图 2-17-1　胰腺浆液性囊腺瘤**

患者，女，42 岁，上腹部隐痛 1 个月余。A、B. 横断位 CT 平扫示胰尾部见不规则分叶状低密度肿块，边界清楚，内见线样分隔及钙化；C、D. 横断位 CT 增强扫描示病灶与胰腺分界清，病灶主体未见强化，病灶内分隔轻度强化。

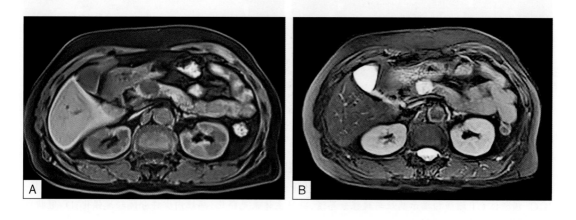

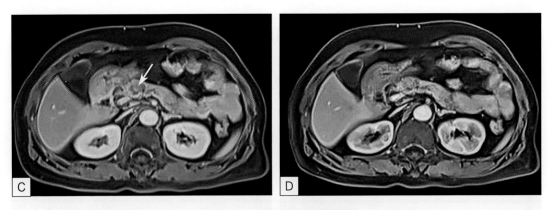

图 2-17-2  胰腺浆液性囊腺瘤

患者,女,62岁,体检发现胰腺病变1周。A.横断位 $T_1WI$ 序列上可见胰腺颈部类圆形低信号肿块,边界清晰,体尾部胰管无扩张;B.横断位 $T_2WI$ 序列示胰腺颈部类圆形高信号肿块,边界清晰,信号均匀;C、D.横断位 MRI 图像增强扫描示病灶与胰腺分界清,病灶内分隔呈轻度强化(白箭)。

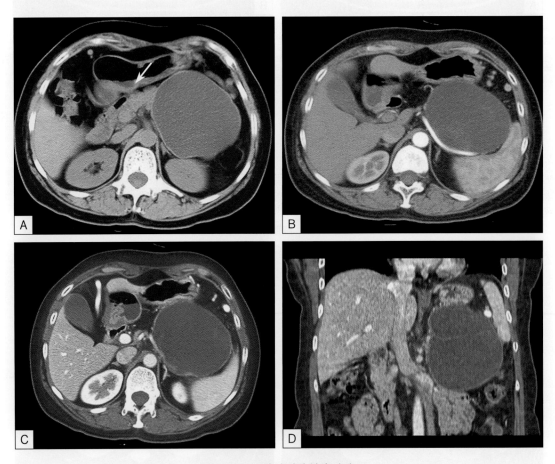

图 2-17-3  胰腺黏液性囊腺瘤

患者,女,51岁,上腹部不适2个月余。A.横断位 CT 平扫示胰尾部见椭圆形低密度肿块(白箭),边界清楚;B、C.横断位 CT 增强扫描示病灶与胰腺分界清,病灶主体未见强化,病灶内少许分隔轻度强化;D.冠状位重建图像,病变内可见线样分隔。

【诊断要点】

①胰腺囊腺瘤分为浆液性囊腺瘤和黏液性囊腺瘤,常见于女性,浆液性囊腺瘤基本为良性肿瘤,黏液性囊腺瘤为潜在恶性肿瘤;②浆液性囊腺瘤表现为胰头区多囊性病灶,中心可见星形瘢痕,钙化常见,呈放射状,分隔见轻度强化;③黏液性囊腺瘤常见于胰体尾部,由单囊或多个大囊构成,少有分隔,囊壁可见钙化;囊内为黏液,平扫密度高于水。

【鉴别诊断】

(1)囊腺癌:肿块边界尚清,周围组织有侵蚀,囊内间隔或囊壁不规则增厚,肿瘤>8cm。

(2)胰腺假性囊肿:常有胰腺炎病史,病灶可为多囊,但无多房表现,囊内无分隔及囊壁结节。

## 二、胰腺囊腺癌(图 2-17-4、图 2-17-5)

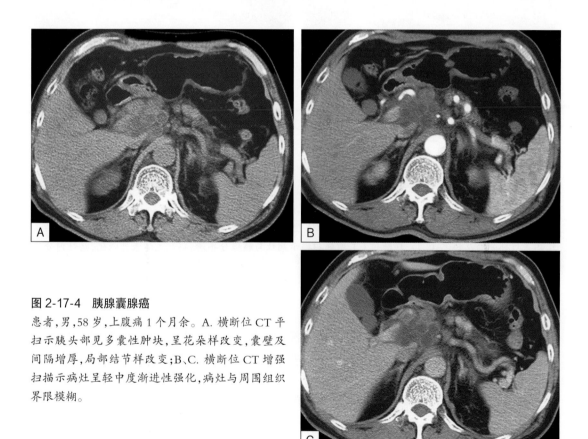

**图 2-17-4　胰腺囊腺癌**

患者,男,58 岁,上腹痛 1 个月余。A. 横断位 CT 平扫示胰头部见多囊性肿块,呈花朵样改变,囊壁及间隔增厚,局部结节样改变;B、C. 横断位 CT 增强扫描示病灶呈轻中度渐进性强化,病灶与周围组织界限模糊。

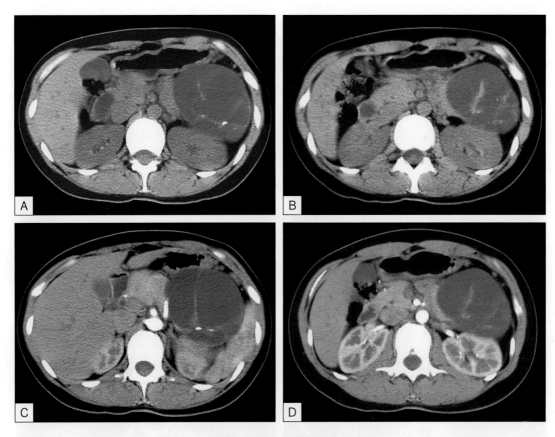

**图 2-17-5  胰腺囊腺癌**

患者,女,42 岁,上腹部隐痛 1 个月余。A、B. 横断位 CT 平扫示胰尾部见不规则分叶状低密度肿块,边界清楚,内见线样分隔及钙化;C、D. 横断位 CT 增强扫描示病灶与胰腺分界清,病灶主体未见强化,病灶内分隔较厚并呈轻度强化。

【诊断要点】

①肿块形态不规则,边界不清,周围血管浸润包埋,邻近组织有侵蚀;②囊内间隔、囊壁增厚或粗细不一,出现壁结节,增强扫描示明显强化;③肿瘤一般>8cm;④可出现远处转移。

【鉴别诊断】

(1)囊腺瘤:肿块边界清,囊内间隔、囊壁纤细,强化不明显。

(2)胰腺假性囊肿:常有胰腺炎病史,病灶可为多囊,但囊内无分隔及囊壁结节。

(3)胰腺癌:肿块不规则,延迟扫描可有轻度强化,钙化分隔少见,易侵犯血管。

# 第十八节　胰岛细胞瘤

## 胰岛细胞瘤(图2-18-1~图2-18-3)

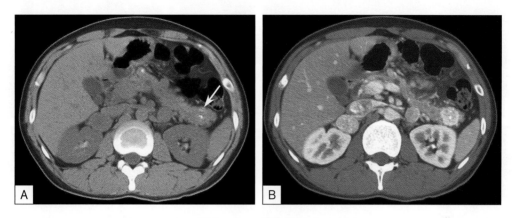

**图 2-18-1　胰岛细胞瘤**

患者,男,46岁,发现胰腺尾部、双侧肾上腺占位1个月余。A. 横断位CT平扫示胰尾部见类圆形等密度结节影,内见细点钙化(白箭),边界显示清;B. 横断位CT增强扫描示肿块动脉期明显强化,高于周围胰腺组织,肿块边界清楚,胰管未见明显扩张。

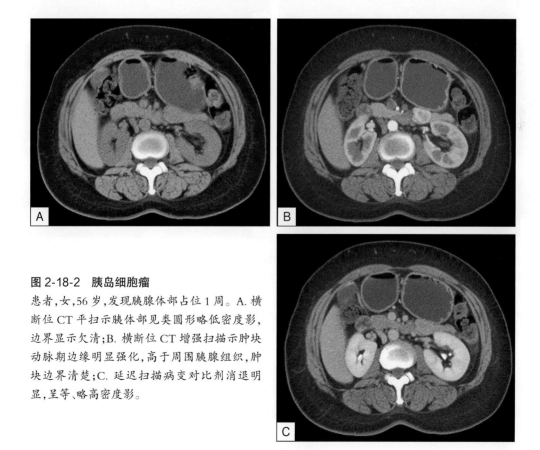

**图 2-18-2　胰岛细胞瘤**

患者,女,56岁,发现胰腺体部占位1周。A. 横断位CT平扫示胰体部见类圆形略低密度影,边界显示欠清;B. 横断位CT增强扫描示肿块动脉期边缘明显强化,高于周围胰腺组织,肿块边界清楚;C. 延迟扫描病变对比剂消退明显,呈等、略高密度影。

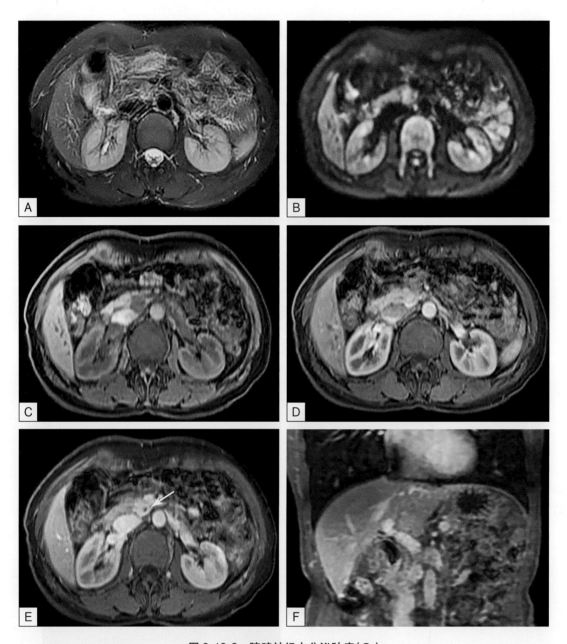

**图 2-18-3    胰腺神经内分泌肿瘤（G₂）**

患者，女，54 岁，体检发现胰腺肿块 1 周。A. 横断位 $T_2WI$ 序列示胰体部类圆形稍高信号结节，边界清；B. 横断位 DWI 序列示结节弥散受限；C. 横断位 $T_1WI$ 序列上显示结节呈稍低信号，边界清晰，信号均匀；D~F. 增强扫描示结节动脉期呈明显强化，延迟期持续强化，高于周围正常胰腺组织，内见小囊状无强化灶（白箭）。

【诊断要点】

①起源于胰腺内分泌细胞的肿瘤统称为神经内分泌肿瘤或胰岛细胞瘤，分为功能性和无功能性两大类；②平扫表现为胰腺内等或稍低密度结节，可以见到细点样或线状钙化，

MRI图像T₁WI序列上呈低信号,T₂WI序列上呈稍高信号,DWI上呈高信号;③为富血供肿瘤,动脉期明显强化,门静脉期和静脉期持续强化或呈等密度;④肿瘤常向腹侧生长,边界清楚,一般无胰管阻塞,很少侵犯血管。

【鉴别诊断】

(1) 囊腺瘤:肿块呈囊状,内见分隔,强化远不及胰岛细胞瘤明显。

(2) 胰腺富血供转移瘤:常为多发,肿块密度不均,钙化少见;临床有原发肿瘤病史。

(3) 胰腺癌:乏血供肿瘤,轻度强化;常向背侧生长、嗜神经血管生长,与胰岛细胞瘤腹侧生长、很少累及血管不同,可鉴别。

# 第十九节　胰腺导管内乳头状瘤

## 胰腺导管内乳头状瘤(图2-19-1)

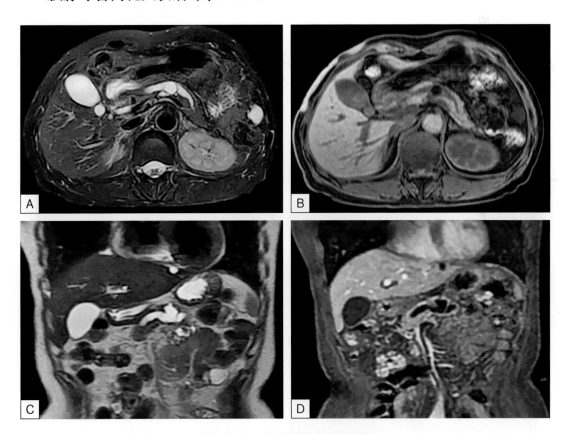

**图2-19-1　胰腺导管内乳头状瘤**

患者,女,63岁,发现胰腺肿块半年余。A. 横断位T₂WI序列示胰腺体部囊性高信号病灶,边界清晰,与主胰管相通,并伴胰管扩张;B. 横断位T₁WI序列示病灶为类圆形,呈均匀低信号;C. 冠状位T₂WI序列可清晰显示病灶与主胰管相通;D. 增强扫描示囊壁强化,内未见分隔及强化壁结节。

【诊断要点】

①好发于中老年男性,起源于胰腺导管上皮,呈乳头状生长,可分泌黏液,引起主胰管和/或分支胰管扩张,根据发生部位可分为主胰管型、分支胰管型和混合型;②CT平扫表现为胰腺内囊状低密度影,MRI图像 $T_1WI$ 序列上呈低信号, $T_2WI$ 序列上呈高信号,边界清晰,部分病灶内可见条索状分隔及壁结节,CT及MRI冠状位图像可清晰显示病灶与胰管的关系,病灶与胰管相通;③增强后囊壁与分隔强化,部分病灶可见强化壁结节。

【鉴别诊断】

(1)胰腺假性囊肿:多为胰腺炎的并发症之一,壁薄,内无分隔及壁结节,主胰管无明显扩张,且病灶与胰管不相通。

(2)胰腺黏液性囊腺瘤:多见于女性,主要发生于胰腺体尾部,病灶呈单囊或多囊,与主胰管不相通。

(3)慢性胰腺炎:多发于青壮年男性,主胰管扩张呈串珠样改变,多伴钙化,但无壁结节形成,可鉴别。

# 第二十节　胰腺实性假乳头状瘤

## 胰腺实性假乳头状瘤(图2-20-1)

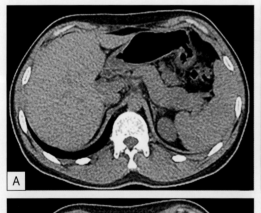

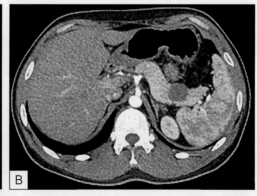

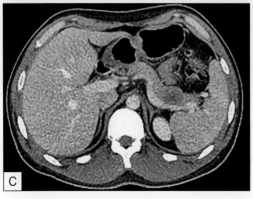

**图2-20-1　胰腺实性假乳头状瘤**

患者,男,38岁,发现胰腺尾部肿块2个月余。A.横断位CT平扫示胰尾部见类圆形等密度结节影,边界显示欠清;B.横断位CT增强扫描示肿块动脉期轻度强化,低于周围胰腺组织,肿块边界清楚,胰管未见明显扩张;C.延迟期可见病灶持续强化。

【诊断要点】

①好发于年轻女性,平均年龄约 30 岁,临床症状不明显;②平扫表现为胰腺内稍低或低密度肿块,直径一般较大,可伴囊性区域或坏死,部分病灶可见典型"蛋壳样"钙化;③增强后呈不均匀强化,囊性部分无强化,延迟期实性部分及包膜呈持续强化。

【鉴别诊断】

(1) 胰腺癌:好发于中老年男性,伴有 CA19-9 增高,乏血供肿瘤,伴胰管扩张,增强扫描呈轻度强化。

(2) 胰腺神经内分泌肿瘤:亦可发生于胰腺体尾部,可多发,增强后呈显著持续强化,易与实性假乳头状瘤相鉴别。

(3) 胰腺导管内乳头状瘤:好发于老年人,典型影像学特征为与主胰管相通的囊性占位,伴有胰管扩张。

(马建兵  丁  健  马亚茹  李灵婷)

# 第二十一节  脾先天性发育异常

## 一、副脾(图 2-21-1、图 2-21-2)

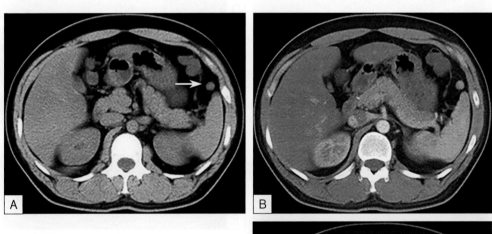

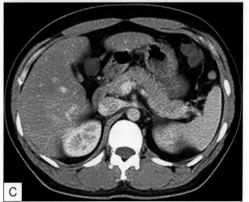

**图 2-21-1  副脾**

患者,男,35 岁,腹部疼痛不适 1 周。A. CT 平扫示脾脏中部前方小圆形软组织密度影,密度与脾脏一致(白箭);B. 动脉期示病灶明显强化,与脾脏强化明显区一致;C. 门静脉期强化仍与脾脏一致,其供血动脉来源于脾动脉。

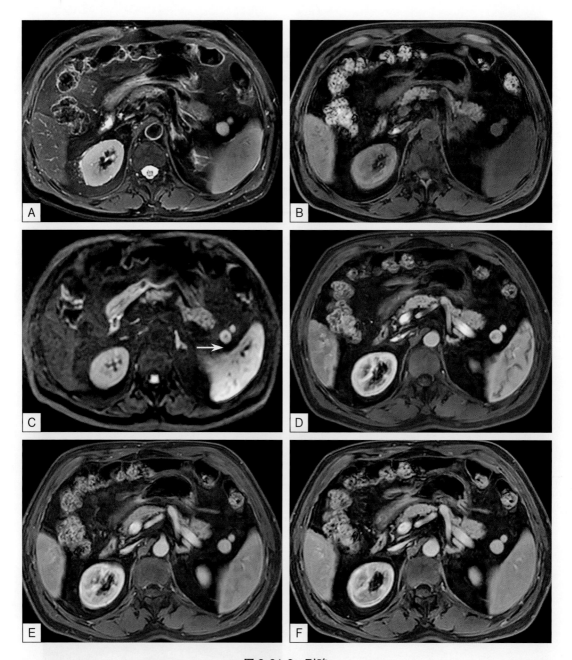

**图 2-21-2　副脾**

患者,男,61 岁,无明显不适。A~C. MRI 示脾门处两枚类圆形长 $T_1$ 长 $T_2$ 信号结节,信号与脾脏一致(白箭);D~F. 动态增强扫描与脾脏强化方式一致,其供血动脉来自脾动脉分支。

【诊断要点】

①脾脏周围类圆形软组织密度或信号影;②平扫及强化程度与脾脏一致;③可由脾动脉供血。

【鉴别诊断】

淋巴结:不具备脾脏强化的同步性,强化程度常低于副脾,非脾动脉供血。

## 二、多脾综合征(图 2-21-3、图 2-21-4)

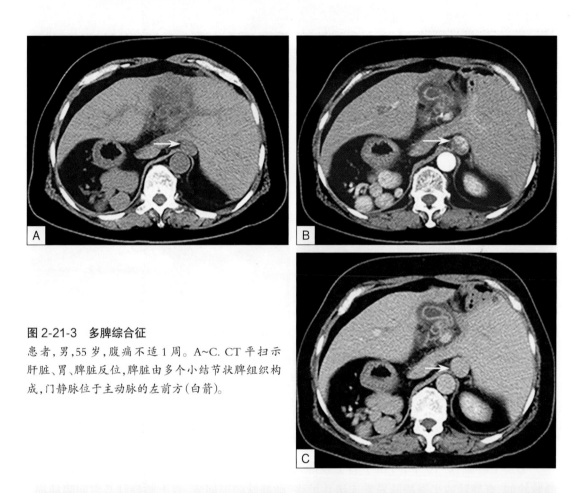

**图 2-21-3 多脾综合征**

患者,男,55 岁,腹痛不适 1 周。A~C. CT 平扫示肝脏、胃、脾脏反位,脾脏由多个小结节状脾组织构成,门静脉位于主动脉的左前方(白箭)。

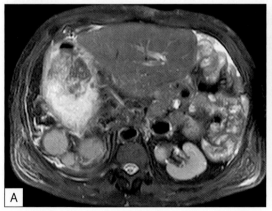
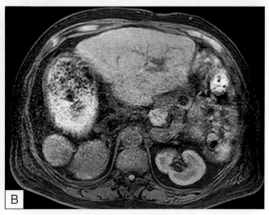

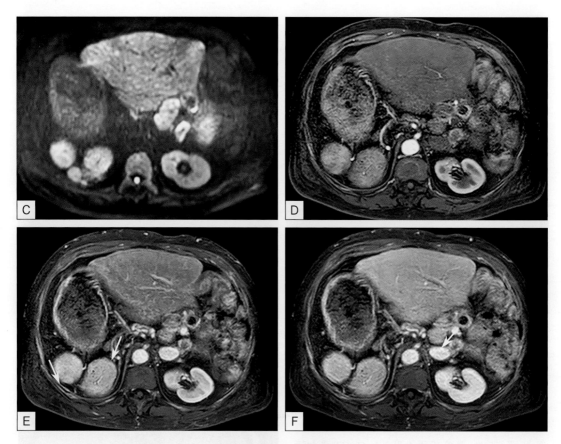

**图 2-21-4　多脾综合征**

患者,女,75 岁,乙肝肝硬化,肝癌。A~F. MRI 示全内脏大反位,脾脏由多个小结节状脾组织构成(图 E 白箭),下腔静脉位于左侧(图 F 白箭)。

【诊断要点】

①多个脾脏:2~16 个,可位于右上腹部,脾组织总量并未增多。②血管畸形:肝段下腔静脉缺如、奇静脉或半奇静脉异常连接并扩张、肺静脉畸形回流、双上腔静脉及室间隔缺损、房间隔缺损等多种先天性心血管病变。③内脏异常:可为部分性或完全性内脏反位,以及对侧肝、肝转位,胆囊缺如,胰腺转位,环状胰腺等。

【鉴别诊断】

副脾:可一个或多个,与主脾同时存在;主脾大小无异常,副脾体积远远小于主脾;常不合并心血管及脏器异常等情况。

# 第二十二节　脾弥漫性疾病

## 一、脾大(图2-22-1~图2-22-3)

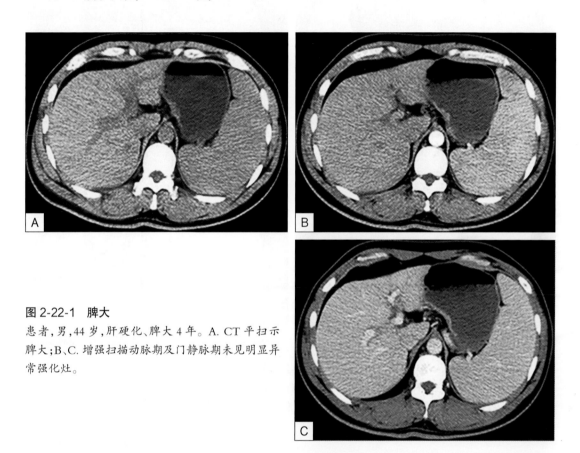

**图2-22-1　脾大**

患者,男,44岁,肝硬化、脾大4年。A. CT平扫示脾大;B、C. 增强扫描动脉期及门静脉期未见明显异常强化灶。

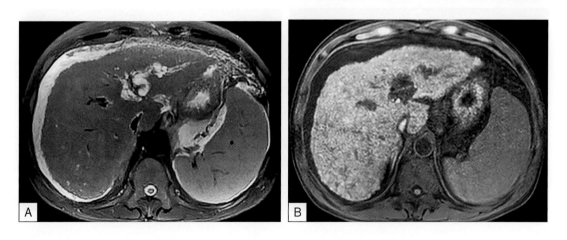

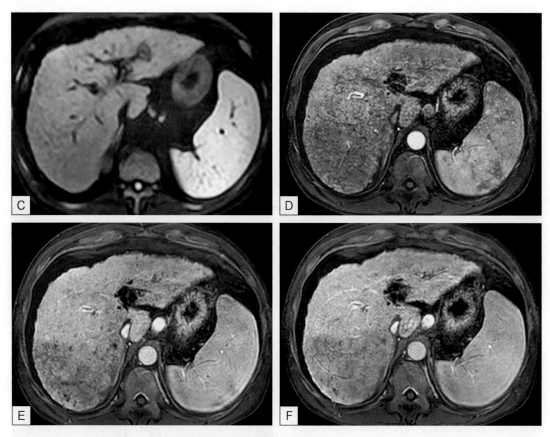

图 2-22-2 脾大

患者,男,60岁,肝硬化12年,皮肤巩膜黄染1个月,行MRI检查。A~C. T₂WI、T₁WI及DWI序列示脾脏肿大;D~F.增强扫描动脉期、门静脉期及平衡期脾脏未见明显异常强化灶,肝硬化,脾脏肿大,腹水,侧支循环形成,脾脏强化均匀。

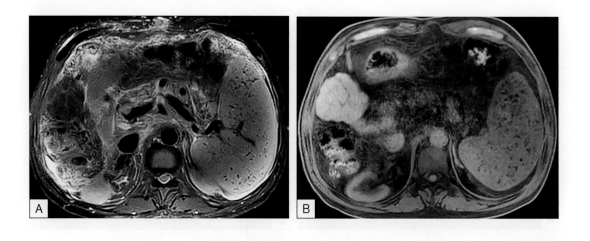

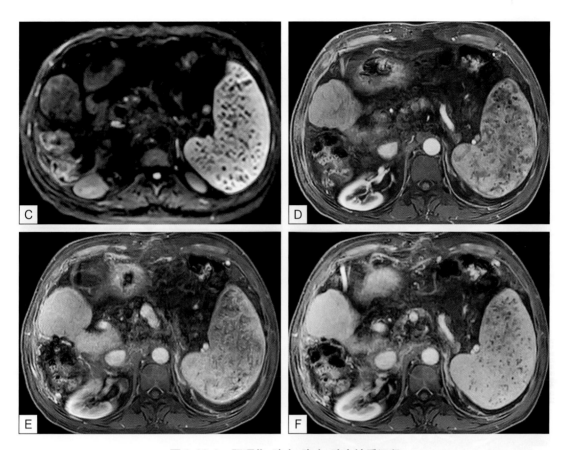

**图 2-22-3　肝硬化,脾大,腹水,脾内铁质沉积**

患者,男,59 岁,肝癌术后 8 年,行 MRI 检查。A~C. $T_2WI$、$T_1WI$ 及 DWI 序列示脾脏体积增大,内见弥漫斑点状低信号,边界清楚;D~F. 增强扫描动脉期、门静脉期及平衡期脾脏内部斑点灶未见强化。

【诊断要点】

①脾脏长度>12cm,或宽度>8cm,或厚度>4cm,可称为脾大;②脾脏前缘超过锁骨中线或下极超过肝脏。

【鉴别诊断】

单纯依靠脾脏形态增大,不能对其病因进行诊断,需结合临床及影像上脾脏内异常密度或信号去判别其病因如肝硬化、感染、血液系统疾病、脾脏肿瘤等。

## 二、遗传性球形红细胞增多症(图 2-22-4)

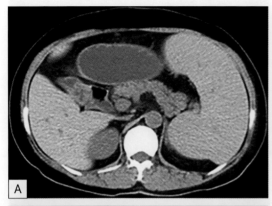
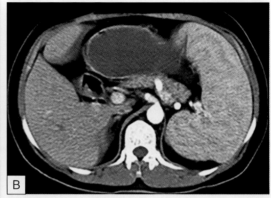
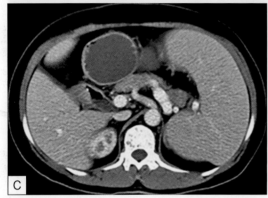

图 2-22-4　遗传性球形红细胞增多

患者,女,62 岁,皮肤巩膜黄染、尿色深黄 40 余年,加重 3 个月。A. CT 平扫示脾脏增大,密度均匀;B. 增强扫描后动脉期呈正常的花斑脾状强化;C. 门静脉期强化均匀。

【诊断要点】

①特异性的临床症状:皮肤巩膜黄染、尿色深黄;②脾脏增大。

【鉴别诊断】

单纯依靠脾脏增大不能与淋巴瘤、肝硬化脾淤血性肿大等病变进行鉴别。

# 第二十三节 脾感染性疾病

## 一、脾脓肿(图 2-23-1、图 2-23-2)

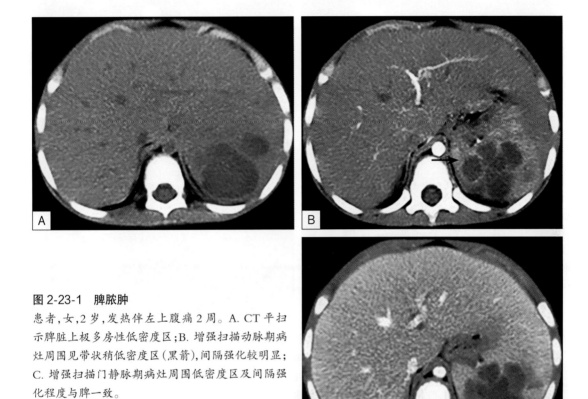

**图 2-23-1 脾脓肿**

患者,女,2 岁,发热伴左上腹痛 2 周。A. CT 平扫示脾脏上极多房性低密度区;B. 增强扫描动脉期病灶周围见带状稍低密度区(黑箭),间隔强化较明显;C. 增强扫描门静脉期病灶周围低密度区及间隔强化程度与脾一致。

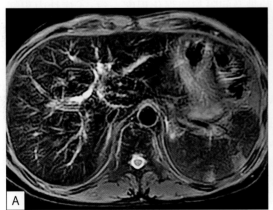
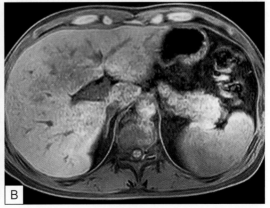

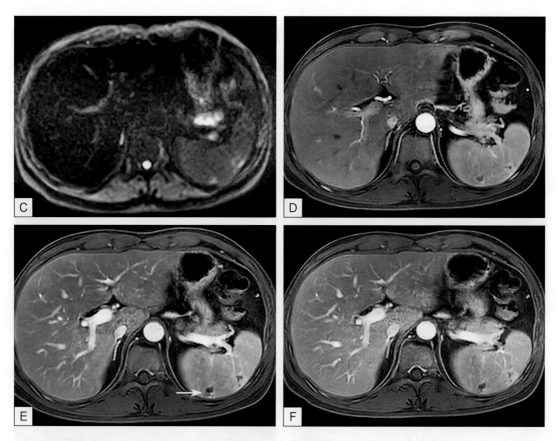

图 2-23-2 脾脓肿

患者,男,34岁,腹痛恶心呕吐8小时,伴肺部感染,白细胞计数及中性粒细胞增高,行 MRI 检查。A. $T_2WI$-FS 序列见脾脏外缘包膜下多发斑片状高信号;B. $T_1WI$ 序列为略低信号,边界不清;C. DWI 序列为高信号;D~F. 增强扫描后动脉期、门静脉期(图 E 白箭)、平衡期病灶边缘环形及内部分隔样持续强化。

【诊断要点】

①脾脏多房性病变,形态不规则,边界欠清;②动脉期病灶周围见带状低信号水肿区,间隔及囊壁强化较明显;③门静脉期病灶周围水肿带及间隔与脾强化程度一致;④病灶内积气或小液平面是脾脓肿的典型表现。

【鉴别诊断】

(1) 转移瘤:多具有恶性肿瘤病史,脾内多发或融合性低密度影,增强扫描后病灶轻度环形强化,典型者呈"牛眼征"表现,中心区域 DWI 扩散不受限,发现时多伴有肝脏的转移。来源于卵巢、结肠癌及恶性畸胎瘤的转移瘤偶见斑点状及条状钙化。

(2) 淋巴瘤:未治疗的淋巴瘤较少坏死囊性变,可合并腹腔、腹膜后、腋窝、腹股沟、颈部淋巴结增大,强化均匀而无坏死。

## 二、脾免疫抑制后真菌感染(图2-23-3)

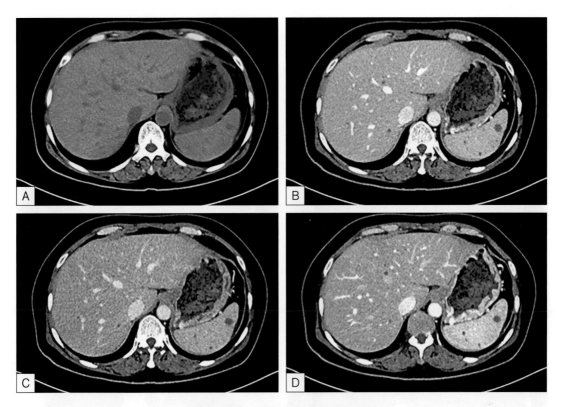

图 2-23-3 脾免疫抑制后真菌感染

患者,女,58岁,确诊急性髓系白血病5个月,行化疗、口服索拉非尼等治疗。A. CT平扫示脾脏内可见多发类圆形低密度区,边界略欠清;B~D.增强扫描后病灶可见轻度强化,界清。

【诊断要点】

①CT:脾脏内多发囊状低密度影,边界不清,多<2cm,增强扫描后动脉期多为环形强化,部分伴周围灌注异常,门静脉期及延迟期显示病灶较动脉期缩小,逐渐呈等密度。②MRI:脾内多发结节状长 $T_1$ 长 $T_2$ 信号,DWI上病灶呈高信号,增强扫描动脉期呈环形强化,多伴病灶周围灌注异常,门静脉期及延迟期显示病灶较动脉期缩小,逐渐呈等密度。

【鉴别诊断】

(1) 脾脓肿:多继发于腹腔感染、脾外伤等。CT平扫呈边界不清的低密度影,部分可见气-液平面,增强扫描多呈环形强化。MRI上表现为 $T_1WI$ 低信号, $T_2WI$ 高信号,DWI呈高信号,增强扫描后囊壁强化,脓腔未见强化。

(2) 脾结核:多伴发热、乏力、盗汗等结核感染症状;平扫脾内多发稍低或等密度灶,增强扫描后变清晰,无或轻度强化,少数周边环形强化;淋巴结肿大,典型者呈"花环"状强化;腹腔器官组织的多发钙化和肺结核。

（3）脾转移瘤：多伴恶性肿瘤病史,脾内多发或融合性低密度影,增强扫描后病灶轻度环形强化,典型者呈"牛眼征"表现,发现时多伴肝脏转移。来源于卵巢、结肠癌及恶性畸胎瘤的转移瘤偶见斑点状及条状钙化。

## 三、脾结核(图 2-23-4)

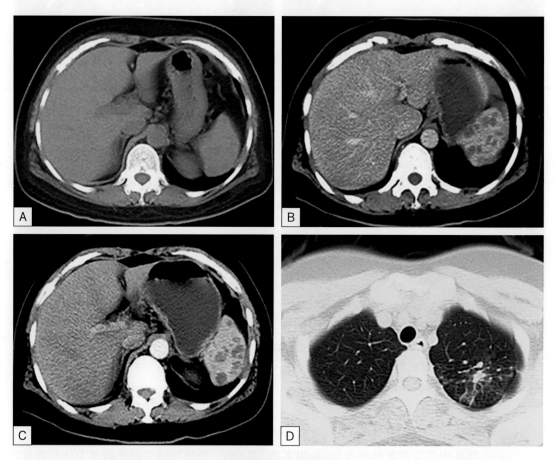

图 2-23-4　脾结核

患者,女,37 岁,发热、乏力、左上腹痛 2 个月。A. CT 平扫示脾脏密度欠均匀,隐约见结节状稍低密度区,边界模糊;B、C. 增强扫描动脉期(图 B)及门静脉期(图 C)均见脾脏内多发结节状强化程度减低区,界清;D. 肺部 CT 示左上肺结核。

【诊断要点】

①临床多具有发热、乏力、盗汗等结核感染症状;②平扫脾内多发稍低或等密度灶,增强扫描后变清晰,无或轻度强化,少数周边环形强化;③结核性淋巴结肿大,典型者呈"花环"状强化;④腹腔器官组织的多发钙化和肺结核。

【鉴别诊断】

（1）转移瘤:多具有恶性肿瘤病史,脾内多发或融合性低密度影,增强扫描后病灶轻度环形强化,典型者呈"牛眼征"表现,发现时多伴有肝脏的转移。来源于卵巢、结肠癌及恶性畸胎瘤的转移瘤偶见斑点状及条状钙化。

（2）淋巴管瘤:脾实质内单发或多发水样低密度影,常见分隔,边界清楚,囊壁及分隔钙化少见,增强后病灶囊壁及分隔轻度强化。

（3）脾脓肿:多继发于腹腔感染、脾外伤等。CT 平扫呈边界不清的低密度影,部分可见气-液平面,增强扫描多呈环形强化。MRI 上表现为 $T_1WI$ 低信号,$T_2WI$ 高信号,DWI 呈高信号。增强扫描后囊壁强化,脓腔未见强化。

## 四、脾结节病(图 2-23-5)

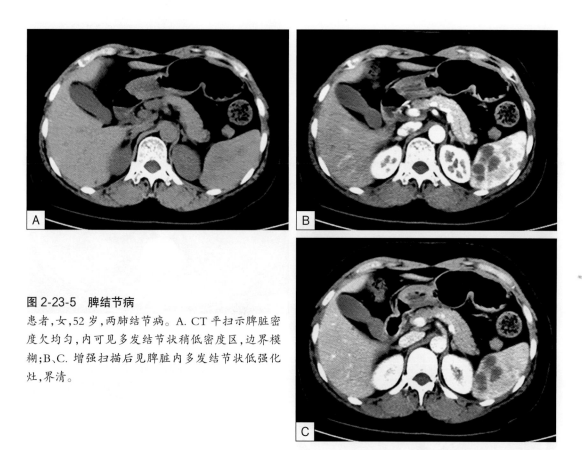

图 2-23-5　脾结节病
患者,女,52 岁,两肺结节病。A. CT 平扫示脾脏密度欠均匀,内可见多发结节状稍低密度区,边界模糊;B、C. 增强扫描后见脾脏内多发结节状低强化灶,界清。

【诊断要点】

①CT:脾脏肿大,内见多发结节状低密度影,边界欠清,增强扫描呈轻度延迟强化。②MRI:脾大,内见多发结节状长 $T_1$ 短 $T_2$ 信号,DWI 上病灶呈低信号,部分呈弥漫性分布,增强可见轻度延迟强化,脾结节相互不融合。

【鉴别诊断】

（1）淋巴管瘤:脾实质内单发或多发水样低密度影,常见分隔,边界清楚,囊壁及分隔钙化少见,增强扫描后病灶囊壁及分隔轻度强化。

（2）转移瘤：多有恶性肿瘤病史，脾内多发或融合性低密度影，增强扫描后病灶轻度环形强化，典型者呈"牛眼征"表现，发现时多伴有肝脏的转移。来源于卵巢、结肠癌及恶性畸胎瘤的转移瘤偶见斑点状及条状钙化。

（3）脾淋巴瘤：部分脾淋巴瘤呈长 $T_1$ 长 $T_2$ 信号弥漫分布，DWI 呈高信号，增强扫描后病灶轻中度均匀强化。常伴腹膜后多发淋巴结肿大，包绕血管，轻度均匀强化。

（张玉琴　傅孙亚　王咏涛　陈青青）

# 第二十四节　脾　肿　瘤

## 一、脾脏恶性肿瘤

### 1. 脾脏淋巴瘤（图 2-24-1~图 2-24-3）

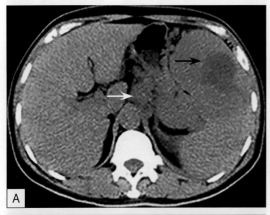

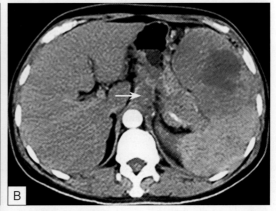

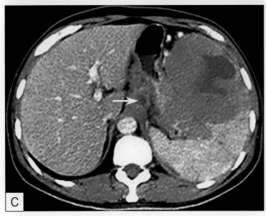

**图 2-24-1　脾脏淋巴瘤**

患者，女，47 岁，左上腹部疼痛 1 个月，发热 1 周。A. CT 平扫示脾脏中部前缘见类椭圆形稍低密度影，边界欠清，内见不规则更低密度区存在（黑箭），腹膜后见肿大淋巴结（白箭）；B. 动脉期病灶和腹膜后淋巴结均轻度均匀强化，更低密度区无强化（白箭）；C. 门静脉期病灶与淋巴结仍呈轻度均匀强化，病灶与脾脏交界区变清晰，病灶内低密度区无强化（白箭）。

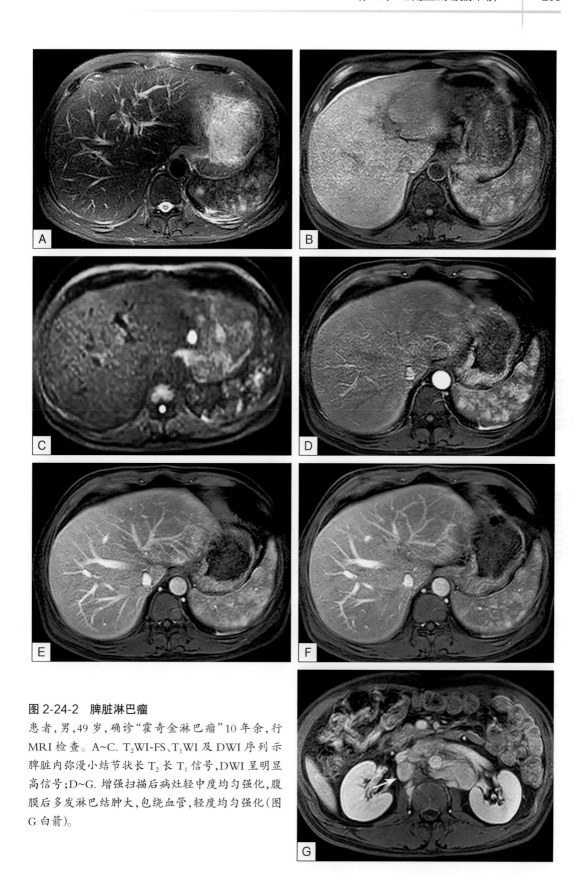

**图 2-24-2　脾脏淋巴瘤**

患者,男,49 岁,确诊"霍奇金淋巴瘤"10 年余,行 MRI 检查。A~C. $T_2WI$-FS、$T_1WI$ 及 DWI 序列示脾脏内弥漫小结节状长 $T_2$ 长 $T_1$ 信号,DWI 呈明显高信号;D~G. 增强扫描后病灶轻中度均匀强化,腹膜后多发淋巴结肿大,包绕血管,轻度均匀强化(图 G 白箭)。

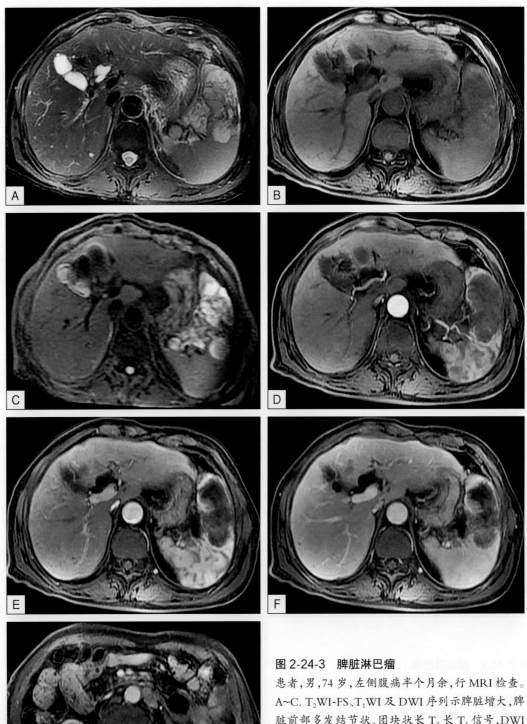

**图 2-24-3  脾脏淋巴瘤**

患者,男,74 岁,左侧腹痛半个月余,行 MRI 检查。A~C. $T_2WI$-FS、$T_1WI$ 及 DWI 序列示脾脏增大,脾脏前部多发结节状、团块状长 $T_2$ 长 $T_1$ 信号,DWI 序列呈明显高信号;D~G. 增强扫描后病灶轻中度不均匀强化,腹膜后多发淋巴结肿大,包绕血管,轻度均匀强化。

【诊断要点】

①淋巴瘤是脾脏最常见的恶性肿瘤,影像学分为均匀弥漫型(<1mm)、粟粒结节型(1~5mm)、多肿块型(2~10cm)和巨块型(>10cm);②均匀弥漫型和粟粒结节型多表现为脾脏弥漫性增大而无法通过 CT 分辨结节的存在,MRI 可明显增加检出率,尤以 DWI 序列为灵敏,表现为弥漫结节状高信号;③多肿块型和巨块型平扫呈稍低密度,边界不清,增强扫描后动脉期、门静脉期及延迟期持续轻度均匀强化(坏死区除外);④罕见出血及钙化;⑤合并脾外病变时对诊断有很大帮助,如腹腔、腹膜后、腋窝、腹股沟、颈部等区域淋巴结肿大。

【鉴别诊断】

(1) 转移瘤:多具有恶性肿瘤病史,脾内多发或融合性低密度影,增强扫描后病灶轻度环形强化,典型者呈"牛眼征"表现,发现时多伴有肝脏的转移。来源于卵巢、结肠癌及恶性畸胎瘤的转移瘤偶见斑点状及条状钙化。

(2) 血管瘤:典型血管瘤表现为增强扫描早期病灶边缘结节状强化,并随着时间延迟逐渐向病灶中心充填,延迟期病灶整体或大部分呈等或稍高密度,较大海绵状血管瘤中央可形成瘢痕及钙化。

(3) 炎性肌成纤维细胞瘤:CT 平扫示脾内斑片状稍低密度灶,边界尚清,MRI 示 $T_1WI$ 和 $T_2WI$ 序列中央见条索状低信号,增强扫描后病灶周边持续渐进性强化,延迟期强化明显。

## 2. 脾脏转移瘤(图 2-24-4、图 2-24-5)

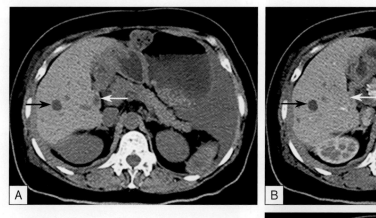
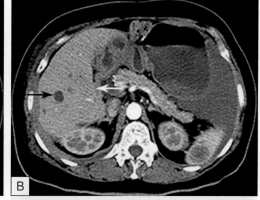
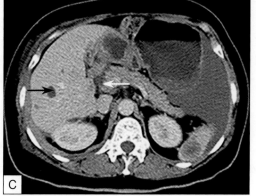

**图 2-24-4　转移瘤**

患者,女,56 岁,卵巢癌术后 2 年,发现肝脏、脾脏多发占位 4 个月。A. CT 平扫示脾脏下极类椭圆形稍低密度影,平扫边界不清;B、C. 动脉期(图 B)和门静脉期(图 C)病灶边界清晰,边缘轻度强化,中央强化不明显,呈"牛眼"征,同一层面示肝脏多发低密度影,最大一枚边界清晰,无强化(图 A、B、C 黑箭),提示囊肿,另一枚增强后轻度强化(图 A、B、C 白箭),边缘模糊,提示转移。

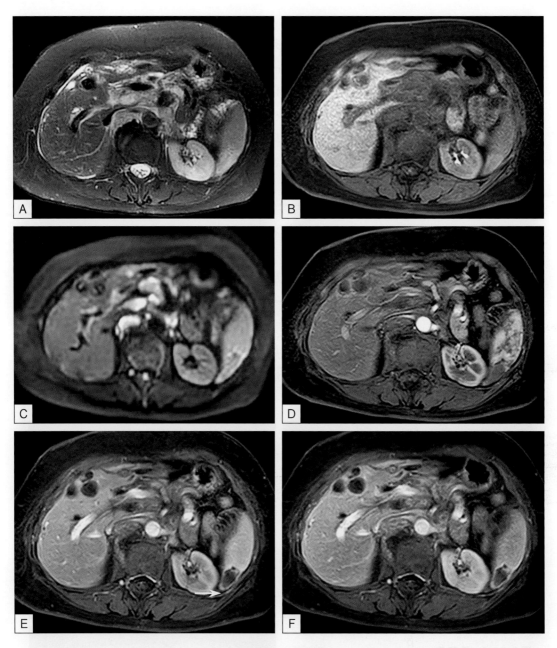

**图 2-24-5 转移瘤**

患者,女,68 岁,胆囊癌伴肝、脾及后腹膜区多发淋巴结转移,行 MRI 检查。A~C. $T_2$WI-FS、$T_1$WI 及 DWI 序列示脾脏未见肿大,脾下缘见团片状稍长 $T_2$ 短 $T_1$ 信号,DWI 序列可见边缘高信号,大小约 27mm×18mm;D~F. 三期增强扫描显示病灶呈环形持续强化,呈"牛眼征"(图 E 白箭),另肝脏、腹膜后区多发转移灶。

【诊断要点】

①多具有明确的恶性肿瘤病史;②脾脏不增大或轻中度增大;③增强扫描可见典型的"牛眼征"或"靶心征",少数病灶环形强化或不强化。

【鉴别诊断】

（1）淋巴瘤：均匀弥漫型、粟粒结节型与脾脏弥漫性微小转移无法鉴别；多肿块型和巨块型淋巴瘤平扫多呈稍低密度或稍长 $T_1$ 等、稍长 $T_2$ 信号，边界不清，增强扫描后动脉期、门静脉期及延迟期持续轻度均匀强化，罕见出血及钙化，无典型"牛眼征"或"靶心征"。合并腹腔、腹膜后、腋窝、腹股沟、颈部等区域淋巴结肿大且均匀强化者有利于淋巴瘤的诊断。

（2）血管瘤：典型血管瘤表现为增强扫描早期病灶边缘结节状强化，并随着时间延迟逐渐向病灶中心充填，延迟期病灶整体或大部分呈等或稍高密度，较大海绵状血管瘤中央可形成瘢痕及钙化。

（3）脾脓肿：多房性病变，形态不规则，动脉期病灶周围见带状低密度水肿区，间隔及囊壁强化较明显，门静脉期病灶周围水肿带及间隔与脾强化程度一致，病灶内积气或小液平面是脾脓肿典型表现。

### 3. 脾血管肉瘤（图 2-24-6）

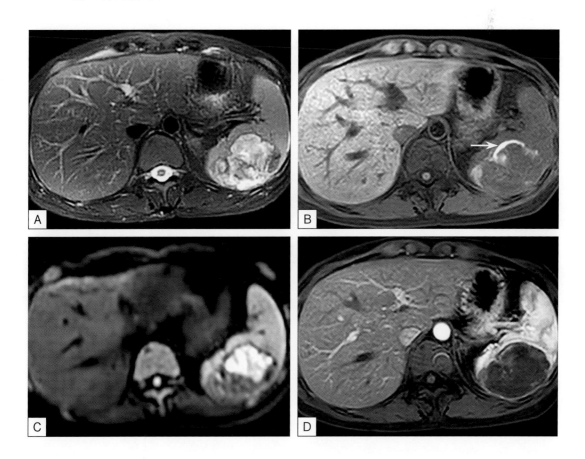

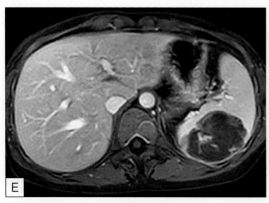
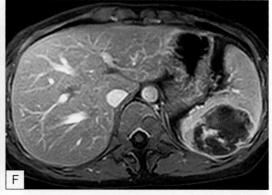

图 2-24-6

患者,女,43 岁,超声发现脾脏肿块 1 周,行 MRI 检查。A~C. $T_2WI$-FS、$T_1WI$ 及 DWI 序列示脾脏轻度增大,内见不规则长 $T_1$ 长 $T_2$ 信号,并见斑片状短 $T_1$ 短 $T_2$ 信号(出血,图 B 白箭),DWI 序列部分呈高信号;D~F. 三期动态增强扫描示病灶边缘结节状强化,内部可见分隔样、斑片样不规则强化。

【诊断要点】

①CT 平扫呈稍低密度,MRI 上信号混杂,多见出血、囊性变、钙化,DWI 序列呈高信号;②增强扫描后呈不规则囊壁及分隔样强化,呈不同程度血供状态,部分类似血管瘤状强化;③可伴有肝及其他远处转移。

【鉴别诊断】

(1) 淋巴管瘤:病灶边缘分叶状,内见粗大间隔,增强扫描后间隔及边缘渐进性强化,内部无强化。

(2) 血管瘤:典型血管瘤表现为增强扫描早期病灶边缘结节状强化,并随着时间延迟逐渐向病灶中心充填,延迟期病灶整体或大部分呈等或稍高密度,较大海绵状血管瘤中央可形成瘢痕及钙化。

(3) 错构瘤:动脉期明显强化,非边缘渐进性强化,平衡期呈等密度/信号。

## 二、脾脏良性肿瘤

### 1. 脾脏淋巴管瘤（图 2-24-7、图 2-24-8）

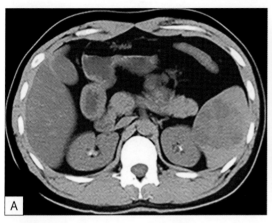
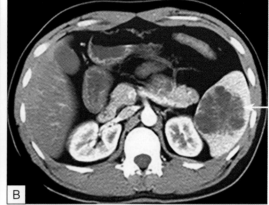

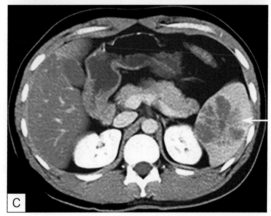

**图 2-24-7　淋巴管瘤**

患者,女,40 岁,体检发现脾脏病变 1 周。A. CT 平扫示脾脏下极分叶状稍低密度影,内见条状等密度间隔;B. 动脉期示病灶间隔及左侧部分轻度强化（图 B 白箭）;C. 门静脉期示病灶间隔及左侧部分进一步强化,间隔强化程度与脾脏相仿,病灶左侧部分稍低于脾脏（图 C 白箭）。

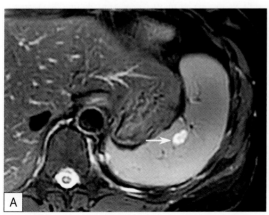
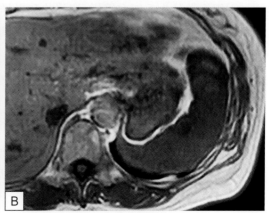

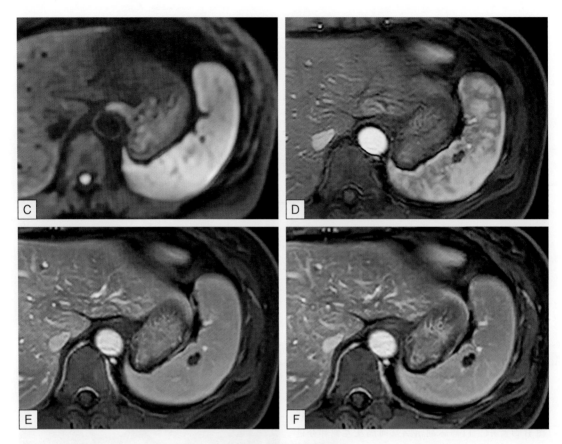

**图 2-24-8　淋巴管瘤**

患者,女,52 岁,体检发现脾脏内小占位,行 MRI 检查。A. $T_2WI$-FS 序列脾脏内见小椭圆形长 $T_2$ 水样信号(白箭),边界清楚,大小约 11mm×9mm;B. $T_1WI$ 序列脾内小椭圆形长 $T_1$ 信号;C. DWI 序列呈低信号;D. 动脉期可见边缘及内部分隔轻微强化;E. 门静脉期见边缘及内部分隔持续强化;F. 延迟期见边缘及内部分隔进一步强化。

【诊断要点】

①组织学分为毛细血管样、海绵状和囊样三种类型,以囊性淋巴管瘤最常见;②边缘呈多囊分叶状;③病灶间隔及边缘渐进性强化,内部无强化。

【鉴别诊断】

(1) 脾囊肿:多为单房,类圆形或椭圆形,少见分叶及间隔征象,增强扫描后无囊壁及间隔强化。

(2) 脾棘球蚴病:母囊套子囊,囊壁钙化,间隔及囊壁无强化。

(3) 脾囊性转移:多具有恶性肿瘤病史,病灶多发为主,囊壁较厚,内壁多不规则,部分可见壁结节,典型者表现为"牛眼征",增强扫描后壁轻中度强化,同时伴有肝脏类似病灶更有助于脾转移瘤的诊断。

## 2. 脾脏血管瘤（图 2-24-9、图 2-24-10 ）

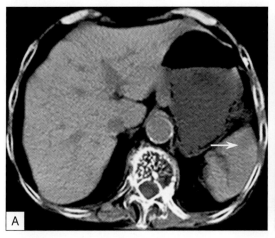
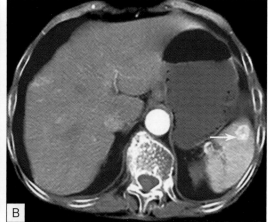

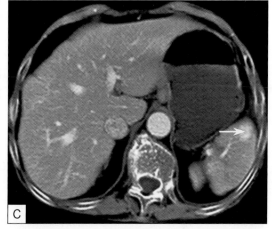

图 2-24-9 血管瘤

患者，男，65 岁，发现脾脏占位 1 个月。A. CT 平扫示脾脏上极稍低密度影（白箭）；B. 动脉期周围呈明显环状强化，强化程度高于周围脾脏（白箭）；C. 门静脉期病灶完全均匀强化，程度高于周围脾脏（白箭）。

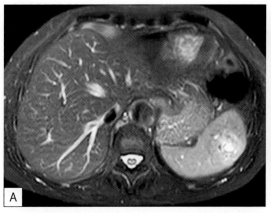
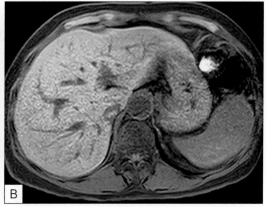

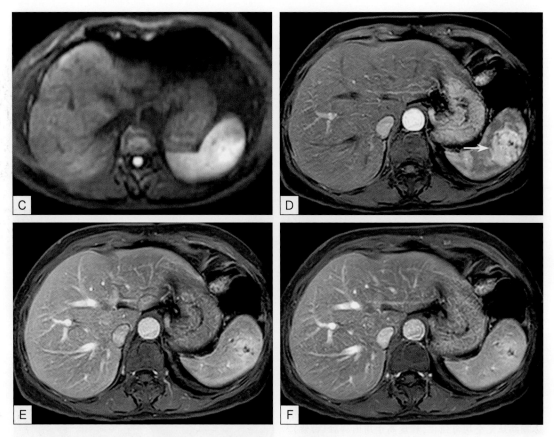

**图 2-24-10　血管瘤**

患者,女,62 岁,体检发现脾内占位,行 MRI 检查。A. $T_2WI$-FS 序列示脾内病灶呈类圆形长 $T_2$ 信号,内见斑点状更长 $T_2$ 信号;B. $T_1WI$ 序列示脾内病灶呈稍长 $T_1$ 信号;C. DWI 序列示高信号;D. 动脉期病灶明显结节状强化(白箭);E、F. 静脉期及延迟期强化逐渐向内填充,强化程度高于正常脾脏。

【诊断要点】

①平扫呈等或略低密度;②动脉期病灶边缘呈环形强化;③门静脉期病灶完全为造影剂充填,稍高于脾实质密度。

【鉴别诊断】

(1) 淋巴管瘤:病灶边缘分叶状,内见粗大间隔,增强扫描后间隔及边缘渐进性强化,内部无强化。

(2) 血管肉瘤:罕见,病灶常较大,可单发或多发,易出血、囊性变、钙化,增强扫描呈不同程度血供状态,部分类似血管瘤状强化。

(3) 错构瘤:动脉期明显强化,平衡期呈等密度/信号。

## 3. 脾脏硬化性血管瘤样结节性转化（sclerosingangiomatoid nodular transformation，SANT）（图 2-24-11）

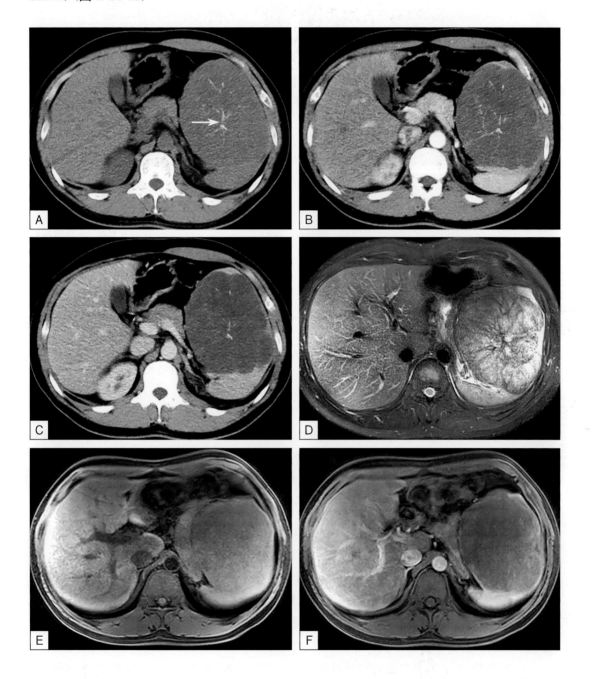

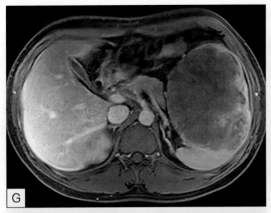
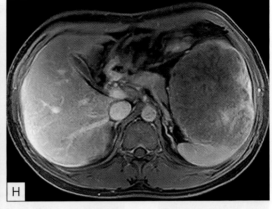
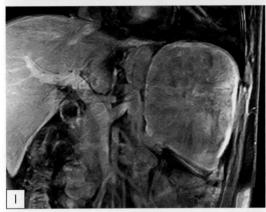

**图 2-24-11 脾脏硬化性血管瘤样结节性转化**

A～C. 患者，男，26 岁，体检发现脾脏占位。CT 检查结果；A. 平扫示脾脏内类圆形稍低密度影，大小约 117mm×96mm×108mm，中心见条状、线状钙化灶（白箭）；B. 动脉期边缘环形及分隔状强化；C. 静脉期强化向内填充，内见絮片状、分隔状强化；D～I. MRI 检查结果；D. $T_2WI$-FS 序列病灶呈等、稍高信号，内部见条状短 $T_2$ 信号（星芒状瘢痕）；E. $T_1WI$ 序列呈等、稍低信号；F. 增强扫描后动脉期边缘强化；G. 门静脉期可见持续向内填充，呈"轮辐状"强化；H. 延迟期病灶中央瘢痕持续强化；I. 冠状位延迟期示病灶呈轮辐状中央瘢痕持续性强化。

【诊断要点】

CT 表现：①平扫边界清楚的稍低密度肿块，少见内部条状钙化；②增强扫描后动脉期边缘环形及分隔状强化，门静脉期逐渐向内填充；③随着时间延迟，低密度区范围缩小。

MRI 表现：①$T_1WI$ 序列呈等稍低信号，$T_2WI$ 序列相对脾脏呈稍低信号；②增强扫描后动脉期及门静脉期病变呈边缘环状强化和向中心的辐射状强化；③延迟期从病灶边缘逐渐向内填充，低信号的星芒状中心持续存在。

【鉴别诊断】

（1）脾血管瘤：多无假包膜，动脉期病灶边缘呈环形或结节状强化，门静脉期或延迟期造影剂进一步充填，强化程度等于或稍高于周围脾脏。

（2）脾血管肉瘤：脾大，内见单发或多发混杂密度灶，内见出血、钙化、囊性变、增强扫描后类似脾血管瘤，常见淋巴结转移等。

（3）脾错构瘤：脾胚基早期发育错乱所致，CT 呈低密度，多为单发，无包膜，边界清楚，增强扫描非填充式强化，病灶内如见钙化及脂肪具有特征性。

#### 4. 脾错构瘤(图 2-24-12)

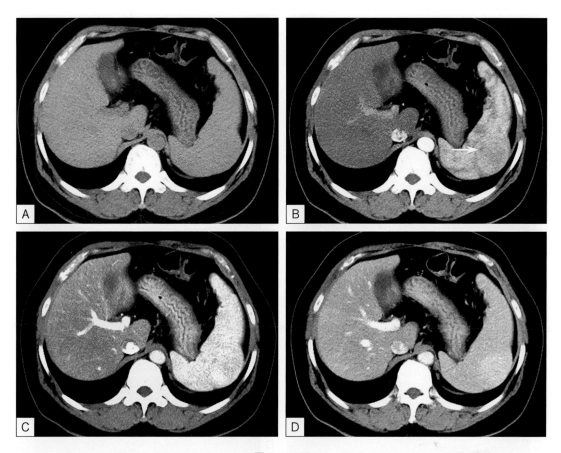

图 2-24-12

患者,女,45 岁,体检发现脾脏内结节,行 CT 检查。A. 脾脏内见结节状等密度影,与脾脏分界欠清,内密度均匀,大小约 50mm×38mm;B~D. 增强扫描各期示病灶明显均匀持续性强化,强化幅度与脾脏相似(图 B 白箭)。

【诊断要点】

CT 表现:①多单发,呈圆形或类圆形稍低或等密度肿块,边界不清,无包膜;②较少发生囊性变坏死;③当病灶内伴有钙化或脂肪时被视为 CT 特征性表现。

MRI 表现:①$T_1WI$ 序列呈等信号,$T_2WI$ 序列多表现为高信号,信号均匀;②增强扫描后动脉期明显均匀强化,门静脉期及静脉期持续性渐进性强化,与脾脏强化相似。

【鉴别诊断】

(1) 脾血管瘤:边界清楚,强化模式与错构瘤不同,表现为动脉期病灶边缘呈环形或结节状强化,门静脉期或延迟期造影剂进一步充填,强化程度等于或稍高于周围脾脏。

(2) 脾淋巴瘤:多为继发。密度或信号较均匀,MRI 的 DWI 序列通常为高信号,ADC 值下降,代表小圆类细胞排列致密,核质比大;常伴淋巴结肿大,钙化少见,强化程度较脾脏低。

## 5. 炎性肌成纤维细胞瘤(图 2-24-13)

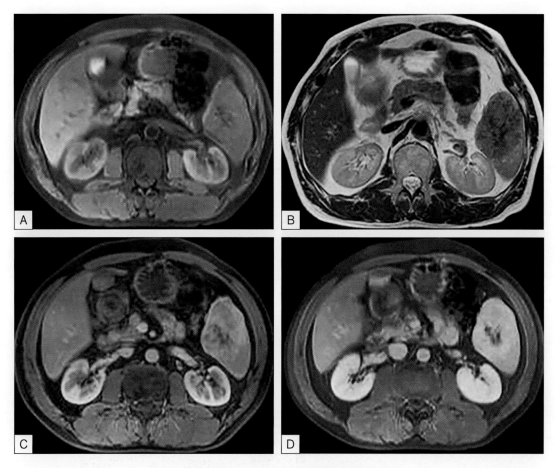

图 2-24-13　炎性肌成纤维细胞瘤

患者,男,56 岁,发现脾脏占位 4 周。A. $T_1WI$-FS 序列示病灶周围呈等信号,中央呈条索状等低信号影;
B. $T_2WI$ 序列示病灶周围呈稍低信号,中央呈条索状低信号;C. 动脉期病灶周围明显不均匀强化,强化程度
高于周围脾脏,中央低信号区强化不明显;D. 静脉期病灶周围进一步均匀强化,中央强化仍不明显。

【诊断要点】

①$T_1WI$ 和 $T_2WI$ 序列病灶中央见条索状等低信号灶,提示纤维成分丰富;②病灶周围延迟强化,中央无或低强化;③静脉期强化程度高于脾脏。

【鉴别诊断】

(1) 血管瘤:多无假包膜,动脉期病灶边缘呈环形或结节状强化,门静脉期或延迟期造影剂进一步充填,强化程度等于或稍高于周围脾脏。

(2) 淋巴瘤:有时鉴别困难。

## 6. 脾囊肿(图 2-24-14、图 2-24-15)

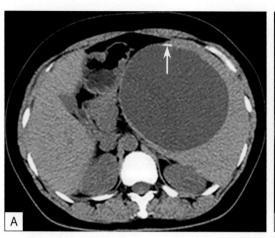

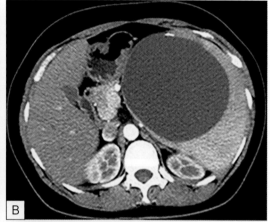

**图 2-24-14　脾囊肿**

患者,女,33 岁,左上腹不适 6 个月。A. CT 平扫示脾脏中极巨大类圆形低密度影,边缘光滑,密度均匀,CT 值为 15~20Hu,前壁局部钙化(白箭);B、C. 动脉期(图 B)和门静脉期(图 C)病灶无强化,病灶边缘更清晰。

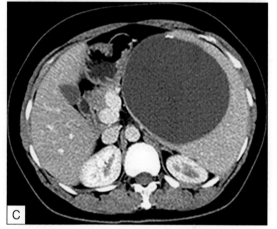

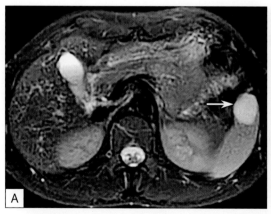

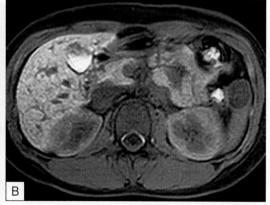

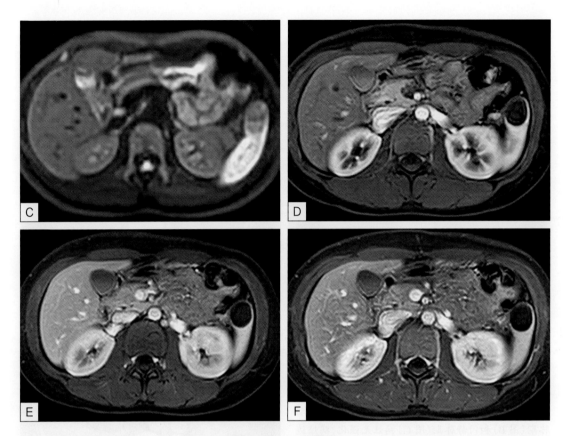

图 2-24-15　脾囊肿

患者,女,26 岁,体检发现脾肿物,行 MRI 检查。A~C. $T_2$WI-FS、$T_1$WI 及 DWI 序列示脾内类圆形长 $T_1$ 长 $T_2$ 水样信号(白箭),边界清晰,DWI 序列呈低信号;D~F. 三期增强扫描示病灶均未见强化,增强扫描后囊肿边界更清晰。

【诊断要点】

①脾囊肿分为真性囊肿和假性囊肿,影像学难以鉴别,需要结合病史;②平扫示脾内类圆形低密度区,边缘光滑,密度均匀;③平扫密度与病变内成分有关,等或高于水的密度;④增强扫描后无强化,病灶边缘更清晰。

【鉴别诊断】

(1) 淋巴管瘤:形态不规则,内见间隔。

(2) 棘球蚴病:多有疫区接触史,囊壁及囊内钙化、母囊内含子囊有助于诊断。

(3) 囊性转移:明确的原发恶性肿瘤病史,常多发,内壁较模糊,增强扫描后壁轻度强化。

# 第二十五节 脾 梗 死

## 一、脾梗死(图 2-25-1、图 2-25-2)

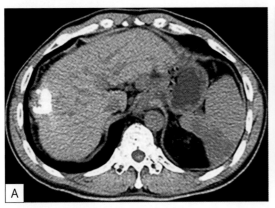
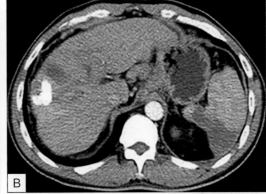
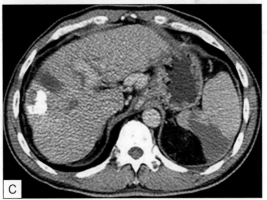

**图 2-25-1 脾梗死**

患者,男,46 岁,原发性肝细胞肝癌碘油治疗后 1 个月。A. CT 平扫示脾脏中极后缘片状低密度影,密度均匀;B、C. 动脉期(图 B)和门静脉期(图 C)病灶无强化,病灶边界更清晰,呈三角形,尖端指向脾门,基底部位于脾外缘。

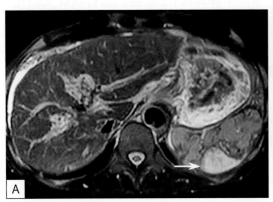
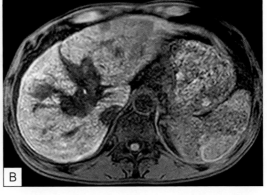

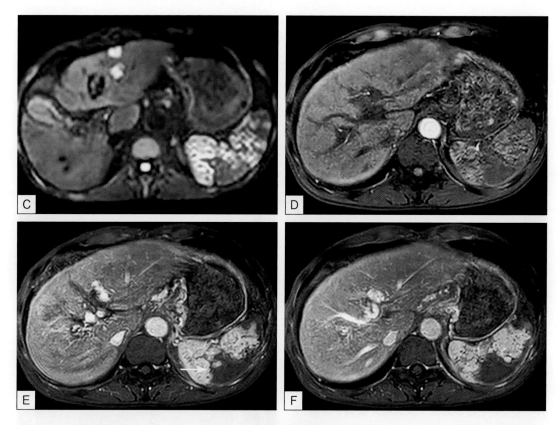

**图 2-25-2  脾梗死**

患者,男,52 岁,肝癌介入术后,行 MRI 检查。A. $T_2WI$-FS 序列示脾边缘楔形长 $T_2$ 信号,尖端指向脾门,基底部位于脾外缘,边界清楚(图 A 白箭);B. $T_1WI$ 序列示脾边缘见楔形稍短 $T_1$ 信号;C. DWI 序列示脾边缘楔形低信号;D~F. 三期增强扫描示脾内病灶无强化(图 E 白箭)。

**【诊断要点】**

①三角形低密度区,尖端指向脾门,基底部位于脾外缘;②增强扫描后病灶无强化;③随着时间延迟,低密度区范围缩小。

**【鉴别诊断】**

(1)脾破裂:多具有外伤史,CT 表现为脾脏轮廓不规则并可见透亮间隙,常合并包膜下出血或积液。

(2)脾脓肿:多房性病变,形态不规则,动脉期病灶周围见带状低密度水肿区,间隔及囊壁强化较明显,门静脉期病灶周围水肿带及间隔与脾强化程度一致,病灶内积气或小液平面是脾脓肿典型表现。

## 二、脾挫裂伤及影像分级(图2-25-3~图2-25-7)

Ⅰ级脾挫裂伤:包膜下血肿<10%脾表面积;包膜撕裂深入实质<1cm。

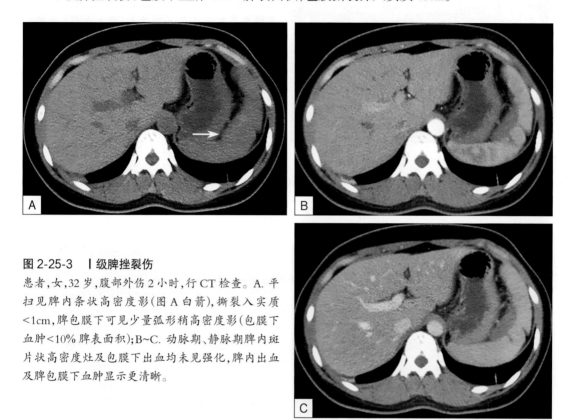

**图2-25-3　Ⅰ级脾挫裂伤**

患者,女,32岁,腹部外伤2小时,行CT检查。A.平扫见脾内条状高密度影(图A白箭),撕裂入实质<1cm,脾包膜下可见少量弧形稍高密度影(包膜下血肿<10%脾表面积);B~C.动脉期、静脉期脾内斑片状高密度灶及包膜下出血均未见强化,脾内出血及脾包膜下血肿显示更清晰。

Ⅱ级脾挫裂伤:包膜下血肿10%~50%脾表面积,实质内血肿直径<5cm;撕裂深入实质1~3cm,未累及小梁血管。

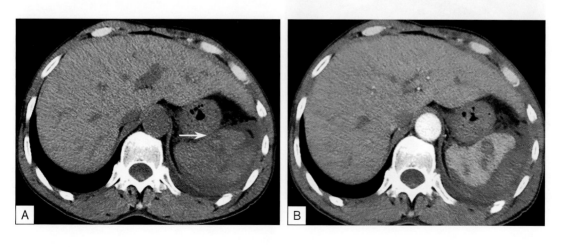

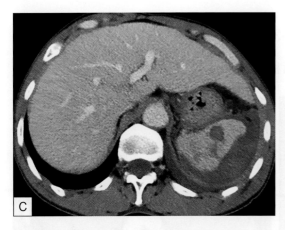

图 2-25-4    Ⅱ级脾挫裂伤

患者,男,55 岁,外伤 1 小时,行 CT 检查。A. 平扫见脾内多发斑片状高密度影(图 A 白箭),血肿直径<5cm,脾包膜下可见弧形稍高密度影(包膜下血肿为脾表面积的 10%~50%),脾周可见低密度积液影;B~C. 动脉期、静脉期脾内斑片状高密度灶及包膜下出血均未见强化。

Ⅲ级脾挫裂伤:包膜下血肿>脾表面积 50%;包膜下或实质内血肿破裂;实质内血肿直径>5cm。

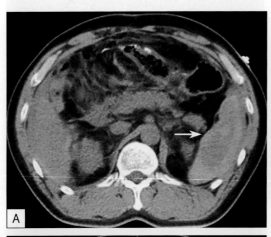

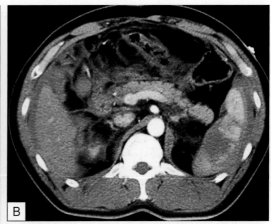

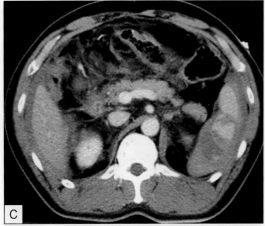

图 2-25-5    Ⅲ级脾挫裂伤

患者,男,41 岁,车祸外伤 4 小时,行 CT 检查。A. 平扫见脾内见多发斑片状高密度影(图 A 白箭,实质内血肿>5cm),脾包膜下可见弧形稍高密度影(包膜下血肿>脾表面积 50%);B~C. 动脉期、静脉期脾内斑片状高密度灶及包膜下出血均未见强化,脾内出血及脾包膜下血肿显示更清晰。

Ⅳ级脾挫裂伤:撕裂深入实质>3cm或累及小梁血管;撕裂累及脾段或脾门血管,致脾失血供>25%。

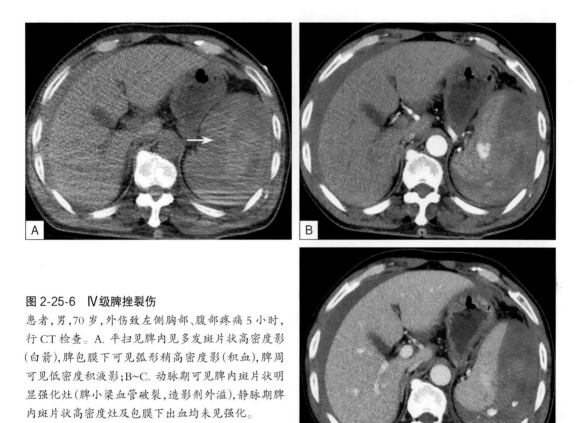

图 2-25-6　Ⅳ级脾挫裂伤

患者,男,70岁,外伤致左侧胸部、腹部疼痛5小时,行CT检查。A. 平扫见脾内见多发斑片状高密度影(白箭),脾包膜下可见弧形稍高密度影(积血),脾周可见低密度积液影;B~C. 动脉期可见脾内斑片状明显强化灶(脾小梁血管破裂,造影剂外溢),静脉期脾内斑片状高密度灶及包膜下出血均未见强化。

Ⅴ级脾挫裂伤:脾完全破裂;脾门血管断裂致全脾无血供。

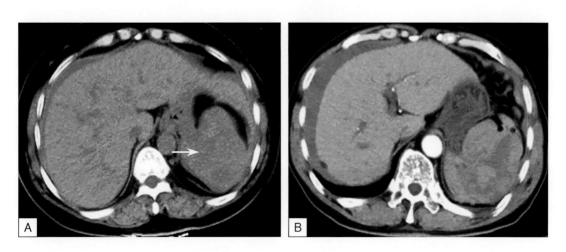

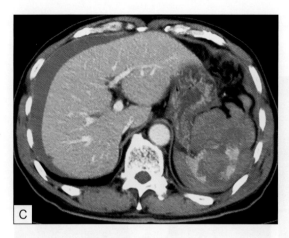

**图 2-25-7　Ⅴ级脾挫裂伤**

患者,男,65 岁,因车祸致左侧季肋部疼痛 4 小时,行 CT 检查。A. 平扫见脾完全破裂,内见多发高密度出血影(白箭),脾包膜下可见大片状高密度影(积血),脾周可见低密度积液影;B~C. 动脉期、静脉期脾内出血及包膜下出血均未见强化。

（张玉琴　傅孙亚　王咏涛）

# 第三章 急腹症

急腹症是腹部急性疾病的总称,涉及消化、泌尿及循环系统等。本节主要叙述消化系统急腹症,常见的有胃肠道穿孔、急性阑尾炎、肠梗阻、腹膜炎、腹腔内出血、腹部外伤等。急腹症需要临床及时、正确诊断,以尽早进行治疗。影像检查在急腹症的诊治中具有重要地位。常用的影像检查方法包括 X 线、CT、数字减影血管造影(digital subtraction angiography,DSA)等,MRI 作为急症应用较少。

## 第一节 正常影像学表现

腹膜由间皮和结缔组织构成,可分为壁腹膜和脏腹膜,前者被覆于腹盆腔各壁的内面,后者被覆于腹盆腔脏器的表面,如肝脏、胆囊、胃肠道等。腹膜腔是由脏、壁腹膜围成的腔隙,其形态不规则。以结肠为界可被分割成多个不同间隙,如结肠上区、结肠下区、结肠旁沟等。另外,根据脏器分布又可以分为肝周间隙即膈下间隙,肝肾隐窝、网膜囊、直肠膀胱或子宫陷凹等(图 3-1-1)。

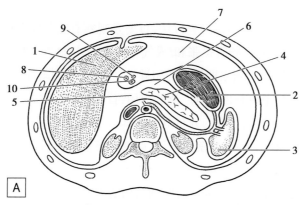

1. 肝;2. 胃;3. 脾;4. 胰;5. 网膜孔;6. 小网膜囊;7. 大腹膜腔;8. 胆总管;9. 肝动脉;10. 门静脉。

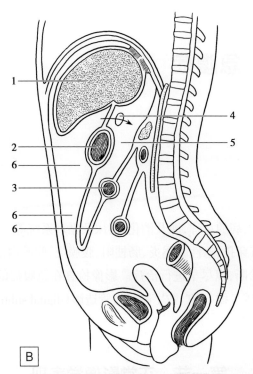

1. 肝；2. 胃；3. 结肠；4. 网膜孔；5. 小网膜囊；6. 大腹膜腔。

**图 3-1-1 腹膜后间隙示意图**

A. 腹膜后间隙横断位；B. 腹膜后间隙矢状位。

# 第二节 读片方法与分析诊断思路

急腹症的影像诊断遵循一般规律，即熟悉正常、辨认异常、分析归纳、综合诊断的原则。立位腹部平片是急腹症常用的影像检查方法，首要是观察有无肠穿孔所具有的特征性膈下游离气体征象；其次，观察有无肠管扩张和/或气-液平面等机械性肠梗阻征象；再次，是否具有"假肿瘤征"等易被忽视，且须立即处理的闭袢性、绞窄性肠梗阻征象。

腹部 CT 在临床工作中得到越来越广泛的应用，首先观察腹腔内各脏器的位置、形态；腹腔有无游离气体、积液，特别是积液的分布范围及其密度；腹膜、系膜或网膜有无增厚、结节、浑浊等征象；肠管走行、肠壁水肿、肠壁内积气、肠壁完整性等；血管的密度、形态，如漩涡征、扇形分布、增粗迂曲等。增强 CT 可以观察有无造影剂外渗，肠壁强化程度、血管栓塞、假性动脉瘤、腹膜异常强化等，以及病变部位与周围结构的关系等。

DSA 主要用于消化道出血的诊断和治疗。

# 第三节 胃肠道穿孔

根据病因,可将胃肠道穿孔分为溃疡性、创伤性、肿瘤性、医源性、缺血坏死性等。

## 一、溃疡性穿孔(图 3-3-1)

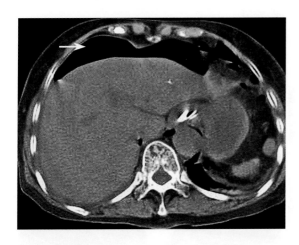

**图 3-3-1 溃疡性穿孔**
患者,男,43 岁,酒后突发腹痛 3 小时。体检:全腹压痛、反跳痛、肌紧张。CT 平扫示右膈下游离气体(白箭),腹主动脉及腔静脉旁亦可见气体密度影。

【诊断要点】

①多见于成人,常继发于胃、十二指肠溃疡患者。②临床多表现为突发腹痛,体格检查可见腹部肌紧张、压痛、反跳痛等腹膜炎征象。③立位腹部平片典型表现为膈下游离气体;CT 征象可表现为腹腔游离气体、腹水、胃肠壁连续性中断及周围片絮状渗出。但下消化道,特别是小肠穿孔,因多无膈下游离气体,腹部平片诊断较为困难。

【鉴别诊断】

外科手术术后、腹膜透析后等也可见腹腔内积气,结合病史可以鉴别。

## 二、缺血坏死性肠梗阻伴穿孔(图 3-3-2)

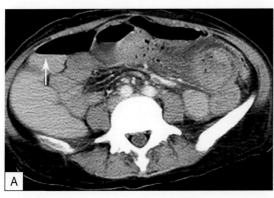 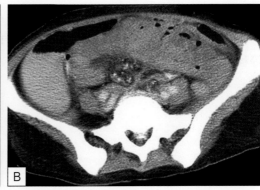

**图 3-3-2 缺血坏死性肠梗阻伴穿孔**
患者,女,33 岁,产后腹痛、腹胀,伴消化道出血 6 小时入院。A、B. CT 示肠腔扩张,内有高密度液体,且可见气-液平面(白箭),系膜浑浊、渗液,且可见肠系膜、肠壁内少许气泡。

【诊断要点】

①肠腔内高密度液体、肠壁水肿、系膜浑浊是肠壁缺血、肠腔内出血表现；②腹腔内游离气体，量少时特别注意观察有无系膜或肠壁间积气。

【鉴别诊断】

柿石等单纯机械性肠梗阻，可见肠管扩张、气-液平面，但一般无明显肠壁缺血征象，如出现肠壁内或壁外气体，则说明已发生肠壁坏死、穿孔。

## 三、肿瘤性穿孔(图3-3-3)

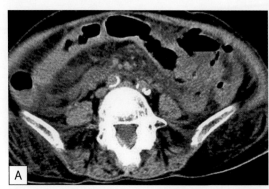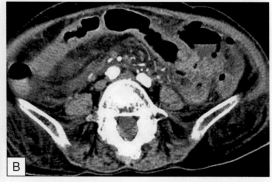

**图3-3-3　结肠癌破裂穿孔，继发腹膜炎**

患者，女，85岁，突发腹痛1天。体检：左下腹压痛明显，伴反跳痛。A、B. CT显示肠梗阻表现，在梗阻端见软组织肿块、肠腔狭窄、肠壁增厚，增强扫描后有异常强化，邻近腹腔内可见游离气体，近段肠管扩张、积气，可有气-液平面，远端肠管萎陷。浆膜受侵时，表现为浆膜面不光滑，可有条索样致密影，系膜淋巴结可肿大。

【诊断要点】

①多见于中老年患者；②临床主要表现为腹痛、腹胀、腹泻、黑便或黏液血便等；③CT显示梗阻点肠道占位征象，穿孔区域系膜、网膜浑浊，且可见壁外积气。

【鉴别诊断】

(1) 肠道间质瘤：境界清楚的富血供肿块，常有便血病史，但少有肠梗阻。

(2) 肠道淋巴瘤：可有长期低热病史，少有肠梗阻表现，表现为肠壁较弥漫增厚，均匀、中等程度强化，偶可有动脉瘤样扩张表现。

## 四、创伤性穿孔(图 3-3-4)

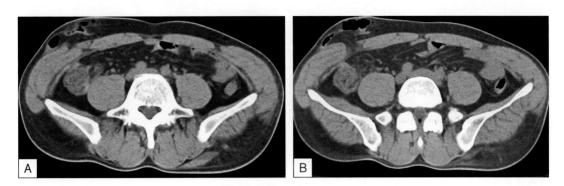

图 3-3-4 创伤性穿孔

患者,男,42 岁,高处坠落伤 1 小时。体检:右下腹压痛。A、B. CT 示右下腹壁疝,部分小肠肠管疝出,局部肠壁连续性中断,周围少许条索状渗出,伴有少量积气。

【诊断要点】

①多见于外伤患者,以车祸伤、锐器伤最为多见;②临床主要表现为腹痛、腹胀等,症状逐渐加重,出现腹膜刺激症状;③CT 显示穿孔区域系膜、网膜浑浊,且可见壁外少许积气。

【鉴别诊断】

一般根据患者创伤性病史,结合受伤部位肠周渗出、积气,可明确诊断。部分患者由于创伤后体位受限,腹部呼吸运动伪影较重,需与肠管内气体进行鉴别。

# 第四节 急性阑尾炎

急性阑尾炎可分为急性单纯性阑尾炎(图 3-4-1)、化脓性阑尾炎、阑尾脓肿等。

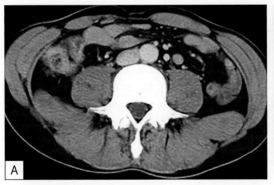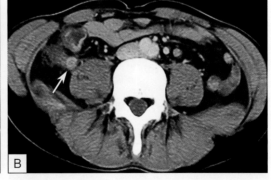

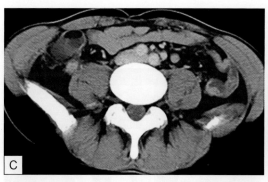
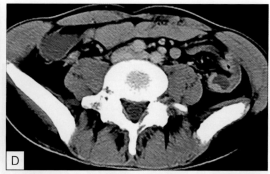

**图 3-4-1 急性阑尾炎**

患者,男,45 岁,突发右下腹痛 3 小时。A~D. CT 连续层面可见回盲部肠壁增厚,阑尾增粗、强化(白箭),系膜浑浊等征象。

【诊断要点】

①临床具有急性病史,发热、转移性右下腹痛、麦氏点压痛等症状和体征;②CT 显示阑尾增粗、壁厚水肿呈分层状、周围渗出系膜浑浊等征象。

【鉴别诊断】

急性单纯性阑尾炎 CT 表现具有特征性,通常不需要鉴别。当阑尾炎脓肿形成时与周围结构显示不清,需与阑尾黏液性肿瘤进行鉴别。

# 第五节 肠 梗 阻

肠道内容物通过障碍所致,可分为机械性、麻痹性肠梗阻。根据有无血供障碍分为单纯性、绞窄性肠梗阻。按病因分为粘连性、机械性、肿瘤性、肠扭转、肠套叠等。

## 一、粘连性肠梗阻(图 3-5-1)

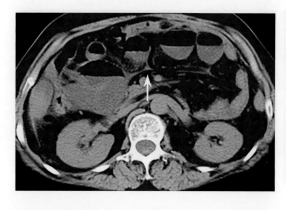

**图 3-5-1 粘连性肠梗阻**

患者,男,56 岁,突发上腹痛,伴腹胀、恶心、呕吐,肛门停止排气、排便 1 天。体检:腹软,轻压痛。CT 平扫示肠管扩张、积气,伴有气-液平面,且可见肠系膜积液,肠管浆膜面索条影相连(白箭),以及肠管聚集、成角等。

【诊断要点】

①常继发于腹部炎症、创伤、术后,因肠管浆膜面粘连、成角,引起肠排空功能障碍;②临

床主要表现为腹痛、腹胀、恶心、呕吐,且病程较长,多反复发作;③影像表现为肠梗阻征象,但无占位、扭转或肠内异物等明确的梗阻原因,并可见肠管浆膜面索条影相连,以及肠管聚集、成角等征象。

【鉴别诊断】

闭袢性肠梗阻:"C"或"U"形扩张的肠袢,特别是有肠管血运障碍表现的肠梗阻。

## 二、胆石性肠梗阻(图 3-5-2)

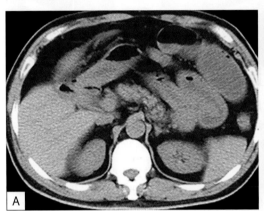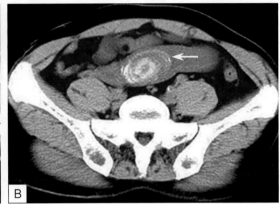

**图 3-5-2　胆石性肠梗阻**

患者,女,63 岁,腹痛、腹胀 3 天,伴恶心、呕吐 2 次。体检:右下腹部触及包块,压痛( + )。A. CT 示肠管扩张、积气,伴气-液平面;B. 梗阻端可见同心圆高密度影(白箭)。

【诊断要点】

①临床上较为少见,临床表现为突发腹痛、腹胀、恶心、呕吐等肠梗阻症状。②常有明确的反复发作的胆囊炎、胆囊结石病史。近期 CT 检查发现胆囊内结石突然消失,而在肠道内出现同心圆高密度结石。③可伴有胆道积气,有时可见胆道与胃、十二指肠球部或横结肠间有窦道存在。

【鉴别诊断】

需要和肠内其他异物,如粪石、柿石、血肿、肿瘤等引起的肠梗阻鉴别,同心圆高密度影可作为鉴别的重要依据,且患者具有胆囊炎、胆囊结石病史。

## 三、胃石所致肠梗阻（图 3-5-3）

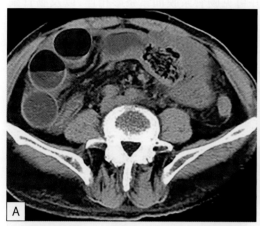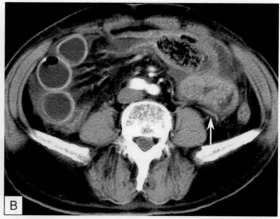

**图 3-5-3　胃石所致肠梗阻**

患者男,75 岁,腹痛、腹胀,伴恶心呕吐,肛门停止排气、排便 3 天。体检:右下腹部压痛(＋)。A. CT 示肠管扩张、积气,伴气-液平面;B. CT 增强扫描示肠管扩张、积气,梗阻点可见粪石样表现(白箭)。

【诊断要点】

①临床上可有近期空腹吃柿或一次食入大量含渣丰富的进食史;②CT 表现为梗阻移行带近段可见蜂窝状含气混合密度团块样结构,近段肠管扩张、积气,远端肠管萎陷,正常小肠管径不超过 3cm,如胃石较小时,临床采取对症治疗后,胃石可以自行排出。

【鉴别诊断】

需同小肠粪征鉴别:小肠粪征表现为一段肠形含气较多类似结肠内容物结构,较胃石范围广,无须积极治疗。

## 四、肠套叠（图 3-5-4）

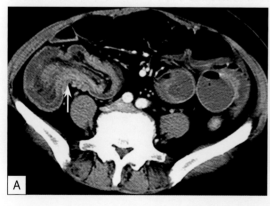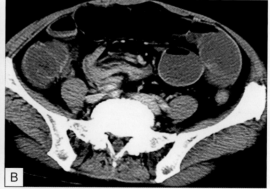

**图 3-5-4　结肠癌伴肠套叠**

患者,男,68 岁,下腹部胀痛 3 天。体检:右下腹可触及包块、质软,压痛(＋＋)。A、B. CT 表现为回盲部区域肠管扩大,内可见肠管及系膜结构(白箭),套叠头端可见软组织肿块。

【诊断要点】

①多见于小儿,常因肠管固定不良或蠕动功能不协调所致,可表现为顺行套叠,也可表现为逆行套叠,甚至能自行复位的可逆性套叠。成人少见,多继发于肠道肿瘤。②典型影像表现为肠管"腊肠征"或"同心圆征",即由套鞘、套入部、系膜脂肪和血管等组成,伴近段肠管扩张、积气和气-液平面,可能会有肠壁缺血表现。

【鉴别诊断】

肠道淋巴瘤:可表现为较长范围的肠壁弥漫增厚,可有动脉瘤样扩张表现,但无"腊肠征"或"同心圆征"。通过仔细观察肠壁结构,尤其是系膜脂肪,可得出正确诊断。不要将走行变异的回盲部结构误认为肠套叠。

## 五、肠扭转(图 3-5-5)

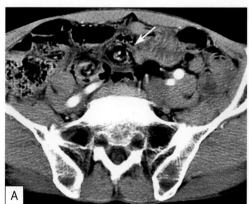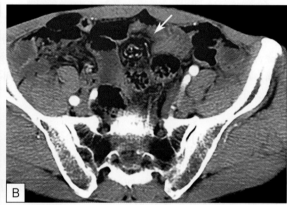

图 3-5-5　肠扭转

患者,女,75 岁,腹痛、腹胀 1 周。体检:右下腹触及质软包块,压痛( + )。A、B. CT 示盆腔中部肠系膜血管聚集、呈顺时针漩涡征象(白箭)。

【诊断要点】

①一般见于饱餐或剧烈运动之后;②临床主要表现为突发持续性剧烈腹痛,阵发性加重可放射至腰背部;③CT 检查可见肠管和/或系膜血管呈顺时针或逆时针旋转,表现为特征性的漩涡征,可伴有或无肠壁增厚、强化减弱、系膜血管增粗、系膜浑浊、积液等缺血表现。

【鉴别诊断】

系膜扭转,不一定发生肠梗阻,>270°的系膜扭转,可能继发肠梗阻,影像报告时须表达明确。

## 六、闭孔疝（图 3-5-6）

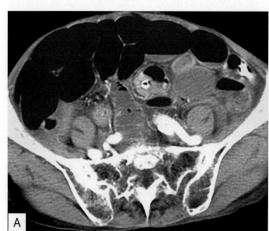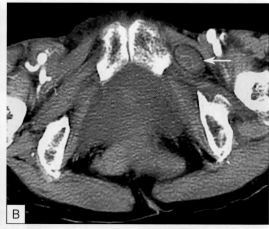

**图 3-5-6    闭孔疝**

患者，男，70 岁，突发腹痛、腹胀，伴恶心、呕吐 3 天，肛门停止排气、排便 2 天。体检：全腹膨隆，左侧髂窝处压痛。A、B. CT 示腹腔内肠管扩张、积气和气-液平面，闭孔内可见软组织影（白箭），且与盆腔内肠管相连。可有肠壁水肿、系膜浑浊、腹水等肠缺血征象。

【诊断要点】

①好发于老年患者；②临床主要表现闭孔神经分布区域的刺激性疼痛、感觉异常及腹痛、腹胀、肛门停止排气排便等症状；③CT 显示闭孔区域病灶与盆腔肠管有连续性，伴肠梗阻表现，是其诊断重要依据。

【鉴别诊断】

（1）肿大淋巴结：连续追踪病灶，如见与肠道连续，可以明确除外肿大淋巴结。

（2）肠道肿瘤：一般均位于腹盆腔内肠管内，可以侵犯肠壁外，但极少会累及腹膜外，特别是闭孔区域。

# 第六节 腹部外伤

腹部外伤包括腹部实质性脏器挫伤、撕裂伤、横断伤,胃肠道挫伤、穿孔,系膜损伤等。

## 一、脾破裂(图3-6-1)

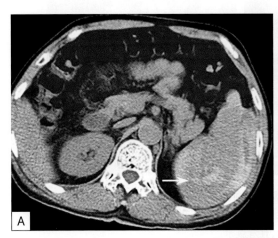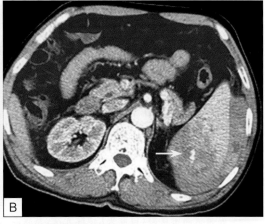

**图3-6-1 脾破裂,伴假性动脉瘤形成**

患者,男,45岁,车祸伤,伴腹痛1天。体检:左上腹部压痛。A. CT平扫示脾内不均质高密度影(白箭),脾周高密度影;B.增强扫描示脾脏不规则低强化区,内可见条状高强化影(白箭)。

【诊断要点】

①临床常有明确外伤病史;②CT平扫呈等、低、高混杂密度,呈条带状或不规则形,增强扫描后病变区无强化;③活动性出血时可见造影剂外渗表现;④影像报告建议脾破裂分级,指导临床处理。

【鉴别诊断】

肿瘤破裂出血:一般表现为肿瘤内出血,亦可为肿瘤继发脏器破裂出血,增强扫描CT检查多可显示破裂肿瘤的形态,且结合病史、实验室检查有助于确诊。

## 二、肠系膜损伤(图3-6-2)

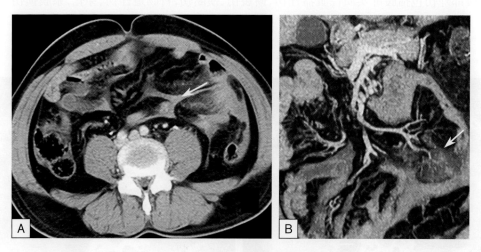

**图3-6-2　肠系膜血肿**

患者,男,55岁,车祸伤,伴腹痛1天。体检:左中腹部压痛。A、B. CT 示肠系膜内三角形或尖角状高密度影(白箭头),边缘光滑,系膜浑浊,伴有腹水。

【诊断要点】

①肠系膜损伤与损伤部位方式相关,常继发于腹部创伤、手术等;②临床常表现为腹痛、腹胀、血压下降等;③肠系膜内三角形或尖角状高密度影是其特征。需要注意的是,在诊断系膜损伤的时候,不能忽视合并肠管损伤的可能,肠系膜损伤常伴有系膜静脉血栓形成。

【鉴别诊断】

渗出或漏出性积液:积液密度较低,与实质性脏器密度差异大,且可能会有腹膜炎、肠梗阻、门静脉高压、低蛋白血症等病史或影像征象存在。

(杨伟斌　周永进　程　雪　刘纯方　谢良均　高　杨　蓝传强)

# 第四章 腹膜腔

## 第一节 腹膜腔概述

腹膜腔(腹腔)由脏腹膜和壁腹膜围绕形成,壁腹膜主要是指腹壁的内侧面,脏腹膜是指腹腔内脏器的表面,又称浆膜层(图4-1-1)。男性腹腔是完全封闭的,女性由于输卵管腹腔口开口于腹腔,因而可经输卵管、子宫和阴道腔而与外界相通。腹腔内的器官,有腹膜内位器官、腹膜外位器官和腹膜间位器官。腹膜腔又分为大腹膜腔与小腹膜腔,小腹膜腔即网膜囊,位于胃和小网膜后方。大腹膜腔为网膜囊以外的腹膜腔,两者借网膜孔相交通。生长在腹腔内的良性和恶性肿瘤统称为腹腔肿瘤,它也包括腹膜内位器官上生长的肿瘤。肾脏属于腹膜外位器官,所以肾脏的肿瘤和原发于腹膜后的肿瘤统称为腹膜后肿瘤,生长在腹壁的肿瘤,尽管其向腹腔内生长,但也不属于腹腔肿瘤。腹腔内含少量浆液,有润滑和减少脏器运动时相互摩擦的作用。

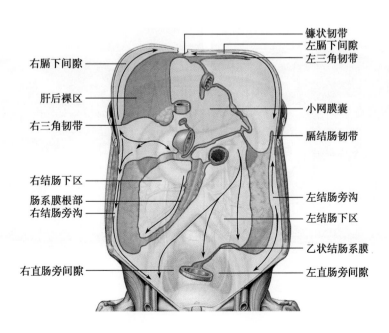

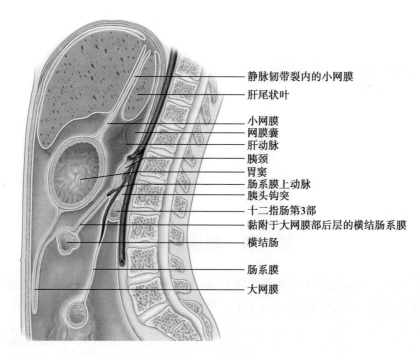

静脉韧带裂内的小网膜

肝尾状叶

小网膜
网膜囊
肝动脉
胰颈
胃窦
肠系膜上动脉
胰头钩突
十二指肠第3部
黏附于大网膜部后层的横结肠系膜

横结肠

肠系膜

大网膜

图 4-1-1  腹腔示意图

## 第二节  腹  膜  炎

　　腹膜炎可为原发性(图 4-2-1)、血源性(图 4-2-2),也可为腹腔内感染继发,如腹膜结核、化脓性阑尾炎、溃疡性结肠炎、克罗恩病、胃肠道穿孔、胆瘘、胰瘘等引起,其中多为腹腔内感染继发(图 4-2-3~图 4-2-6)。

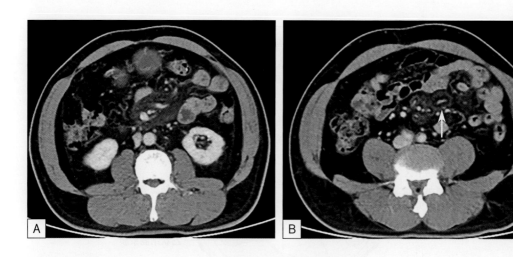

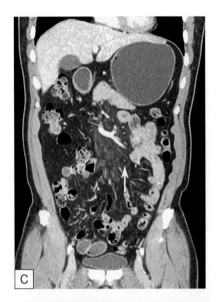

**图 4-2-1 肠系膜脂膜炎**

患者,男,62 岁,腹部不适 1 个月余。
体检:上中腹部轻度压痛。A、B. CT
增强扫描;C. CT 增强扫描冠状位示肠
系膜增厚,呈磨玻璃、云雾状密度增高
影,可见"脂肪环征"(白箭)。

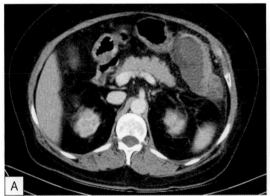

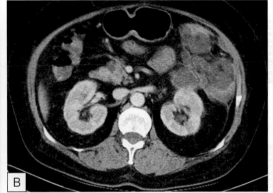

**图 4-2-2 脓毒血症,急性腹膜炎**

患者,女,53 岁,腹痛 10 余天,加重伴呼吸困难 3 天。体检:上腹及下腹压痛,无反跳痛。A、B. CT 增强扫描
示左上腹肠管周围渗出,肠系膜脂肪间隙模糊,多处液体积聚。

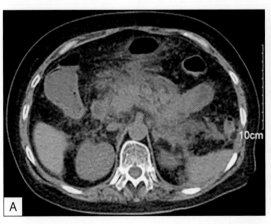

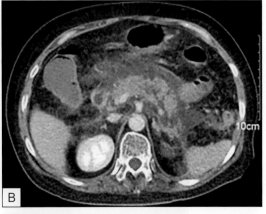

**图 4-2-3 胰腺炎,继发急性腹膜炎**

患者,女,55 岁,因突发腹痛入院。体检:腹部压痛,反跳痛,腹肌紧张。A. CT 示胰腺肿胀,模糊不清,胰腺
周围渗出,脂肪间隙浑浊;B. 增强扫描后胰腺见小片状低强化区,周围渗出明显,肾周脂肪间隙模糊。

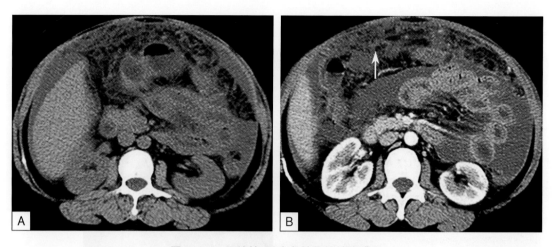

**图 4-2-4　肠结核,继发急性结核性腹膜炎**

患者,男,43 岁,因突发腹痛伴发热 3 天入院。体检:腹部压痛(++),反跳痛,腹肌紧张。既往有肠结核病史。A、B. CT 示腹水,网膜浑浊(白箭),可见多发细小结节,增强扫描后更加明显,且可见腹水密度不均,左上腹小肠聚集。

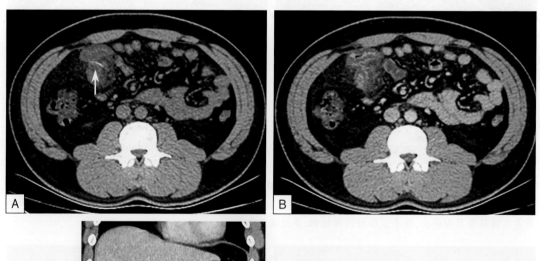

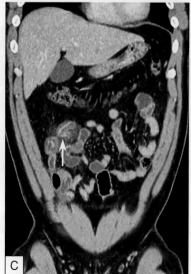

**图 4-2-5　回肠鱼刺穿孔,继发急性腹膜炎**

患者,男,32 岁,下腹痛 2 天。体检:腹部压痛、反跳痛。A. CT 平扫;B. CT 增强扫描;C. CT 增强扫描冠状位示右中腹肠壁见条状致密鱼刺影(白箭),肠壁增厚,肠周片状渗出。

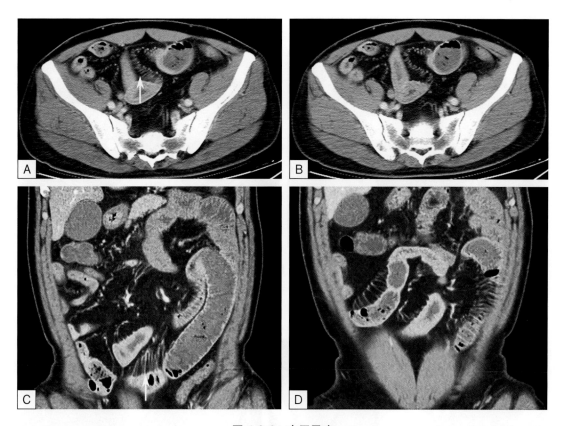

**图 4-2-6  克罗恩病**

患者男,51 岁,腹痛、腹胀伴肛门停止排便排气 3 天。体检:腹部饱满,未见蠕动波,脐部压痛,无反跳痛,肠鸣音亢进。A、B. CT 增强扫描;C、D. CT 增强扫描冠状位示肠壁广泛增厚,均匀、明显强化,肠系膜纤维脂肪增生,直小血管充血("梳齿征"、白箭),提示炎症处于活动期。

【诊断要点】

①临床主要表现为腹痛、腹胀,体格检查腹部压痛、反跳痛、揉面征等征象;②CT 示腹膜磨玻璃样改变、腹膜线状增厚、网膜浑浊犹如面粉撒在腹膜上,可伴腹水,肠管聚集等。

【鉴别诊断】

(1) 腹膜转移癌:多有肿瘤病史,表现为腹膜粗乱条索、多发强化结节、饼状腹膜、软组织肿块,犹如沙石撒在腹膜上。

(2) 腹膜假性黏液瘤:是腹膜转移性肿瘤的一种特殊表现,主要来源于卵巢的黏液性囊腺瘤或囊腺癌,阑尾黏液性腺瘤或分化好的黏液腺癌,破裂后溢入腹腔。临床上无特异性的表现,主要是以腹部进行性胀大、胀痛为主诉,腹腔内蓄积大量胶质样黏液腹水。

# 第三节  腹腔脓肿

腹腔脓肿可为腹腔内单发或多发脓肿,多继发于阑尾、胃肠道、胆道、胰腺炎症等

（图 4-3-1~图 4-3-3）。

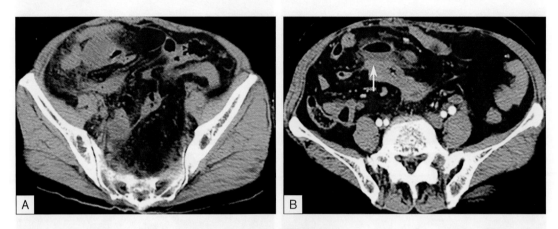

**图 4-3-1　肠壁间脓肿**

患者，女，66 岁，右下腹痛、发热 1 周入院。A、B. CT 示右下腹肠系膜、网膜浑浊，肠壁间可见积液，内可见气-液平面（白箭），增强扫描后囊壁有强化，未见明显实质性成分。

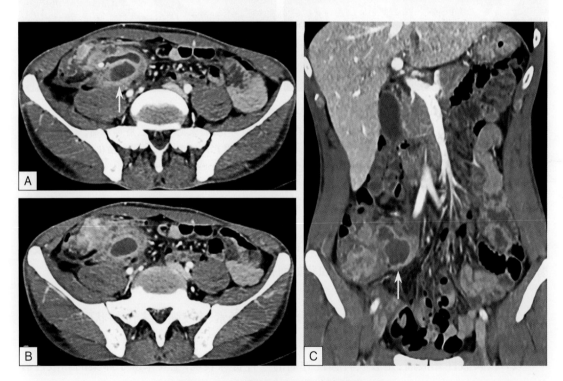

**图 4-3-2　回盲部中分化腺癌伴脓肿形成**

患者，男，51 岁，转移性右下腹痛 1 周。体检：右下腹压痛，无反跳痛，扪及一包块。A、B. CT 增强扫描；C. CT 增强扫描冠状位示回盲部肠壁增厚、明显强化，周边见环形强化灶（白箭），其内见片状无强化低密度影。

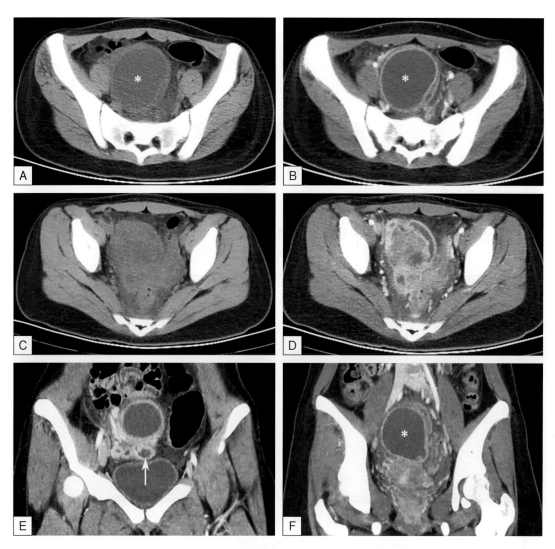

**图 4-3-3 右侧卵巢输卵管畸形炎症伴脓肿**

患者,女,15 岁,下腹痛 1 个月余。体检:下腹部压痛,无反跳痛,宫颈举痛(−),盆腔扪及一直径约 10cm 肿物,质地中等,活动欠佳,有压痛。A、C. CT 平扫;B、D. CT 增强扫描;E、F. CT 增强扫描冠状位示下腹部囊性肿物(*),边缘模糊,增强扫描后环形强化,囊内成分无强化,其旁可见扩张畸形输卵管(白箭)。

【诊断要点】

①需要密切结合腹腔脓肿的病因及扩散途径进行综合分析和诊断;②多继发于阑尾炎穿孔、克罗恩病、溃疡性结肠炎、肠结核、卵巢输卵管炎症、肠肿瘤穿孔、腹腔术后等;③表现为腹膜间隙内局限性积液、积气,周围组织可有渗出。

【鉴别诊断】

(1)胰腺炎假性囊肿:多有急性胰腺炎或胰腺创伤史。

(2)系膜淋巴管囊肿:多无症状,且无腹部炎症病史,病灶壁薄、无强化、张力低,周围无渗出性病灶。

（3）腹腔肿瘤性病变伴囊性变：多无发热炎症病史，病灶壁厚薄不均，内壁欠光滑，增强扫描后囊壁不均匀强化。

（高源统 李 阳 岑秀雅）

# 第四节 腹 腔 肿 瘤

腹膜腔肿瘤可为原发，如腹膜间皮瘤、淋巴瘤、原发性腹膜癌、腹膜间质瘤等。更常见的为继发性腹膜肿瘤，如卵巢、胃肠道、肝胆胰恶性肿瘤转移等。

## 一、腹腔原发性肿瘤（图 4-4-1~图 4-4-6）

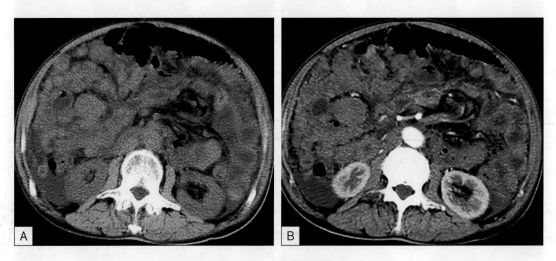

图 4-4-1 腹膜间质瘤

患者，男，59 岁，因腹痛、腹胀数月入院。A、B. CT 表现为网膜、腹膜广泛大小不等结节，增强扫描后中度强化，部分病灶内有中心型坏死，有少量腹水。

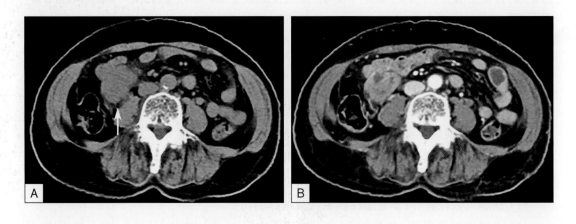

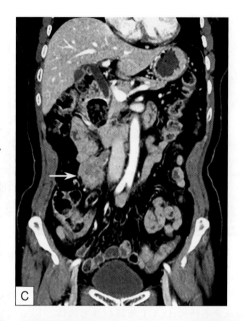

**图 4-4-2　腹腔肠系膜淋巴瘤**
患者,女,73 岁,下腹隐痛 1 个月。体检:下腹部轻压痛,无反跳痛。A. CT 平扫;B. CT 增强扫描;C. CT 增强扫描冠状位示右中腹部见团块状软组织密度影(白箭),增强扫描后中等、不均匀强化。

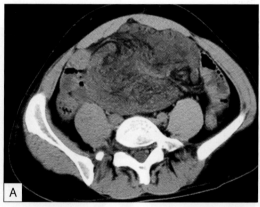

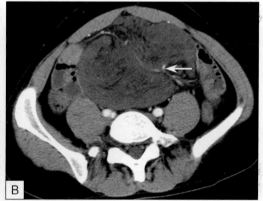

**图 4-4-3　肠系膜海绵状淋巴管瘤**
患者,男,25 岁,转移性右下腹痛 1 天。体检:全腹柔软,脐部可及一包块,不能移动,有压痛、反跳痛。A. CT 平扫;B. CT 增强扫描示下腹部见等、低混杂密度肿块,围绕肠系膜根部,形态不规则,增强扫描后轻度强化,可见“血管漂浮征”(白箭)。

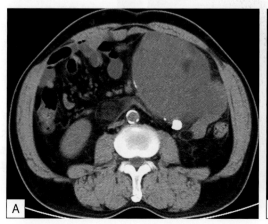

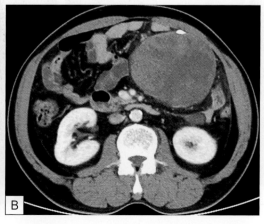

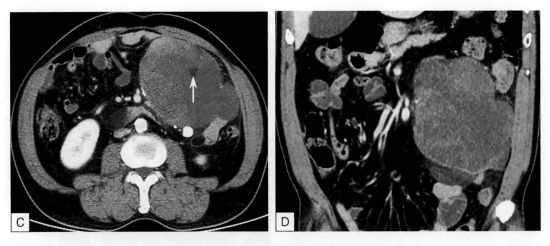

**图 4-4-4　小肠系膜根部去分化脂肪肉瘤**

患者,男,65 岁,腹痛 10 天。体检:左腹部扪及一肿块,质韧,活动度差。A. CT 平扫;B、C. CT 增强扫描示左中腹肿块,边界清,其内密度欠均匀,可见少许脂肪成分(图 C 白箭),边缘见钙化,增强扫描后不均匀强化,脂肪成分不强化;D. CT 增强扫描冠状位。

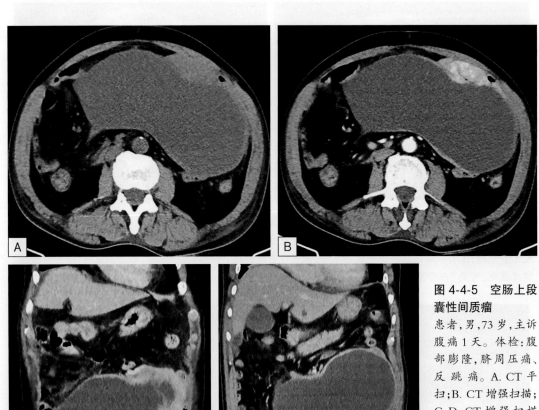

**图 4-4-5　空肠上段囊性间质瘤**

患者,男,73 岁,主诉腹痛 1 天。体检:腹部膨隆,脐周压痛、反跳痛。A. CT 平扫;B. CT 增强扫描;C、D. CT 增强扫描冠状位示腹腔巨大囊性肿块,增强扫描后可见囊壁局部厚薄不均,中度强化,囊内成分不强化。

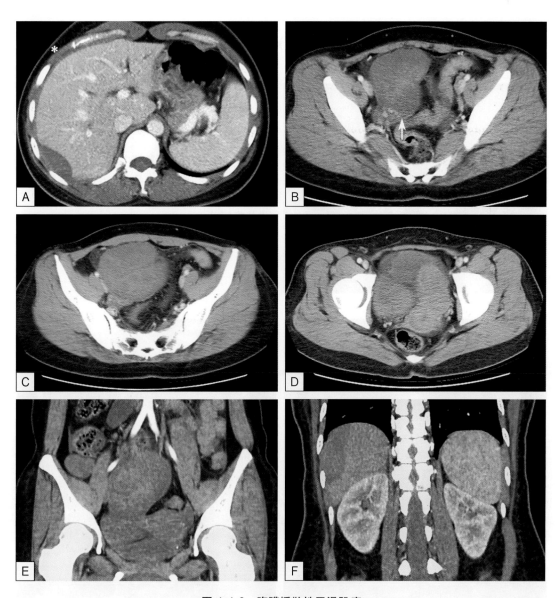

**图 4-4-6　腹膜播散性平滑肌瘤**

患者,女,42 岁,发现子宫肌瘤 4 年,腹痛 2 天。体检:下腹压痛伴反跳痛,宫颈举痛( + )。A. 肝右叶包膜下另见梭形略低密度病灶(图 A*);B~D. CT 增强扫描示下腹部不规则肿块(图 B 白箭);E、F. CT 增强扫描冠状位示下腹部及肝右叶包膜下不规则肿块,不均匀轻中度强化。

【诊断要点】

①原发性腹腔肿瘤比较少见,其种类多样,表现各异,需在排除转移性肿瘤后进行考虑;②临床表现主要有腹胀、腹部肿块、腹水及胃肠道功能障碍等;③确诊依赖于病理学检查。

【鉴别诊断】

腹膜转移瘤:多有肿瘤病史,多继发于肝、胃、结肠、胰腺和卵巢的恶性肿瘤,表现为腹腔内多发结节或肿块,多为轻度强化,且腹水常较多。

## 二、腹膜转移瘤(图 4-4-7、图 4-4-8)

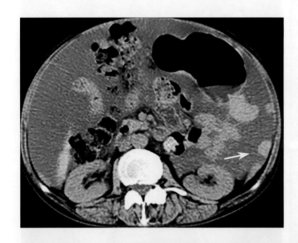

**图 4-4-7　卵巢癌术后腹膜广泛转移**

患者,女,51 岁,卵巢癌术后 7 个月,现感腹胀明显。腹腔大量腹水,肠管和系膜漂浮征象,腹膜可见多发结节(白箭)。

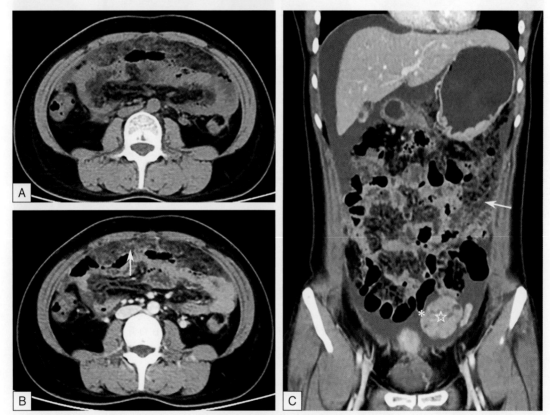

**图 4-4-8　胃癌腹膜广泛转移**

患者,女,35 岁,腹胀 1 个月余。体检:上腹部可及肿块,无明显压痛,无反跳痛。A. CT 平扫;B. CT 增强扫描;C. CT 增强扫描冠状位示腹水、盆腔积液,腹膜粗乱条索、多发强化结节,局部呈"饼状、污垢样"改变(白箭),冠状位见增厚胃壁(*)及卵巢转移灶(☆)。

【诊断要点】

①肿瘤病史对诊断起重要作用;②CT 表现为腹水,系膜、网膜浑浊,腹膜粗乱条索、多发强化结节或软组织肿块,或多发黏液积聚等。

【鉴别诊断】

腹膜炎:多有腹膜刺激症状和体征,但结节和强化多不明显。

（杨　斌　陈文辉　韩　晶　高源统　任　淮）

# 第二篇

# 泌尿生殖系统与腹膜后间隙

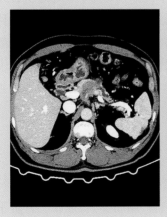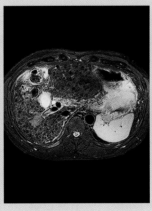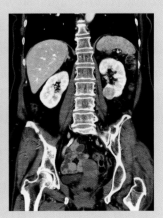

# 第五章 泌尿系统

## 第一节 正常影像学表现与变异

### 一、泌尿系统正常 X 线表现(图 5-1-1)

**1. 泌尿系平片摄影(kidney-ureter-bladder planigraphy,KUB planigraphy)** 双侧肾脏为豆形,呈"八"字状位于脊柱两侧。正常肾脏密度均匀,外缘光整。肾脏通常位于 $T_{12}$~$L_3$ 水平之间,右肾较左肾低 1~2cm。肾的长轴自内上斜向外下,其延长线与脊柱纵轴相交形成锐角,正常为 15°~25°(图 5-1-1A)。

**2. 静脉肾盂造影(intravenous pyelography,IVP)** 经静脉快速注入含碘对比剂 1 分钟后肾实质显影,2~3 分钟肾盏开始显影,15~30 分钟肾盂显影,多数呈三角形,少数呈分支状或壶腹状,边缘光滑。30 分钟后,肾盂肾盏显影后去除腹部压迫带,双侧输尿管充盈显示。每侧肾脏有 6~14 个肾小盏和 2~4 个肾大盏,但是形态、数目差异很大,多不对称。输尿管全长 25~30cm,有三个生理性狭窄,即肾盂连接处、越过骨盆边缘和进入膀胱处,管腔宽 3~7mm,可折曲,因具有节律性蠕动可分段显示。膀胱正常容量为 300~500ml,形态大小取决于充盈程度,位于耻骨联合上方,顶部可以略凹陷,系子宫或乙状结肠压迫所致。当充盈不佳时,黏膜皱襞不整呈波浪状(图 5-1-1B~D)。

### 二、正常 CT 表现(图 5-1-2)

横断位肾脏中部平面可见肾窦及肾门,有肾蒂出入肾门结构,自前向后依次是肾静脉、肾动脉及肾盂。肾脏周围自内向外被三层结构包绕:纤维膜、脂肪囊、肾筋膜。肾脏平扫密度均匀;注射对比剂肾皮质首先强化,可分辨皮髓质,可见肾柱;然后肾髓质开始强化,强化高峰时密度比肾皮质更高;后期肾盂肾盏开始显影,通过重建技术[多平面三维重建(MPR)、最大强度投影重建(MIP)、容积重建(VR)]可以良好显示双侧肾盂肾盏及输尿管。膀胱要在充盈状态下检查,膀胱壁正常厚度为 2~3mm。

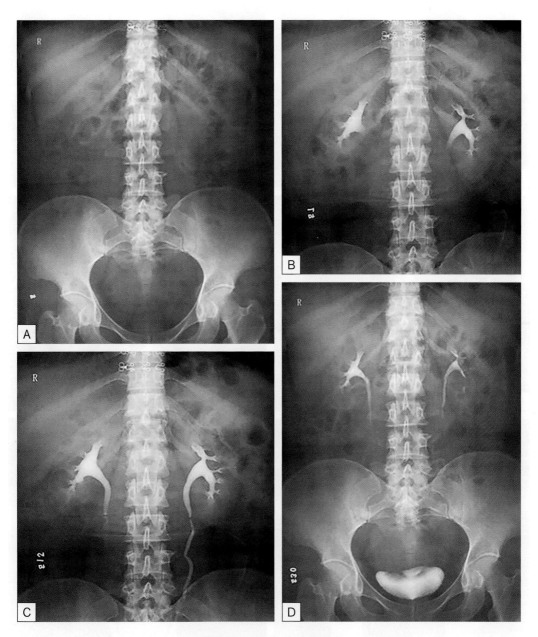

图 5-1-1 正常 KUB 及 IVP

A. KUB 示,双侧肾脏为豆形,位于脊柱两侧;B. 正常 IVP 示,肾小盏末端成杯口状,肾大盏尖部与肾小盏相连,基底部与肾盂连接;C. 肾盂呈三角形,上连肾大盏,尖端与输尿管相接,输尿管因蠕动呈波浪状;D. 膀胱充盈密度均匀,位于耻骨联合上方。

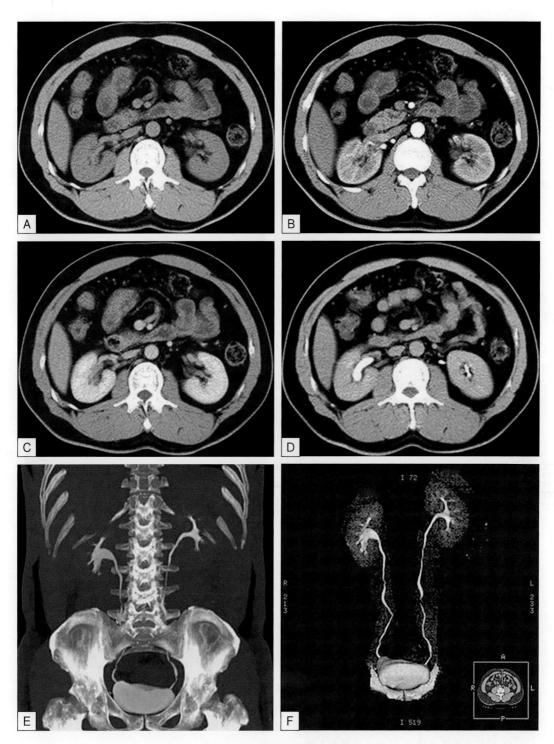

**图 5-1-2　正常肾脏 CT 表现**

A. 平扫,肾实质密度均匀,肾窦脂肪为低密度;B. 增强扫描皮髓质期肾皮质强化明显,皮质伸入髓质之间的部分为正常肾柱;C. 肾实质期,髓质亦明显强化,与皮质分界不清;D. 排泄期,肾盂肾盏内见高密度对比剂充盈,肾实质强化程度减低;E、F. CT 尿路成像显示肾盏肾盂、输尿管和膀胱显影良好,类似正常 X 线静脉尿路造影。

## 三、正常 MRI 表现(图5-1-3)

由于肾脏皮髓质含水量不同,皮质 $T_1WI$ 序列信号略高于髓质,在预饱和 $T_1WI$-FS 序列上,信号差异程度更明显。$T_2WI$ 序列呈高信号,皮质信号略低于髓质。肾窦脂肪组织在 $T_1WI$、$T_2WI$ 序列上分别呈高信号和中高信号。肾盏难识别,肾盂呈游离水信号。肾血管由于流空效应为无信号或低信号。

双侧输尿管自肾盂向下追踪可部分识别。膀胱内正常可见游离水,呈均匀长 $T_1$ 长 $T_2$ 信号,膀胱壁表现为厚度一致的薄壁环状影,信号类似肌。

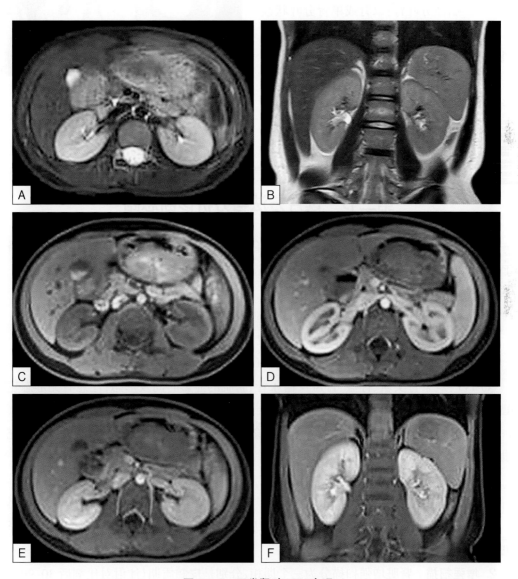

**图5-1-3 正常肾脏 MRI 表现**

A、B. $T_2WI$ 序列肾脏皮髓质信号强度相似,分辨不清;C. 预饱和 $T_1WI$-FS 序列,肾皮质信号强度高于髓质;D~F. 增强扫描后预饱和 $T_1WI$-FS 序列,皮质期、髓质期肾脏强化方式类似 CT 表现。

### 四、肾脏正常变异

【诊断要点】

驼峰肾(dromedary hump)是较为常见的肾脏变异,绝大多数见于左肾上中部,为肾表面局限隆突,外观类似驼峰(图 5-1-4),主要由脾脏压迫所致;肾脏皮髓质结构正常。

【鉴别诊断】

(1) 胚胎性分叶肾:双肾或单肾分叶状改变,由于胚胎时期肾叶融合不完全,肾脏表面见多个切迹。

(2) 肾柱肥大:肾柱为肾皮质伸向髓质之间的部分,断面图像正常表现为柱状(图 5-1-2B),肾柱肥大时可局限性膨隆,超声影像常难以诊断,须借助 CT、MRI 增强扫描明确。

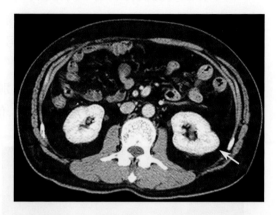

**图 5-1-4　驼峰肾**

左肾边缘可见一局限性突起,密度及强化方式与正常肾实质相同(白箭)。

## 第二节　读片方法与分析诊断思路

遵循熟悉正常、辨认异常、分析归纳、综合诊断原则,不同的检查方法,诊断思路略有不同。

### 一、泌尿系统 X 线检查

**1. 腹部平片**　观察肾脏的轮廓、大小及位置,腹部有无异常高或低密度影。

**2. 尿路造影**　包括 IVP 及逆行肾盂造影(retrograde pyelography)。

(1) IVP:观察肾实质、肾盏、肾盂及输尿管、膀胱的显影时间及形态;注意有无形态轮廓的改变;有无梗阻扩张及充盈缺损征象。

(2) 逆行肾盂造影:观察造影肾盏、肾盂、输尿管及膀胱形态,管腔有无狭窄、扩张及充盈缺损。

### 二、泌尿系统 CT 检查

**1. 平扫**　观察双侧肾脏位置、数量、形态及密度有无异常;双侧泌尿系统区域有无异常密度影;肾周脂肪结构是否清晰。

**2. 增强扫描**　肾脏增强扫描分为三个期相,分别是皮髓质期(注射对比剂后 30~90 秒)、肾实质期(注射后 90~120 秒)和排泄期(注射后 5~10 分钟)。观察肾脏皮质、髓质结构有无异常,显影有无延迟;肾盂肾盏、输尿管及膀胱有无充盈缺损,有无狭窄、扩张征象。计算机体层成像尿路造影（computed tomography urography，CTU）为排泄期的三维重建图像，可更直观显示病变情况与积水程度。

　　发现软组织肿块，需观察其位置及其与周围结构的关系以推断来源，观察肿块的密度、轮廓、边界及强化方式，初步判断肿块良恶性；恶性肿瘤需进一步观察周围结构侵犯情况及现有扫描范围内的影像有无转移征象。

### 三、泌尿系统 MRI 检查

　　观察方法与思路和 CT 检查相似，MRI 有更高的软组织分辨力。在磁共振尿路成像（magnetic resonance urography，MRU）图像中，正常含有尿液的肾盂肾盏、输尿管及膀胱为高信号，周围软组织背景为极低信号，类似 IVP 所见。

## 第三节　泌尿系统先天性发育异常

### 一、孤立肾（图 5-3-1）

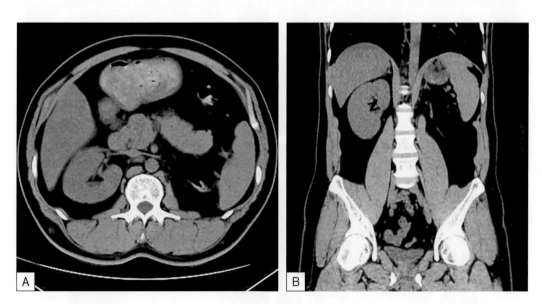

**图 5-3-1　孤立肾**

患者，男，34 岁，因腹痛行 CT 检查发现肾脏数目异常。A. 横断位；B. 冠状位，左侧肾床内无肾影显示，右侧肾体积代偿性增大。

【诊断要点】

　　①IVP 显示缺如侧无肾影，对侧肾脏代偿性增大。②CT、MRI、超声等显示缺如侧肾床内无肾影，为脂肪、胰体尾或肠管所占据。对侧肾代偿性增大，且密度和信号强度正常。③DSA 腹主动脉造影显示缺如侧无肾动脉发出。

【鉴别诊断】

（1）异位肾：可在腹盆部其他位置甚至胸部发现异位的肾脏。

（2）先天性肾发育不良：肾床内有小肾，即侏儒肾。

（3）术后肾缺如：有明确的肾脏切除史。

## 二、异位肾（图 5-3-2）

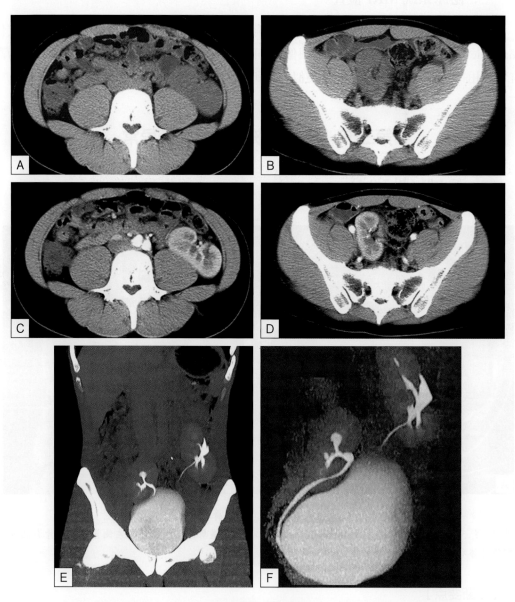

图 5-3-2　异位肾

患者，男，19 岁，体检发现肾脏位置异常。A、B. 平扫左下腹部及右侧盆腔见肾形软组织影；C、D. 增强扫描后可见肾脏皮髓质结构，左侧肾门向前，肾轴旋转不良；E、F. MIP 重建图像两侧输尿管变短，左侧肾盂肾盏如花朵状。

【诊断要点】

①单侧肾脏或双侧肾脏不在正常位置,可在盆腔、骶部、腰骶部,也可过度上升至胸腔;异位于盆腔多见,相应输尿管变短。②常伴有肾轴旋转不良,肾盂肾盏如花朵状。③一般肾功能正常,但可并发肾结石、肾盂积水、感染等。④异位肾可由临近大血管分支供血。

【鉴别诊断】

游走肾、肾下垂:游走肾位于腹腔内,输尿管长度多为正常,且超声和造影检查,当变换体位时,游走肾常有较明显的活动度。肾下垂影像学特征是排泄尿路造影检查时,立、卧位变换体位摄影,肾盂位置变化超过一个椎体高度。

## 三、肾旋转不良 (图 5-3-3)

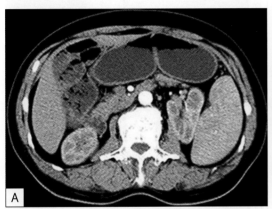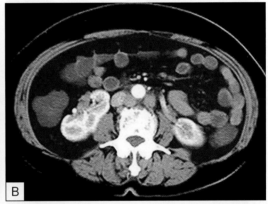

图 5-3-3　肾旋转不良

A. 患者,男,57 岁,偶然发现左侧肾门向前,无泌尿系统其他畸形;B. 患者,女,60 岁,CT 偶然发现右侧肾门朝向前外。

【诊断要点】

①正常肾门指向内侧;肾门向前或其他方向,称为旋转不良,也称旋转异常。②可伴有肾脏其他畸形。

【鉴别诊断】

注意鉴别是否合并肾脏其他畸形,如融合肾、异位肾。

## 四、马蹄肾(图5-3-4)

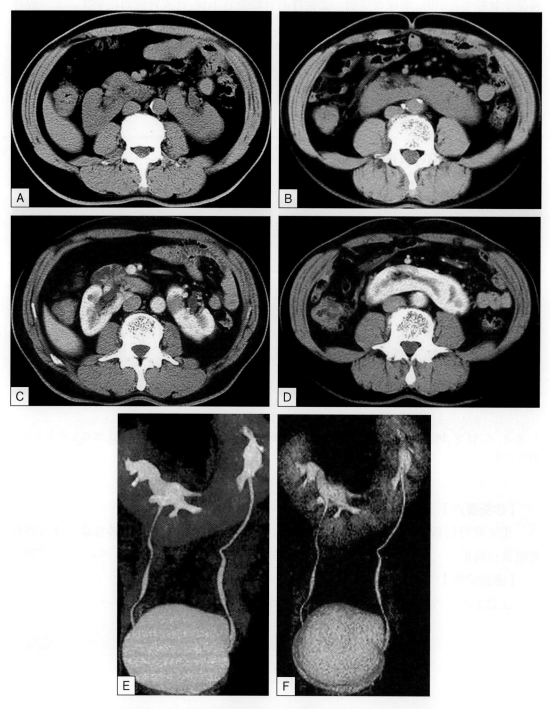

图 5-3-4　马蹄肾

患者,男,63岁,反复血尿1年。A~F. 双侧肾脏下极斜向内侧相连融合,形如马蹄,双肾有各自独立的输尿管,双侧肾门向内、向前,肾轴旋转不良。

【诊断要点】

①双侧肾脏上极或下极相互靠近并连接,在脊柱前方见融合的峡部;②肾盂向内、向前,肾轴旋转不良。

【鉴别诊断】

CT、MRI形态学表现很典型,易于诊断;但马蹄肾容易并发肾积水、肾结石,且肾癌发病率也高于常人,阅片时须留意各种合并症。

## 五、肾发育不全(图5-3-5)

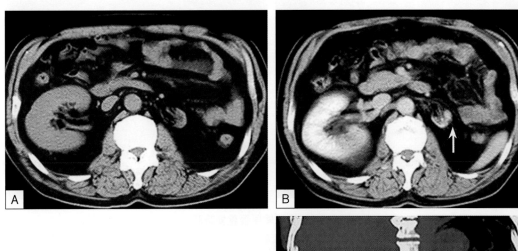

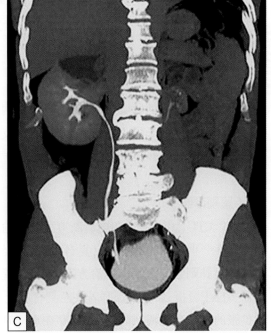

图 5-3-5 肾发育不全

患者,男,61岁。A. CT平扫显示左肾体积明显减小,肾实质萎缩,右肾代偿性增大;B. CT增强扫描后肾实质有强化(白箭),强化程度低于右肾;C. 排泄期左肾功能差,肾盂肾盏及左侧输尿管细小。

【诊断要点】

①一般为单侧性,双侧罕见;②一侧肾脏体积缩小,但其形态结构完整,可见肾盂、肾窦

脂肪和肾实质;③CTU 可见肾盂发育不全、窄小,输尿管相应变小。

【鉴别诊断】

需与慢性肾盂肾炎所致肾萎缩鉴别。慢性肾盂肾炎有长期反复尿路感染病史,患侧肾脏萎缩,肾功能差对比剂排泄困难,肾表面轮廓多凹凸不平,可助鉴别。

## 六、肾盂输尿管重复畸形(图 5-3-6)

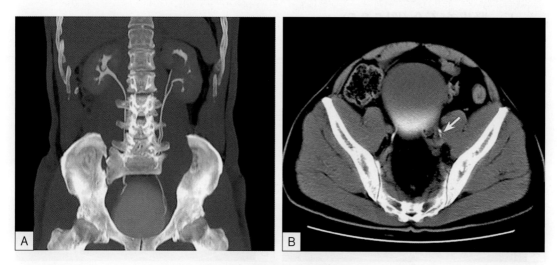

**图 5-3-6　肾盂输尿管重复畸形**

患者,女,35 岁,体检发现左肾形态异常。A. CTU 显示左侧可见上下两个肾盂,并发出两根输尿管下行;B. 双输尿管均开口于膀胱左后壁(白箭)。

【诊断要点】

①重复畸形侧的肾脏上下径变长,可见两组肾盂肾盏,IVP 或 CT、MRI 的冠状面图像显示较佳。②重复畸形可为部分性,汇合成单支输尿管;也可为完全性,两支输尿管分别开口于膀胱三角区。此外须留意,输尿管也可异位开口于尿道、阴道等位置。③三支及以上输尿管重复畸形罕见。

【鉴别诊断】

IVP、CTU、MRU 常可明确诊断典型的肾输尿管重复畸形。但重复肾畸形常合并肾积水,积水程度严重时相应的肾实质萎缩、菲薄,形态类似肾囊肿,此时须仔细鉴别,如影像科报告误诊肾囊肿则会导致临床诊治方案偏差,行囊肿开窗去顶术会造成长期不愈的尿漏。因重复肾多位于肾极,影像科医师若注意到肾脏上下极的囊性灶存在类似肾盂形态,尤其是可辨别扩张的肾盏呈花瓣状时,须警惕存在重复肾积水可能,可建议临床穿刺抽吸囊内液体,实验室检查显示囊液肌酐明显升高则提示尿液,有助诊断。重复输尿管开口也须仔细查找,明确有无异位开口。

## 七、先天性巨输尿管(图5-3-7)

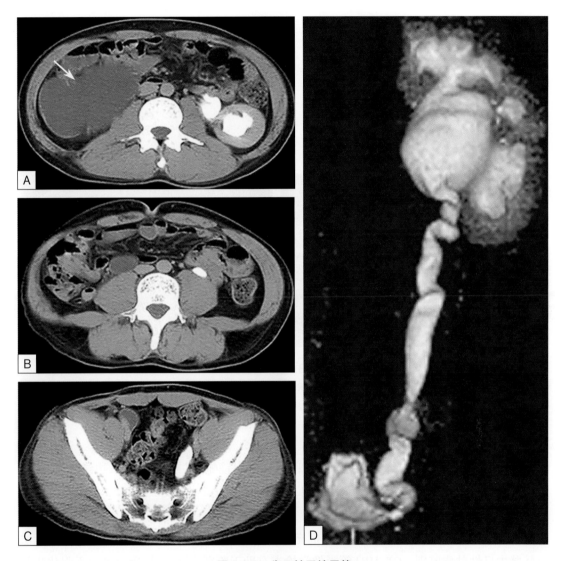

**图5-3-7 先天性巨输尿管**

患者,男,36岁,双肾积水12余年,尿失禁6年。A~C. CT增强扫描排泄期图像显示双侧肾盂输尿管全程明显扩张,右侧肾盂球形扩张(白箭),肾实质变薄,肾盂及输尿管内未见高密度对比剂充盈;D. 左侧输尿管显影,明显扩张,走行迂曲,开口正常。

【诊断要点】

①输尿管及膀胱出口无机械性梗阻及反流;②输尿管下段显著扩张,也可全程扩张;③泌尿系统造影检查可见肾盂肾盏逐渐扩张,肾实质变薄。

【鉴别诊断】

需与输尿管下端狭窄所致输尿管扩张相鉴别。

## 八、输尿管囊肿(图5-3-8)

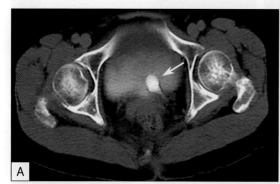
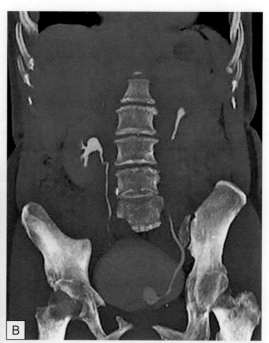

**图5-3-8　输尿管囊肿**

A. CT 泌尿系统造影显示左侧输尿管下端呈球状扩张,并突入膀胱内(白箭),边界清楚,内部密度均匀;
B. MIP 冠状位重建图像见左输尿管末端球状扩张。

【诊断要点】

①IVP、CTU、MRU 等影像学可见输尿管下端呈"眼镜蛇头"或球状扩张,边缘光滑;②因膀胱内压力变化,囊肿内液体可间歇性排出,大小可有变化。

【鉴别诊断】

IVP 检查中当输尿管囊肿内无对比剂充盈时,表现为膀胱内边缘光整的充盈缺损,无法与膀胱内良性肿瘤鉴别。CT、MRI 等影像学检查有助于鉴别诊断,输尿管囊肿为无强化囊状液性灶,而膀胱肿瘤为软组织影,增强扫描后可有不同程度强化。

## 九、先天性输尿管狭窄及梗阻(图5-3-9)

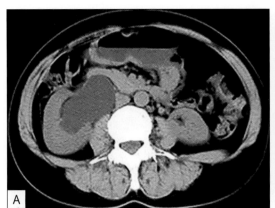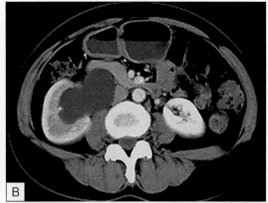

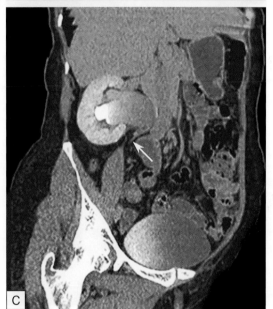

**图5-3-9 先天性输尿管狭窄及梗阻**

患者,男,42岁。A.右侧肾盂肾盏扩张;B.右肾实质强化程度较左肾延迟;C.排泄期右侧肾盂肾盏内少量对比剂充盈,MPR图像显示右侧输尿管上段狭窄(白箭),中下段输尿管未显示。

【诊断要点】

①肾盂显著扩张呈囊状,肾盏圆钝甚至消失;②肾功能差,可有少量对比剂进入肾盂,输尿管多不显影。

【鉴别诊断】

(1)迷走血管压迫输尿管:输尿管压迫狭窄处可见外压性条状压迹,CTA可明确显示外压的动脉影,静脉压迫罕见。

(2)输尿管肿瘤:肿瘤可导致输尿管狭窄,须排除尿路上皮肿瘤或壁外肿瘤累及输尿管,后方可考虑先天性狭窄。

(3)输尿管炎性狭窄:多继发于输尿管结石治疗后,病史可助诊断。

# 第四节　泌尿系统结石

## 一、肾结石(图5-4-1)

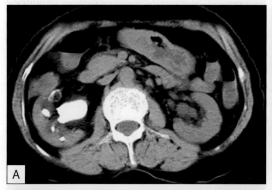
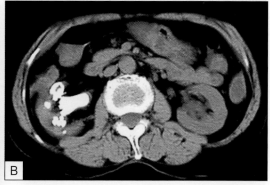
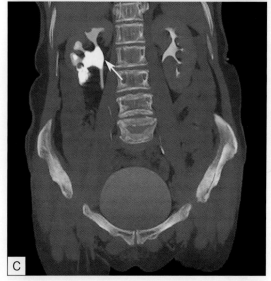

**图 5-4-1　肾结石**

患者,男,56 岁,右侧腰部酸痛数年。A、B. 右侧肾盂肾盏内见多枚大小不等高密度影,右肾轻度积水改变;C. 排泄期 MIP 图像显示右侧肾盂肾盏铸形结石,呈"鹿角状"(白箭)。

【诊断要点】

①X 线平片阴性结石,行 IVP 时可表现为充盈缺损及其继发的梗阻征象。②X 线平片阳性结石,即高密度结石容易诊断。分层、桑葚及鹿角状高密度影均为肾结石的典型表现。③影像学报告须尽量明确结石继发的尿路积水程度。④CTU、MRU 等可明确结石的确切位置,准确显示尿路积水情况。⑤肾脏铸形结石多继发于反复尿路感染。

【鉴别诊断】

X 线平片阳性结石须与胆囊结石、腹部钙化灶、静脉石等鉴别。侧位片上,肾结石的高密度影与脊柱重叠,借此可鉴别。阴性结石须借助超声、CT、MRI 等影像学明确,特别是 CTU 对于鉴别静脉石、钙化灶价值最大。

## 二、肾钙乳症(图 5-4-2)

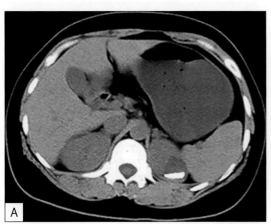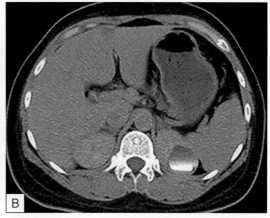

**图 5-4-2　肾钙乳症**

患者,男,42 岁,体检超声发现左肾多发结石。A. CT 示左肾上极肾盏憩室内见高密度钙化影沉淀,形似"盘中盛果";B. 排泄期见肾盏憩室内少量对比剂充盈。

【诊断要点】

肾钙乳症多继发于肾盏/肾盂憩室,憩室内尿液潴留,泥沙样结石形成,临床上也常称为"肾盂源性囊肿";囊内可见钙-液平面,呈"盘中盛果征"。CTU 排泄期显示对比剂进入囊内,为特征性表现。

【鉴别诊断】

肾钙乳症多见于肾盏/肾盂憩室,影像学报告须提示与集合系统相通的可能性,以免临床按照肾囊肿行开窗去顶导致迁延不愈的尿漏。CTU 排泄期如未见对比剂进入也无法排除该诊断,可能由肾盏颈部狭窄所致,对比剂暂无法经自然排泄进入,此时可能需要借助逆行尿路造影帮助明确诊断。

### 三、髓质海绵肾肾结石(图5-4-3)

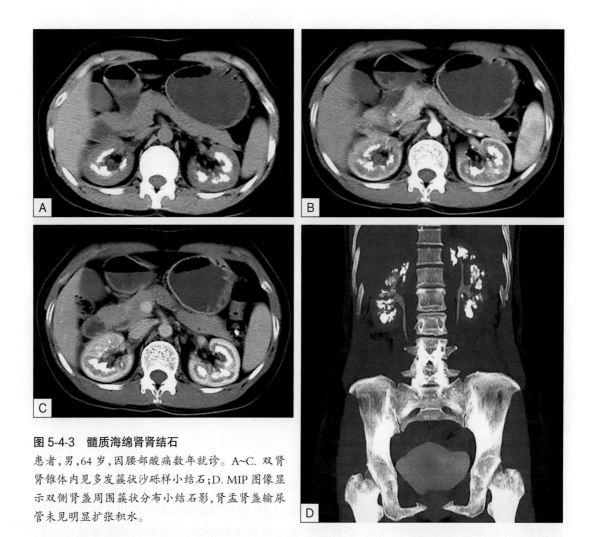

**图5-4-3　髓质海绵肾肾结石**
患者,男,64岁,因腰部酸痛数年就诊。A~C. 双肾肾锥体内见多发簇状沙砾样小结石;D. MIP 图像显示双侧肾盏周围簇状分布小结石影,肾盂肾盏输尿管未见明显扩张积水。

【诊断要点】

①结石呈沙砾状,呈簇分布于肾锥体内;②肾实质显影迟缓,肾锥体内肾小管扩张,肾小盏增宽,杯口扩大。

【鉴别诊断】

须与肾钙盐沉着症鉴别。肾钙盐沉着症多继发于全身钙磷代谢异常,须排查有无合并甲状旁腺功能亢进症等疾病;影像学表现类似,但肾钙盐沉着症多无髓质集合管扩张,而髓质海绵肾为肾髓质集合管发育异常所致,集合管多可见囊状扩张,扩张的囊内尿液潴留,结石形成,CTU、MRU 可显示囊状扩张的集合管,诊断价值较大。

## 四、输尿管结石(图 5-4-4)

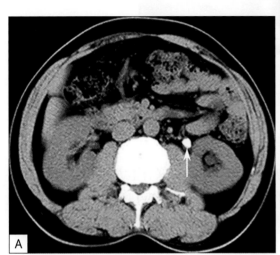
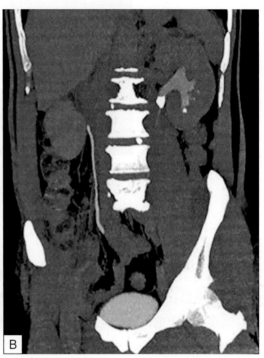

**图 5-4-4　输尿管结石**

患者,男,47 岁,左腰背部疼痛 3 天。A. 左侧输尿管上段见一类圆形高密度结石(白箭);B. MIP 图像显示左侧输尿管上段纤细,结石引起梗阻,左侧肾盂肾盏轻度扩张,下极肾盏内小结石。

【诊断要点】

①影像学与肾结石相同,X 线平片阴性结石,行 IVP 时可表现为充盈缺损及其继发的梗阻征象。②X 线平片阳性结石,即高密度结石容易诊断;结石 CT 值一般在 100Hu 以上,结石所在部位输尿管可出现炎性水肿改变,管周可见渗出。③CTU、MRU 等可明确结石的确切位置,结石上游输尿管及肾盂肾盏扩张,影像学报告须尽量明确描述结石三维径线及尿路积水程度。

【鉴别诊断】

X 线平片阳性结石须与腹部钙化灶、骶髂关节附近骨岛、静脉石等鉴别。阴性结石或阳性结石鉴别困难时,须借助超声、CT、MRI 等影像学明确,特别是 CTU 诊断价值最大。

## 五、膀胱结石(图 5-4-5)

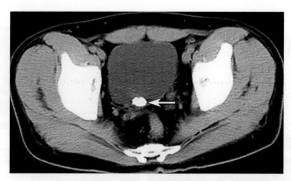

图 5-4-5　膀胱结石

患者,男,27岁,排尿困难数周。膀胱内类圆形高密度影,
边缘锐利(白箭)。

【诊断要点】

①多为阳性结石,即高密度结石容易诊断,平片表现为耻骨联合上方圆形、横置椭圆或分层状致密影;CT 值多大于 100Hu,具有移动性;MRI 在 $T_1WI$ 和 $T_2WI$ 序列上多表现为低信号。②多继发于前列腺增生或其他尿道梗阻性疾病,可有膀胱炎、膀胱憩室等继发改变。

【鉴别诊断】

需与输尿管下段结石、前列腺结石、肠腔粪石、静脉石、盆腔钙化鉴别,CT 检查特别是CTU 可助明确诊断。

# 第五节　泌尿系统感染性疾病

## 一、急性肾盂肾炎(图 5-5-1)

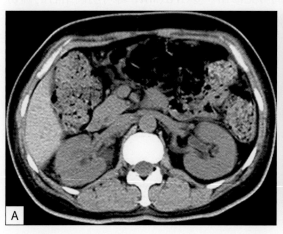
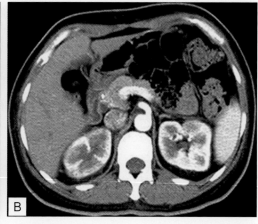

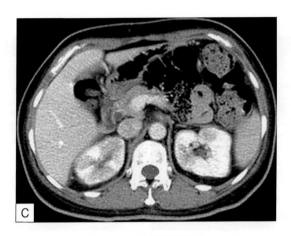

**图 5-5-1 急性肾盂肾炎**

患者,女,45 岁,发热、腰酸 2 周。A. 双肾形态轮廓略饱满,平扫密度未见异常;B. 动脉期见多个楔形稍低强化区,边界尚清晰;C. 静脉期上述低密度区边缘更模糊,右肾较明显。

【诊断要点】

①CT 平扫密度常正常,形态可表现为肿胀,偶可见高密度出血;②CT 增强扫描见一个或多个楔形低强化区,肾皮质、髓质均受累,皮髓质期该低密度区与周围正常肾实质分界较清晰,肾实质期分界模糊;③肾周可出现炎症征象,肾筋膜、肾周脂肪囊内条索样密度增高影。

【鉴别诊断】

临床表现如发热、腰痛、尿频尿急等有助于诊断,需与以下疾病鉴别。

(1) 慢性肾盂肾炎:多为急性肾盂肾炎反复发作、迁延不愈所致,肾脏形态萎缩变小,肾实质变薄,表面波浪状,肾功能受损,显影延迟。

(2) 肾梗死:肾实质内楔形低强化或无强化区,边界较清晰,边缘皮质强化相对保留;常伴有腹痛、恶心呕吐等症状;仔细查阅相关动脉栓塞病史,如其他脏器梗死灶有助于鉴别。

## 二、慢性肾盂肾炎(图5-5-2)

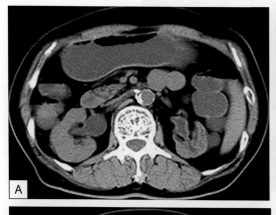
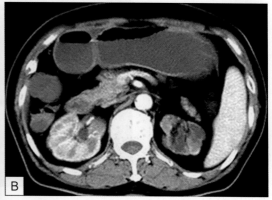
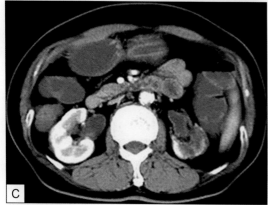

**图5-5-2  慢性肾盂肾炎**
患者,男,68岁,病史提示肾盂肾炎病史。A. 左肾
体积缩小,表面轮廓不光整;B、C. 增强扫描后左肾
皮质变薄,强化程度较右肾延迟,左侧肾盂变形,肾
盂壁增厚。

【诊断要点】
　　①肾脏体积缩小,实质变薄,轮廓凹凸不平,肾盂肾盏变形;②肾功能受损,强化减低,分
泌延迟。

【鉴别诊断】
　　(1) 先天性异常:如肾发育不良、肾发育不全,肾脏外形更小,轮廓大致光滑;肾盂肾盏容
量减少、无变形,输尿管细小,但与肾脏成比例,CT、MRI密度、信号、强化均与正常肾脏类似
是影像学鉴别要点。
　　(2) 肾血管狭窄所致肾萎缩:多为单侧,肾动脉造影可显示血管狭窄。
　　(3) 肾结核:肾小盏边缘见虫蚀状破坏,坏死钙化多见。

### 三、黄色肉芽肿性肾盂肾炎(图 5-5-3)

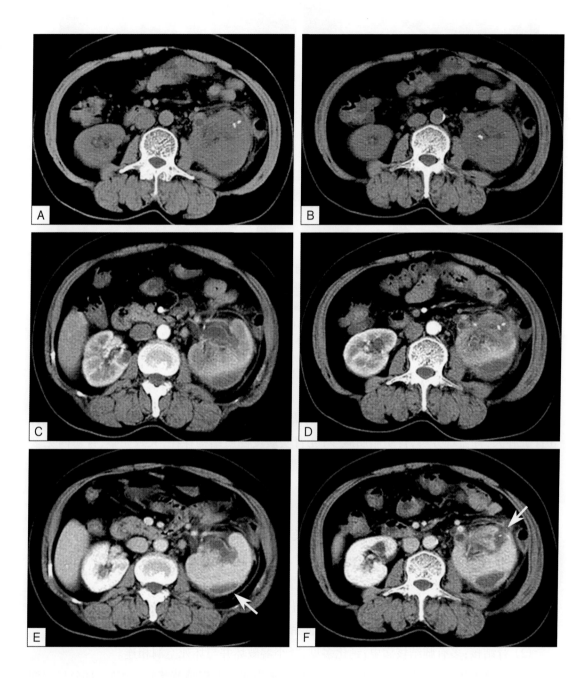

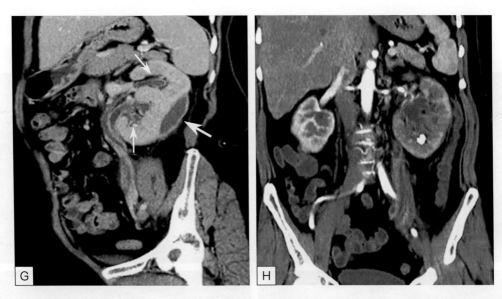

**图 5-5-3　黄色肉芽肿性肾盂肾炎**

患者,女,48 岁,左侧腰痛半年。A、B. 左肾形态明显肿大,其内见多枚斑点状结石,左侧肾窦脂肪减少,肾筋膜增厚,见条索样渗出;C~H. 增强扫描后动脉期、静脉期左肾强化程度较右肾减低;左侧双肾盂双输尿管畸形,肾盏扩张伴壁增厚强化(图 G 白细箭),左肾实质内多个斑片状低密度坏死区(图 F 白粗箭);左肾包膜下脓肿形成,局部肾实质受压,包膜增厚强化(图 E、G 白粗箭)。

【诊断要点】

①好发于中年女性,多单侧发病;②常有集合系统结石病史,继发于结石长期反复感染;③肾脏肿大,肾盂难分辨,肾窦脂肪减少;④肾实质皮髓质结构存在,大致完整,肾窦内见多个囊状低密度,为坏死腔和扩张肾盏,增强扫描后腔壁可见强化;⑤肾筋膜明显增厚,甚至累及腰大肌等周围结构。

【鉴别诊断】

黄色肉芽肿性肾盂肾炎多有尿路结石、长期反复尿路感染病史,常合并慢性肾盂肾炎,影像学鉴别相对困难,但肾实质炎症破坏较重、周围结构受累有助诊断。此外还需要与以下疾病鉴别。

(1) 肾脓肿:临床表现相似,均可有发热、肾区疼痛、脓尿及血白细胞增高。影像学上肾脓肿位于肾实质,呈类圆形、花边状不均匀低密度影,增强扫描呈环状强化。

(2) 肾结核:多有肺结核病史;钙化多见,肾小盏破坏并与坏死空洞相连。

(3) 尿路上皮肿瘤:临床常有全程肉眼血尿;多为尿路上皮结节状软组织影,部分呈浸润性生长者与黄色肉芽肿性肾盂肾炎难以鉴别,肾皮髓质破坏征象有助于鉴别。

(4) 肾癌:大部分肾癌容易诊断,但部分高级别肾癌可呈肾实质浸润性生长,瘤体主体位于肾实质,皮髓质结构明显破坏,增强扫描后强化方式呈"快进快出"特征;肿块内可见钙化,伴发结石少;可见肾静脉下腔静脉发生瘤栓、淋巴结转移。

## 四、气肿性肾盂肾炎(图5-5-4)

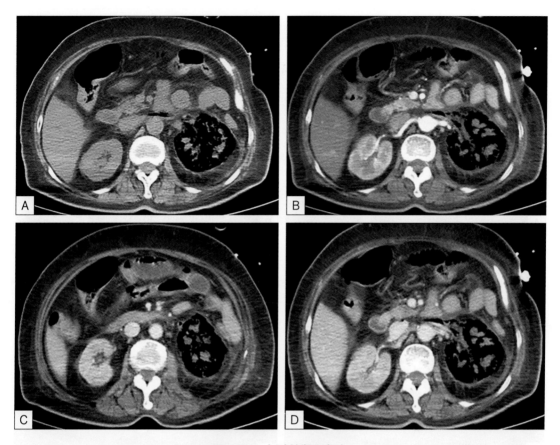

**图 5-5-4 气肿性肾盂肾炎**

患者,女,73岁,畏寒发热1天,意识不清9小时入院,糖尿病病史。A. CT平扫示左肾体积增大,肾实质可见弥漫气体密度影;B、C. 增强扫描后皮质期及实质期肾实质强化不明显,充满气体,肾周炎性渗出;D. 输尿管上段腔内可见气体影。

【诊断要点】

①罕见,多为糖尿病及免疫力低下患者,女性、单侧发病多见;②肾脏弥漫性肿大,强化程度弥漫性减低;③气体可存在于集合系统、肾实质、肾外或脓肿内;④肾周可出现炎症征象,肾筋膜、肾周脂肪囊内渗出样改变。

【鉴别诊断】

(1) 急性肾盂肾炎:肾脏形态可肿胀,累及皮质的楔形低强化区,肾内外无气体影。

(2) 肾脓肿:增强扫描后可见环形强化脓肿腔,脓腔内可出现气-液平面,但无肾实质与集合系统积气。

(3) 黄色肉芽肿性肾盂肾炎:常继发于结石长期反复感染,肾脏肿大,肾盂难分辨,肾窦脂肪减少,肾窦内见多个囊状低密度,囊壁强化,无气体。

## 五、肾脓肿(图 5-5-5)

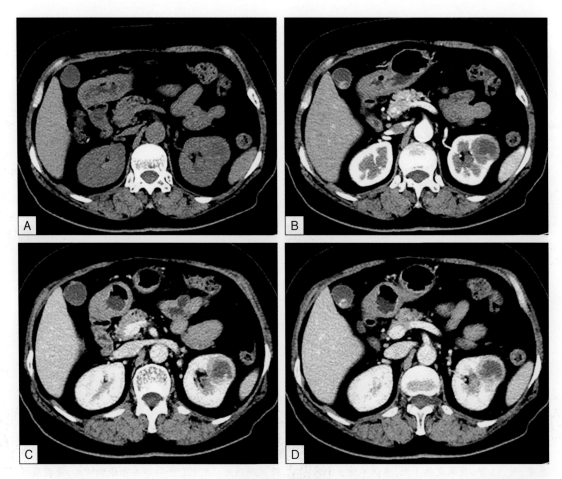

图 5-5-5 肾脓肿

患者,女,62 岁,发热伴腰痛 1 周入院。A. CT 平扫左肾可见类圆形低密度影;B. 增强扫描后皮质期可见病灶边缘环形强化,中央呈液性坏死密度,未见强化;C、D. 实质期可见病灶边缘进一步强化,中央仍可见坏死低密度影。

【诊断要点】

①临床起病急,女性好发于经期,或有其他免疫力降低病史。②CT 扫描见单房或多房低密度灶,增强扫描脓肿壁可见强化;如出现气-液平面可视为典型表现。③肾周可出现炎症征象,肾筋膜、肾周脂肪囊内条索样密度增高影。④MRI 检查脓液可见明显扩散受限表现。

【鉴别诊断】

临床有发热、腰痛和/或尿路感染表现,肾脓肿影像学多较为典型,但须与以下疾病鉴别。

(1) 肾结核:多继发于全身结核尤其是肺结核血行播散,皮髓质破坏形成空洞,累及集合系统,增强扫描结核性空洞壁强化程度多低于细菌性肾脓肿;MRI 检查干酪性空洞扩散可有受限,但扩散受限程度低于其他细菌性脓液。

（2）肾囊肿伴感染：既往有该区域肾囊肿病史易于诊断；如无病史，则难以与单纯肾脓肿鉴别；但此两种疾病临床治疗类似，影像学即使难以鉴别也不影响诊治方案的制订。

## 六、泌尿系统结核

### （一）肾结核（图5-5-6）

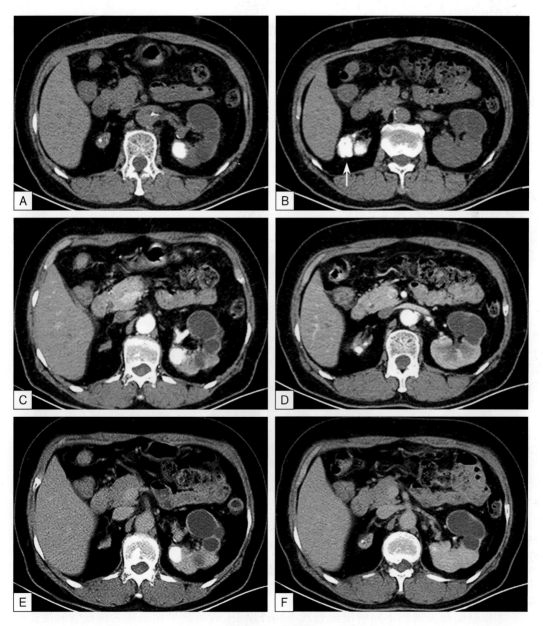

**图5-5-6　肾结核**

患者，男，45岁，肺结核病史，反复低热、乏力1年。A~F. 右肾体积明显缩小，形态不规则，肾实质被大量钙化取代，无强化，形成肾自截（白箭）。左肾轮廓凹凸不平，部分肾实质及肾盂内均可见高密度钙化影，左肾实质亦可见多个空腔，其内为水样密度，肾皮质菲薄，左肾强化延迟，程度减低。

【诊断要点】

①早期肾脏可肿大,形态不光整,晚期体积缩小,桑葚样变形,肾实质菲薄。②肾实质内干酪性病灶呈稍低密度,边缘模糊;坏死物排出后呈空腔样,其内近似水样密度,空腔壁可见钙化。③肾盂肾盏狭窄、变形、扩张。④肾脏显影延迟、功能减退,出现肾自截。⑤结核病变破溃至肾周,可形成不规则低密度病变。

【鉴别诊断】

肾结核多继发于全身结核播散,常有肺结核病史;诊断时全面了解病史非常重要,并须与以下疾病鉴别。

(1) 慢性肾盂肾炎:多为急性肾盂肾炎反复发作迁延不愈发展而来,无肾皮髓质破坏形成的空洞样表现。

(2) 肾脓肿:有发热、腰痛等急性感染表现,影像学脓肿壁见环形强化,MRI 检查脓液成分呈现明显扩散受限。

(3) 肾肿瘤:肾肿瘤血供多较丰富,强化明显。相对于肾脏肿瘤,结核灶多可见干酪性坏死所致的低强化区,并常伴有同侧肾脏体积缩小,肾盂肾盏增厚、变形。

(二) 输尿管结核(图 5-5-7)

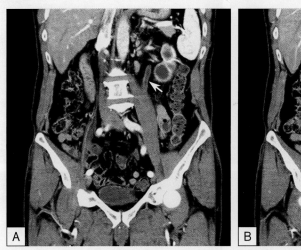
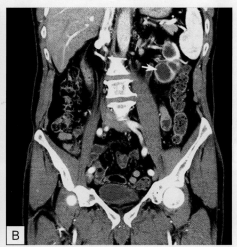

图 5-5-7　输尿管结核

患者,男,63 岁,腰酸、腰痛 2 个月。A~B. 左侧输尿管上段扩张积水,管壁增厚并明显强化(箭头);左侧肾脏皮质明显变薄,呈囊状改变,强化程度减弱。

【诊断要点】

①根据结核发展的不同阶段而表现不同;②输尿管结核早期表现为输尿管轻度扩张;③输尿管结核后期显示出输尿管管壁增厚,并管腔多发狭窄与扩张;④增强扫描后表现为输尿管管壁增厚强化,呈环状强化;⑤MRU 表现为输尿管不规则,管腔粗细不均,呈串珠样。

【鉴别诊断】

输尿管结核多继发于肾结核,后期狭窄导致上游输尿管扩张及肾盂积水,须与其他尿路感染所致输尿管炎症鉴别,需依靠临床病史、实验室检查鉴别。

(三)膀胱结核(图 5-5-8)

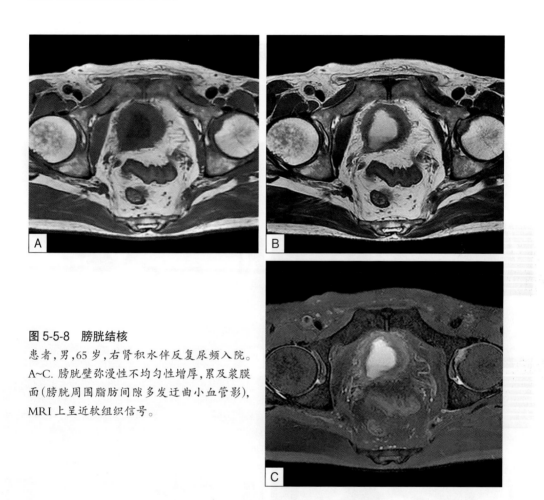

图 5-5-8　膀胱结核

患者,男,65 岁,右肾积水伴反复尿频入院。A~C. 膀胱壁弥漫性不均匀性增厚,累及浆膜面(膀胱周围脂肪间隙多发迂曲小血管影),MRI 上呈近软组织信号。

【诊断要点】

①膀胱结核继发于肾结核,故而病变始于肾盂、输尿管,沿尿液顺行播散至膀胱,早期常开始于患侧输尿管口处,其后蔓延至三角区乃至整个膀胱;②结核结节形成溃疡,进而向肌层侵犯形成肉芽肿,CT 表现为边界不清、密度不均的软组织影,局部表现出坏死,病程较长病灶可出现不同形态的钙化;③增强扫描后病变部分可见不同程度强化;④病程较长、病变较严重时病灶发生纤维化,表现为挛缩性膀胱;⑤MRI 对钙化的显示能力较CT 差。

【鉴别诊断】

(1)膀胱细菌性感染:起病急,进展快,需结合临床、实验室检查及细菌学检查。

（2）膀胱肿瘤：膀胱原发性肿瘤边界较清，钙化少见，一般不形成腔内肿块；须重点与浸润性生长尿路上皮肿瘤鉴别，临床常见全程肉眼血尿，少有尿路感染表现，MRI 显示肿瘤明显扩散受限，增强扫描后明显强化。

（黄　强　潘怡然　丁　雯　郭　颖　冷小园　成树亭　汪盈坊　耿　佳　黄文君）

# 第六节　泌尿系统肿瘤

## 一、肾细胞癌（图 5-6-1~图 5-6-7）

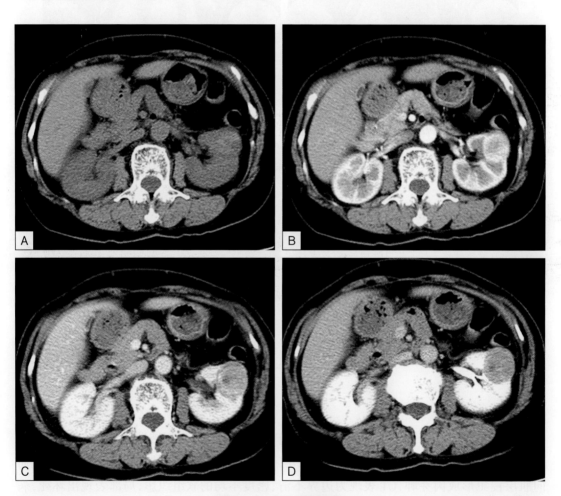

**图 5-6-1　肾透明细胞癌**

患者，女，71 岁，体检发现左肾占位。A. 左肾中极低密度肿块，内部密度不均；B. 增强扫描后皮髓质期明显强化；C. 实质期强化程度减低；D. 排泄期强化程度进一步减低。

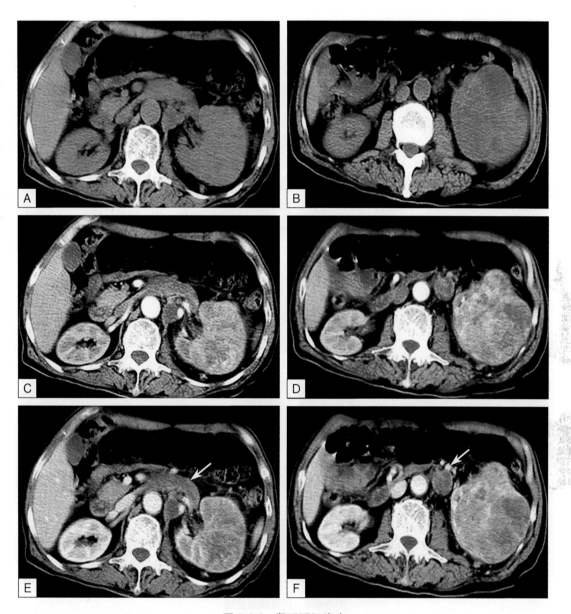

**图 5-6-2 肾透明细胞癌**

患者,男,61岁,体检超声发现左肾占位。A、B. 平扫左肾下极肿块,密度不均,轮廓不光整;C、D. 增强扫描后肿块不均匀明显强化,其内见斑片状低密度坏死区;E. 左侧肾静脉增粗,管腔内瘤栓形成(白箭);F. 左肾门见转移肿大淋巴结(白箭)。

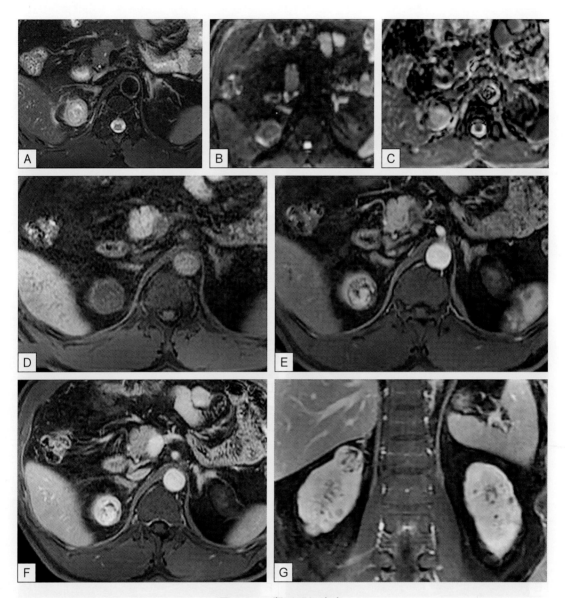

**图 5-6-3　肾透明细胞癌**

患者,男,52 岁,体检发现右肾肿块。右肾上极肿块,约 50% 突出于肾轮廓外。A. T$_2$WI 序列显示病灶内不均匀高信号影;B、C. 分别为 DWI 及 ADC 图像,肿块未见明显弥散受限;D~G. 分别为平扫、动脉期、延迟期及冠状位图像,显示病灶不均匀明显强化,边界清晰,有包膜。

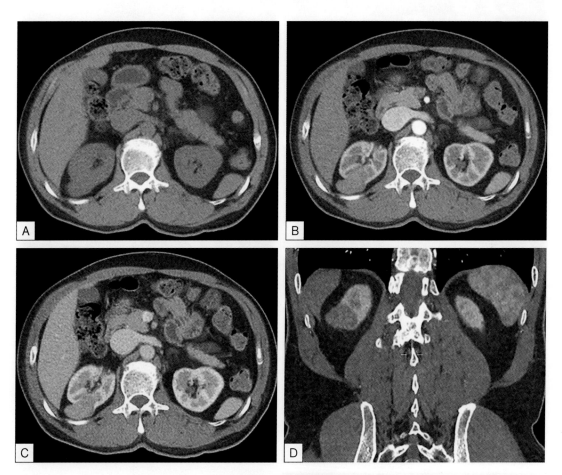

**图 5-6-4　肾细胞癌**

患者,男,53 岁,入院体检发现右肾占位。A. 右肾后部等低密度肿块,内部密度尚均匀;B. 增强扫描后皮髓质期呈轻度强化,强化程度低于肾周皮质;C. 实质期呈持续性轻度强化;D. 排泄期强化程度与实质期相仿。

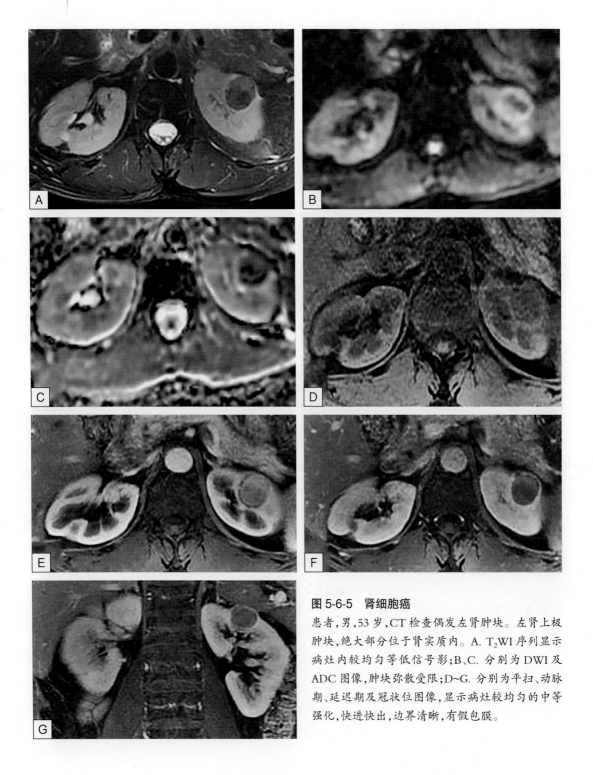

**图 5-6-5　肾细胞癌**

患者,男,53 岁,CT 检查偶发左肾肿块。左肾上极肿块,绝大部分位于肾实质内。A. $T_2WI$ 序列显示病灶内较均匀等低信号影;B、C. 分别为 DWI 及 ADC 图像,肿块弥散受限;D~G. 分别为平扫、动脉期、延迟期及冠状位图像,显示病灶较均匀的中等强化,快进快出,边界清晰,有假包膜。

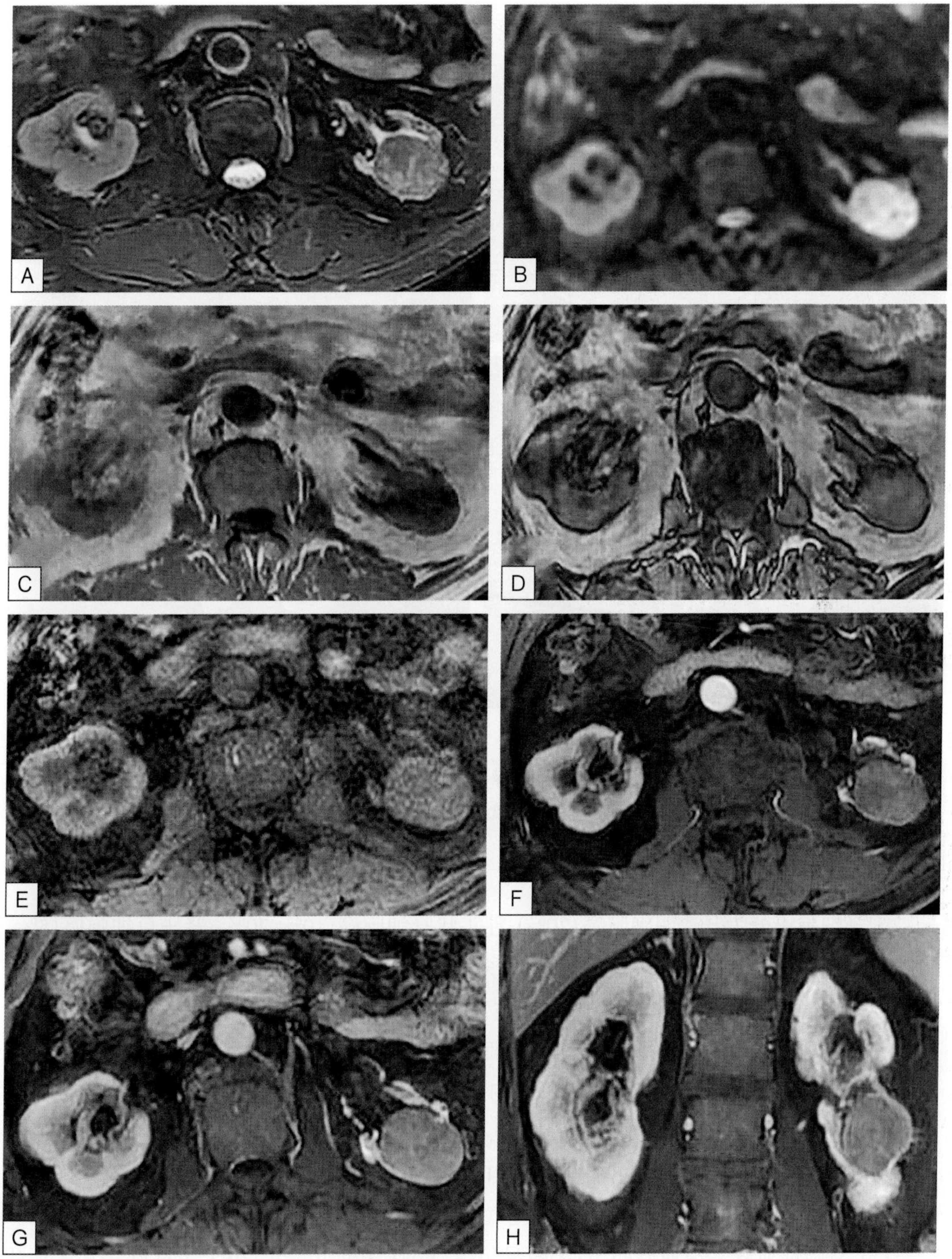

**图 5-6-6　乳头状肾细胞癌**

患者,男,64 岁,前列腺检查时偶然发现左肾肿块。左肾中下极肿块,肿块大部分位于肾实质内。A. T₂WI 序列显示病灶内呈高信号;B. DWI 序列显示肿块弥散受限;C、D. 分别为同相位和反相位图像,反相位未见信号减低;E~H. 分别为平扫、动脉期、延迟期及冠状位图像,显示病灶轻度持续强化,边界清晰,有假包膜。

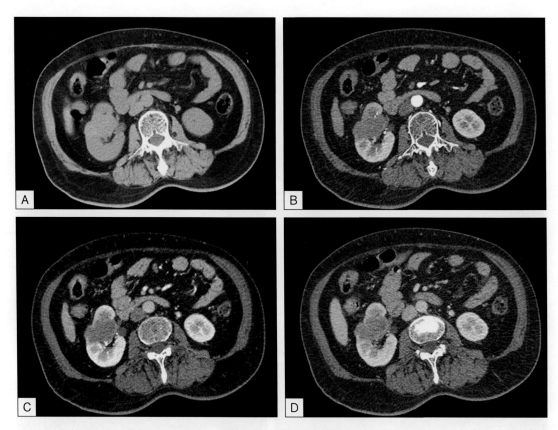

**图 5-6-7 肾集合管癌**

患者,男,53 岁,体检发现右肾占位。A. 右肾前部等密度肿块,内部密度均匀;B. 增强扫描后皮髓质期呈轻度强化,强化程度低于肾周皮质;C. 实质期强化程度减低;D. 排泄期强化程度与实质期相仿。

【诊断要点】

①肾细胞癌分为肾透明细胞癌(70%)、乳头状肾细胞癌(10%~20%)、肾嫌色细胞癌(5%~10%)、肾集合管癌(1%)和未分化癌(罕见)等多种类型,其中肾透明细胞癌、乳头状肾细胞癌、肾嫌色细胞癌均起源于肾皮质,类似膨胀性生长,常见假包膜;集合管癌及髓质癌起源于肾髓质,呈浸润性生长,边界不清。②肾透明细胞癌血供丰富,囊性变、坏死明显,$T_2WI$ 序列表现为不均匀高信号,增强扫描后明显不均匀强化伴"快进快出";乳头状肾细胞癌为乏血供肿瘤,轻度强化,易出血,常表现为中心出血,罕见多灶分隔出血;肾嫌色细胞癌质均匀,内可有纤维分隔,增强扫描后中等均匀强化,$T_2WI$ 序列信号可高可低。

【鉴别诊断】

(1)乏脂性血管平滑肌脂肪瘤:无明显包膜,$T_2WI$ 序列低信号,小于 4cm 肿块常无坏死囊性变,无钙化,强化明显、不均匀、"快进快出",DWI 序列显示弥散受限。

(2)囊性病变:乳头状肾细胞癌可完全囊性变坏死,但肿瘤壁相对模糊,低级别潜在恶性囊性肾肿瘤,分隔较厚伴壁结节。

(3)肾嗜酸细胞腺瘤:较大肿瘤常有中心瘢痕。

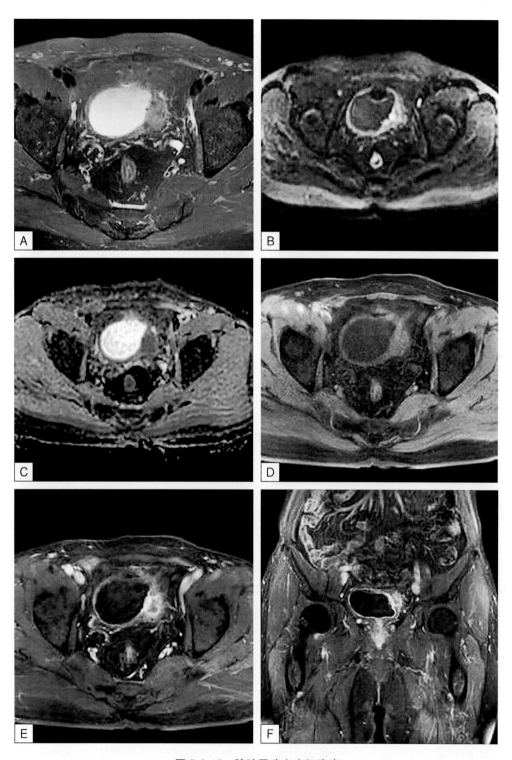

**图 5-6-19　膀胱尿路上皮细胞癌**

患者,男,65 岁,血尿,伴有尿频、尿痛 1 个月余。A. 横断位 MRI 显示左侧膀胱壁增厚,T$_2$WI-FS 序列呈稍高信号;B、C. DWI 序列显示病灶弥散受限,呈高信号,ADC 呈低信号;D~F. 增强扫描显示左侧膀胱壁增厚伴明显强化,病灶沿膀胱壁向周围浸润。

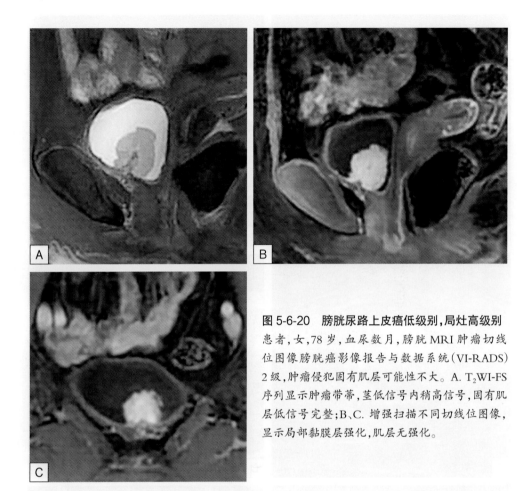

**图 5-6-20 膀胱尿路上皮癌低级别，局灶高级别**

患者，女，78 岁，血尿数月，膀胱 MRI 肿瘤切线位图像膀胱癌影像报告与数据系统（VI-RADS）2 级，肿瘤侵犯固有肌层可能性不大。A. $T_2$WI-FS 序列显示肿瘤带蒂，茎低信号内稍高信号，固有肌层低信号完整；B、C. 增强扫描不同切线位图像，显示局部黏膜层强化，肌层无强化。

【诊断要点】

①临床表现为血尿，可伴有尿频、尿急和尿痛等膀胱刺激症状。②CT 和 MRI：表现为自膀胱壁突向腔内的结节状、分叶或菜花状肿块，肿瘤侵犯肌层显示局部膀胱增厚，增强扫描检查早期肿块有明显强化，延时扫描膀胱腔内对比剂充盈而表现为病变处充盈缺损。MRI 对鉴别肿瘤是否侵犯固有肌层有重要价值。③少数膀胱癌仅显示局部膀胱壁僵直，壁增厚或充盈缺损可不明显。④晚期肿块可突破浆膜侵犯邻近组织，盆腔内淋巴结转移。

【鉴别诊断】

（1）慢性膀胱炎：主要表现为尿频、尿急、尿痛、全程血尿；多见于女性，病程较长，病变范围广泛，黏膜面粗糙、增厚，增强扫描黏膜层连续而均匀强化。

（2）前列腺增生与前列腺癌：多见于老年人。增大的前列腺压迫膀胱，膀胱壁向腔内突起，其表面较光滑。冠状或矢状切面显示膀胱壁虽受压突入膀胱底部，但无膀胱壁增厚。

（3）膀胱内凝血块：增强扫描无强化，位置可随体位改变。

## 六、膀胱平滑肌瘤（图5-6-21、图5-6-22）

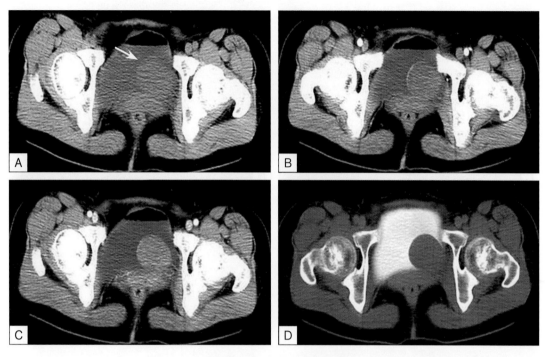

**图5-6-21　膀胱平滑肌瘤**

患者,女,47岁,下腹隐痛3个月。A. 平扫膀胱左后壁类圆形软组织密度影,轮廓清晰,密度不均(白箭);B、C. 增强扫描中等程度强化,膀胱内少量积气(膀胱镜检查术后);D. 分泌期膀胱内可见充盈缺损。

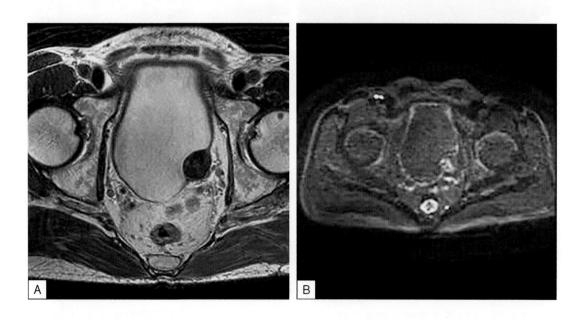

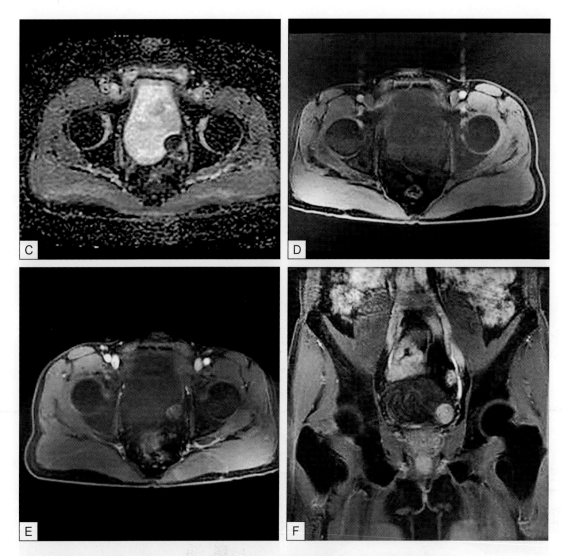

**图 5-6-22　膀胱平滑肌瘤**

患者,男,66 岁,尿频、尿急、排尿不畅半年余。A. 横断位 MRI 显示左侧膀胱壁结节,$T_2WI$ 序列呈稍低信号,边界清晰;B、C. DWI 序列显示病灶呈低信号为主,ADC 呈低信号;D~F. 增强扫描显示左侧膀胱壁结节明显强化,周围结构无特殊。

【诊断要点】

①临床症状可有尿路梗阻症状、尿路刺激症状、血尿等,部分患者没有症状。②CT:平扫可见膀胱壁类圆形软组织结节或肿块影,边界均清晰、完整、光滑,膀胱壁无浸润表现。增强扫描时,由于膀胱平滑肌瘤的血供丰富,病灶常呈中度强化。③MRI:膀胱壁肿块或局限性增厚,$T_1WI$ 序列呈等或略高信号,$T_2WI$ 序列呈稍低信号,增强扫描呈均匀中度强化。

【鉴别诊断】

(1) 膀胱副神经节瘤:典型临床表现为阵发性/持续性高血压、血尿,尤其是排尿后血压一过性升高,血尿儿茶酚胺类激素增高。肿瘤较小时密度均匀,较大时可发生出血、坏死、囊性变而密度不均,增强扫描后呈明显强化。

(2) 膀胱癌:膀胱壁局部增厚或向腔内突出的肿块,与膀胱壁分界不清,肿块形态多样,常表现为不规则形、菜花状,基底部多较宽,增强扫描后早期肿块即有强化;当发生囊性变坏死时呈不均匀强化。

## 七、膀胱副神经节瘤(图5-6-23)

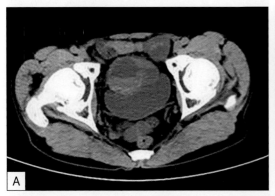
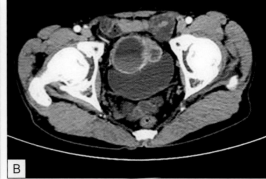
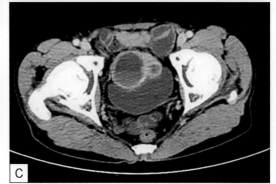

图 5-6-23 膀胱副神经节瘤
患者,男,55岁,下腹部疼痛伴小便时心悸1个月余。A~C. 横断位CT膀胱前壁见囊实性软组织团块影,平扫显示病灶内密度不均匀,局部见斑片状高密度影,提示囊性灶内积血;增强扫描显示病灶实性部分呈明显强化。

【诊断要点】

①典型临床表现为排尿时头痛、头晕、心悸、视物模糊、出汗和高血压。②CT:表现为膀胱壁类圆形或卵圆形肿块,边界清楚,密度不均,容易合并坏死、囊性变,增强扫描实性区明显强化,强化程度类似血管。③MRI:$T_1WI$ 序列呈低信号,$T_2WI$ 序列明显高信号,较小病灶者信号可均匀,较大者由于出血、坏死及囊性变多不均匀。增强扫描实性区明显强化,强化程度类似血管。CT、MRI 总体表现类似肾上腺嗜铬细胞瘤。

【鉴别诊断】

当临床怀疑为副神经节瘤且实验室检查结果也支持此判断时,若肾上腺区未发现异常,应继续检查其余部位。膀胱嗜铬细胞瘤的临床表现较特殊,症状为排尿时阵发性儿茶酚胺类激素升高,如检查发现膀胱壁肿块,并有上述影像表现时,结合临床及实验室检查即可助诊断。单纯影像学上须与膀胱泌尿上皮肿瘤、膀胱平滑肌瘤鉴别。

# 第七节　肾囊性疾病

## 一、单纯性肾囊肿(图5-7-1)

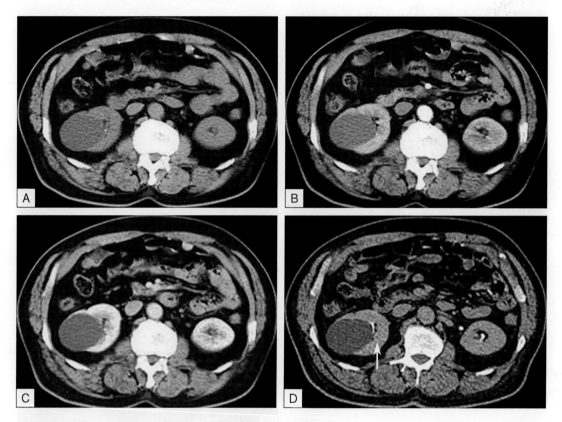

图 5-7-1　肾囊肿

患者,男,63岁,体检超声发现右肾囊肿。A. 平扫显示右肾内椭圆形低密度影,CT值约为 9Hu,内部密度均匀,边缘光滑;B、C. 增强扫描后显示壁薄,壁及病灶内未见强化;D. 排泄期病灶内无高密度对比剂充盈,肾盏受压改变(白箭)。

【诊断要点】

①圆形或椭圆形低密度灶,其内为均匀水样密度,边界清楚,壁薄,无强化;②肾盂旁囊肿位于肾窦内,无强化,可压迫肾盂肾盏,使其变形、移位。

【鉴别诊断】

(1) 囊性肾癌:囊性肾癌壁厚薄不均,囊内较多分隔,分隔和壁均可强化。

(2) 囊肿合并出血或感染:囊内密度不均匀,呈多房性,分隔偶有强化。

## 二、肾囊肿合并出血（图 5-7-2）

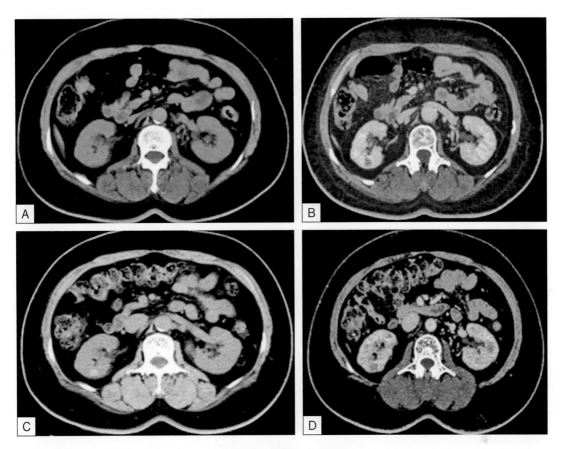

**图 5-7-2　肾囊肿合并出血**

患者,女,56 岁,直肠癌恶性肿瘤术后,长期腹部 CT 随访。A、B. 右肾实质内等密度影,CT 值约为 35Hu,增强扫描未见明显强化,边界清晰;C、D. 8 个月后行腹部 CT 复查,右肾实质内稍高密度影(合并出血),CT 值约为 61Hu,增强扫描未见明显强化,大小与前片相仿。

【诊断要点】

类圆形或椭圆形高密度影,密度均匀,边界光整,增强扫描无强化。

【鉴别诊断】

(1) 乏脂型血管平滑肌脂肪瘤:病灶多向肾轮廓外突出,形态欠规则,增强扫描皮质期明显强化,表现为"快进快出"。

(2) 肾癌合并出血:病灶常较大,密度多不均匀,增强扫描明显不均匀强化。

### 三、多囊肾(图5-7-3)

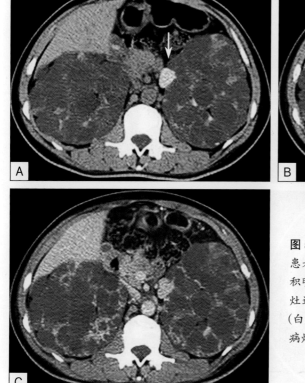

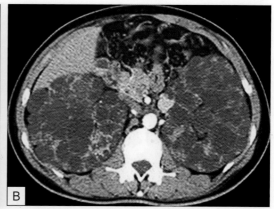

图 5-7-3  多囊肾

患者,男,43岁,体检发现双侧多囊肾。A. 双肾体积明显增大,双肾内弥漫性多发囊性低密度灶,病灶边界清楚,左肾内局部见囊肿内出血呈高密度(白箭),CT值约为70Hu;B、C. 增强扫描后双肾内病灶无强化,肾盂肾盏受压变窄。

【诊断要点】

①双肾形态常增大,肾脏轮廓光滑或呈分叶状;②肾实质内弥漫性分布囊性低密度灶,边界清楚,无强化;③肾盂肾盏可变形拉长;④囊肿内合并出血时呈高密度影。

【鉴别诊断】

肾脏多发单纯性囊肿:在双侧肾脏内数量多个,但分布较为独立、局限,大小可相差悬殊,囊肿较大时可压迫肾盂肾盏使其移位,但不会使肾盂肾盏拉长。

## 四、髓质海绵肾(图5-7-4)

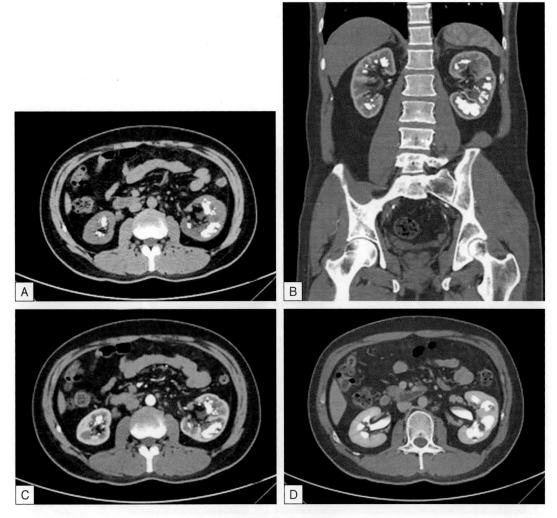

**图5-7-4　髓质海绵肾**

患者,男,45岁,尿道不适数天。A、B.横断位及冠状位CT平扫显示双肾形态如常,双肾锥体多发结节状、斑片状高密度影;C.增强扫描皮髓质期显示肾皮髓质分界清;D.排泄期显示肾髓质内扩张的囊腔形成,对比剂排泄至肾盂肾盏。

【诊断要点】

①多数患者无症状,实验室检查结果正常。②CT平扫肾锥体多发斑点状小结石,呈散在、簇集呈团或花环状,增强扫描锥体内可见囊状扩张的集合管和乳头囊腔形成。③排泄性尿路造影:对比剂在肾乳头或扩张的集合管呈放射条状分布,肾功能一般正常。

【鉴别诊断】

(1) 肾钙盐沉着症:多见于肾小管酸中毒、甲状旁腺功能亢进等,病变广泛,为肾集合管内及其周围弥漫性钙盐沉积,髓质锥体区无囊状扩张的集合管显示。

（2）肾结核：病变累及范围广，多伴有输尿管、膀胱的结核病变，常见钙化为弧线状、斑点状，坏死空洞及钙化不仅局限于肾乳头，静脉尿路造影检查显示肾盏虫蚀样改变。临床病史及实验室检查也有助于鉴别。

（3）肾结石：肾盂肾盏内散发小结石，可并发肾盂、肾盏轻度积水。

## 五、囊性肾肿瘤

### （一）肾癌囊性变（图 5-7-5）

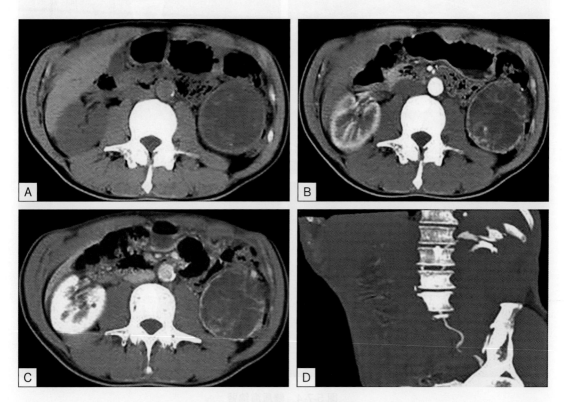

**图 5-7-5 肾透明细胞癌囊性变**

患者，女，44 岁。A. 平扫显示左肾下极低密度肿块，内部密度不均，壁及分隔见细点状钙化；B、C. 增强扫描后肿块壁结节与分隔明显强化，分隔厚薄不均；D. 分泌期 MIP 图像显示左肾下极肾盂肾盏受压，呈"手握球"征。

## （二）低度恶性潜能多房囊性肾肿瘤（图 5-7-6）

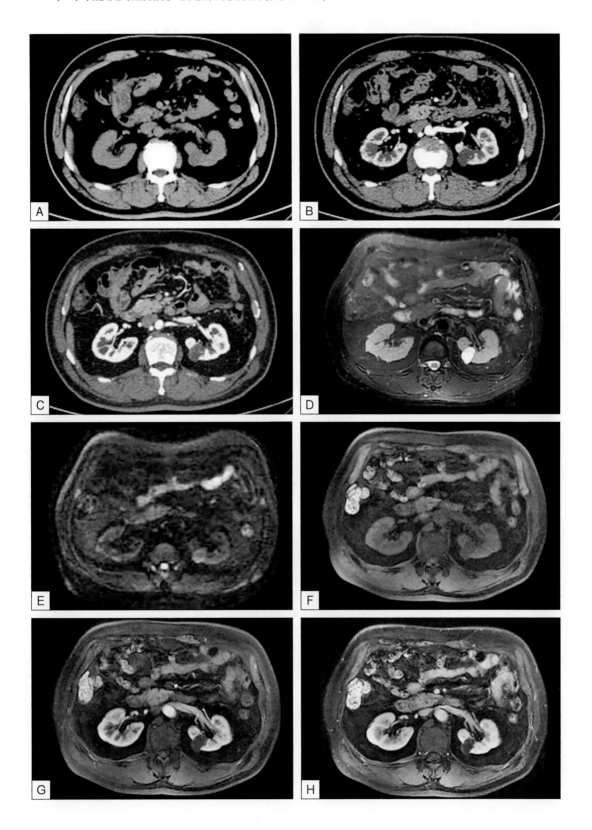

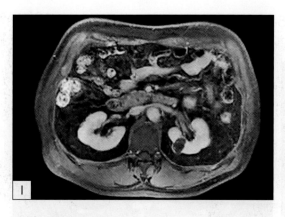

**图 5-7-6 低度恶性潜能多房囊性肾肿瘤**
患者,男,58 岁。A. CT 平扫左肾中极低密度病灶,内部密度欠均匀;B、C. 增强扫描后囊壁与分隔局部稍增厚,可见轻中度强化;D. $T_2WI$ 序列呈高信号,内见低信号分隔;E. DWI 序列呈稍高信号;F. $T_1WI$ 序列呈低信号;G~I. 增强扫描后囊壁及分隔轻度强化。

【诊断要点】

①多房囊性灶,内密度/信号不均,分隔可伴钙化,边界尚规整;②增强扫描后囊壁及分隔不同程度强化;③分隔及实性成分越多、强化越明显提示囊性肾癌,反之考虑低度恶性潜能多房囊性肾肿瘤。

【鉴别诊断】

(1) 单纯性肾囊肿:圆形或椭圆形低密度灶,其内为均匀水样密度,边界清楚,壁薄,无强化。

(2) 肾囊肿合并出血或感染:囊内密度不均匀,可呈多房性,分隔偶有强化。

## 六、肾囊性病变 Bosniak 分级(2019 版)(表 5-7-1,图 5-7-7~图 5-7-11)

表 5-7-1 肾囊性病变 2019 版 Bosniak 分级

| 分级 | CT | MRI | 性质及建议 |
| --- | --- | --- | --- |
| I | 边界清楚,光滑薄壁(≤2mm);均匀的液性密度(−9~20Hu);无分隔及钙化;囊壁可强化 | 边界清楚,光滑薄壁(≤2mm);均匀的液性信号(信号强度与脑脊液相似);无分隔及钙化;囊壁可强化 | 良性单纯性囊肿,无须随访 |
| II | 六种类型,均为边界清楚且光滑薄壁(≤2mm):<br>(1) 囊性肿块,薄壁(≤2mm)且伴有少量分隔(1~3 条);分隔及囊壁可强化;可伴有任何类型的钙化<br>(2) 平扫 CT 上的均匀、高密度病灶(≥70Hu)<br>(3) 肾脏 CT 增强扫描中密度大于20Hu 的均质、无强化肿块,可伴有任何类型的钙化<br>(4) 平扫 CT 密度介于 −9~20Hu 的均质病灶<br>(5) CT 门静脉期密度介于 21~30Hu 的均质病灶<br>(6) 由于过小而难以确定特征的低密度肿块 | 三种类型,均为边界清楚且光滑薄壁(≤2mm):<br>(1) 囊性肿块,薄壁(≤2mm)且伴有少量强化的分隔(1~3 条);可伴有任何类型的钙化<br>(2) 平扫 MRI 中 $T_2WI$ 序列上均匀、明显高信号肿块(接近脑脊液)<br>(3) 平扫 MRI 中 $T_1WI$ 序列上均匀、明显高信号肿块(为正常实质信号的 2.5 倍以上) | 良性囊性病变,无须随访 |

续表

| 分级 | CT | MRI | 性质及建议 |
|---|---|---|---|
| ⅡF | 囊性病灶,囊壁光滑、稍厚(3mm)、可见强化,或有1条及以上光滑、稍厚并强化的分隔,或有4条及以上光滑、纤细(≤2mm)的分隔 | 两种类型:<br>(1) 囊性病灶,囊壁光滑、稍厚(3mm)、可见强化,或有1条及以上光滑、稍厚并强化的分隔,或有4条及以上光滑、纤细(≤2mm)的分隔<br>(2) 平扫MRI中 $T_1WI$-FS 序列上不均匀高信号病灶 | 大多数为良性病变,即使发生恶变一般也是惰性的,通常建议6个月、12个月各随访一次,如无变化则每年随访一次至满5年 |
| Ⅲ | 1处/条或以上增厚且强化的囊壁/分隔(≥4mm),或不规则增厚且强化的囊壁/分隔(突起处厚度≤3mm且与囊壁/分隔呈钝角) | 1处/条或以上增厚且强化的囊壁/分隔(≥4mm),或不规则增厚且强化的囊壁/分隔(突起处厚度≤3mm且与囊壁/分隔呈钝角) | 恶性程度中等 |
| Ⅳ | 1个或以上的强化结节(突起处厚度≥4mm且与囊壁/分隔呈钝角,或与囊壁/分隔呈锐角的任意大小的突起) | 1个或以上的强化结节(突起处厚度≥4mm且与囊壁/分隔呈钝角,或与囊壁/分隔呈锐角的任意大小的突起) | 大多数为恶性 |

注:①囊性病变/肿块中强化的实性部分应少于25%;②应用 Bosniak 分级前需除外感染、炎症、血管性疾病及实性肿块坏死;③当囊性病变/肿块满足一种及以上分级标准时,以较高的分级为准;④极少数病变不满足特定的 Bosniak 分级或未定义的情况下,可纳入 Bosniak ⅡF 级;⑤当囊壁或分隔两侧均有突起时,取二者垂直方向上的距离之和,不包括囊壁或分隔的厚度;⑥应避免使用"复杂囊肿"这一用语。

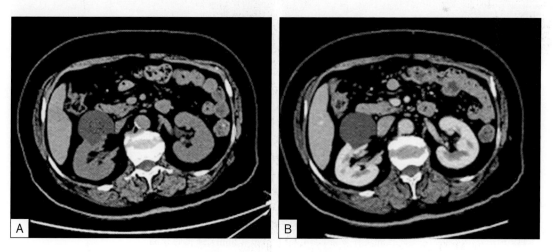

图 5-7-7　Bosniak Ⅰ级囊肿

边界清楚的薄壁、无强化的液性密度病灶。

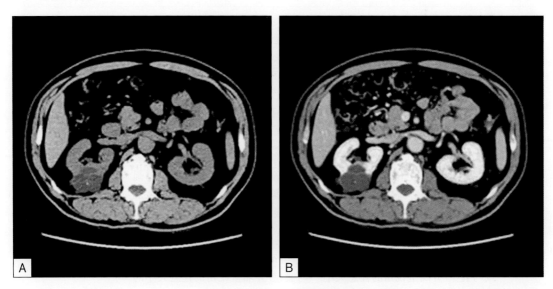

图 5-7-8   Bosniak Ⅱ级囊性病变

囊性肿块伴纤细（≤2mm）分隔及分隔上点状钙化。

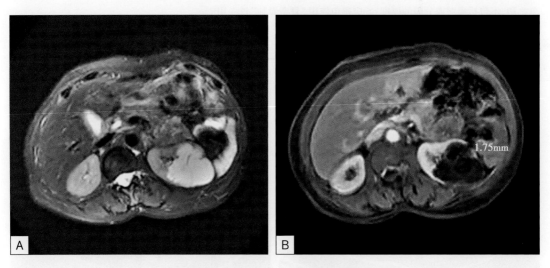

图 5-7-9   Bosniak ⅡF 级囊性病变

囊性肿块伴多条（≥4 条）纤细（≤2mm）、强化的分隔。

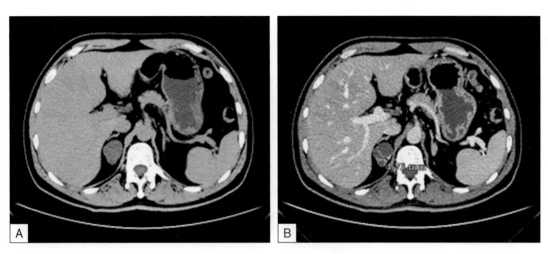

**图 5-7-10　Bosniak Ⅲ级囊性病变**
囊性肿块内见多条增厚（≥4mm）且强化的分隔。

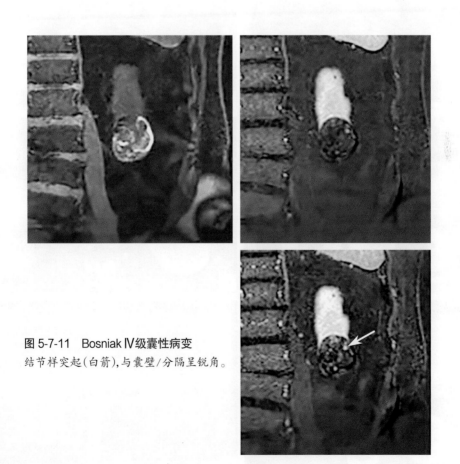

**图 5-7-11　Bosniak Ⅳ级囊性病变**
结节样突起（白箭），与囊壁/分隔呈锐角。

# 第八节    肾 外 伤

肾外伤(图 5-8-1)

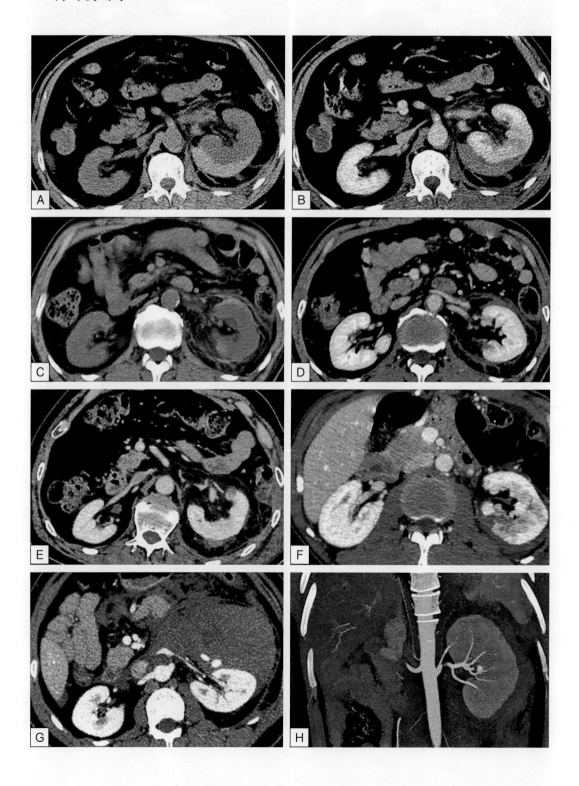

**图 5-8-1　肾外伤**

A、B. 美国创伤外科协会肾损伤分级(AAST)Ⅰ级,平扫左肾被膜下见弧形高密度影,肾周脂肪间隙模糊,无强化;C、D. AAST Ⅱ级,平扫左肾肾筋膜内见弧形高密度影,无强化;E. AAST Ⅱ级,实质期左肾见范围<1cm 条状或分支状低强化区;F. AAST Ⅲ级,实质期左肾见范围 >1cm 条状或分支状低强化区;G、H. AAST Ⅳ级,左肾动脉损伤,可见假性动脉瘤形成,并见局限性血肿;I. AAST Ⅳ级,实质期左肾可见斑片状低强化区,贯穿肾皮质、髓质与集合系统;J. AAST Ⅴ级,实质期可见右肾碎裂,肾周积血积气;K、L. AAST Ⅴ级,实质期右肾动脉未显影,右肾大部分低强化。

【诊断要点】

根据 2019 版美国创伤外科协会(the American Association for the Surgery of Trauma, AAST)肾脏损伤分为 5 级(表 5-8-1)。根据 AAST 分级,相应的影像学表现如下:①AAST Ⅰ级包括肾挫伤和包膜下血肿(subcapsular hematoma)。肾挫伤是最轻微的肾实质损伤,动脉期图像易漏诊,在静脉期或实质期增强扫描 CT 上,表现为局灶性、边缘欠清的低强化区域,在排泄期可能因对比剂滞留呈高密度,表明局部实质功能受损。包膜下血肿仅局限于肾包膜下,可有占位效应,压迫肾实质。CT 表现为肾包膜下的新月形或双凸状血肿,外缘清晰。②AAST Ⅱ级包括范围 <1cm 的肾皮质裂伤(laceration)和肾周血肿(perirenal hematoma)。肾皮质裂伤同肾挫伤类似,在 CT 增强扫描动脉期容易漏诊,在静脉期或实质期图像表现为条状或分支状低强化区,须通过排泄期图像确定是否累及集合系统。肾周血肿与肾包膜下血

肿边缘清晰的新月形表现截然不同,其特征是边缘模糊、不规则,血肿形态呈条片状、条索状。单纯局限于肾筋膜内的肾周血肿少见,其常与肾撕裂或血管损伤并存,相应分级升高。③AAST Ⅲ级指范围 >1cm 的肾皮质裂伤(laceration),CT 表现为条状或分支状低强化区,在静脉期或实质期图像容易显示,须通过排泄期图像确定是否累及集合系统。④AAST Ⅳ级包括贯穿肾皮质、髓质与集合系统的肾裂伤和主要的肾动脉和/或静脉损伤。⑤AAST Ⅴ级包括肾脏碎裂以及严重的血管损伤导致肾门撕脱、肾脏血液断流。

表 5-8-1　肾脏损伤 AAST 分级

| 分级 | 分类 | CT 影像学表现 |
|---|---|---|
| Ⅰ | 挫伤 | 局限于肾实质内、边界不清的低强化区 |
| | 血肿 | 包膜下血肿 |
| Ⅱ | 裂伤 | 肾皮质裂伤深度 <1cm,无尿外渗 |
| | 血肿 | 肾周血肿(局限于肾筋膜内) |
| Ⅲ | 裂伤 | 肾皮质裂伤深度 >1cm,伴/不伴集合系统破裂或尿外渗 |
| Ⅳ | 裂伤 | 裂伤贯穿肾皮质、髓质与集合系统 |
| | 血管损伤 | 主要的肾动脉和/或静脉损伤,且血肿局限 |
| Ⅴ | 裂伤 | 肾脏碎裂 |
| | 血管损伤 | 肾门撕脱,导致肾脏血液断流 |

【鉴别诊断】

有明确腹部外伤史,手术或局部穿刺史,并出现泌尿系统症状;CT 出现肾脏增大、出血、包膜下及肾周血肿、尿液外漏、肾周碎裂征象,即明确诊断。主要鉴别肾脏损伤程度,对临床治疗有重要意义。

# 第九节 肾 移 植

## 一、移植肾排斥反应(图 5-9-1、图 5-9-2)

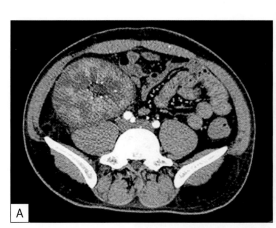
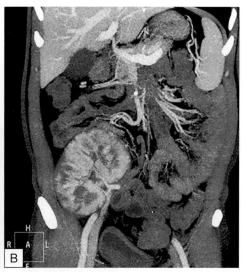

**图 5-9-1 移植肾急性排斥反应**

肾移植术后 3 个月。A. CT 增强横断位、B. CT 增强冠状位重建图示右侧髂窝移植肾,移植肾体积明显增大,强化减低,皮质为著,皮髓质分界不清。

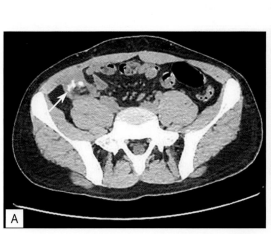
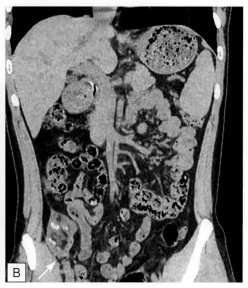

**图 5-9-2 移植肾慢性排斥反应**

肾移植术后 2 年。A. CT 平扫横断位、B. CT 平扫冠状位重建图示右侧髂窝移植肾,移植肾萎缩,皮髓质分界不清,可见多发钙化(白箭)。

【诊断要点】

移植肾排斥反应为受体对移植肾抗原产生的一系列细胞和体液的免疫反应,可分为超急性排斥反应、加速排斥反应、急性排斥反应和慢性排斥反应四类。①急性排斥反应时肾体积突然增大、肾实质增厚、密度不均匀减低、皮髓质交界处模糊;②慢性排斥反应时移植肾缩小。

【鉴别诊断】

移植肾术后并发症、急性肾小管坏死:肾动脉造影对鉴别有帮助。

## 二、移植肾尿路狭窄(图 5-9-3)

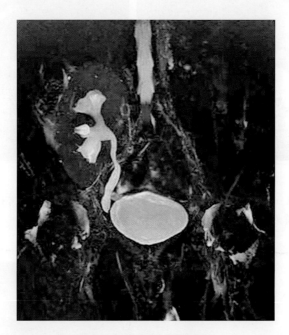

**图 5-9-3　移植肾尿路狭窄**
肾移植术后 4 个月,MRU 可见右侧髂窝移植肾,移植
肾下段输尿管狭窄,其上段输尿管及肾盂积水扩张。

【诊断要点】

肾移植术后输尿管狭窄发生率为 1%~10%,75%~90% 的狭窄发生在输尿管远端,输尿管膀胱吻合口处最为常见。影像学诊断容易,表现为输尿管狭窄,近端输尿管及肾盂积水。

## 三、肾移植血管性并发症(图5-9-4~图5-9-6)

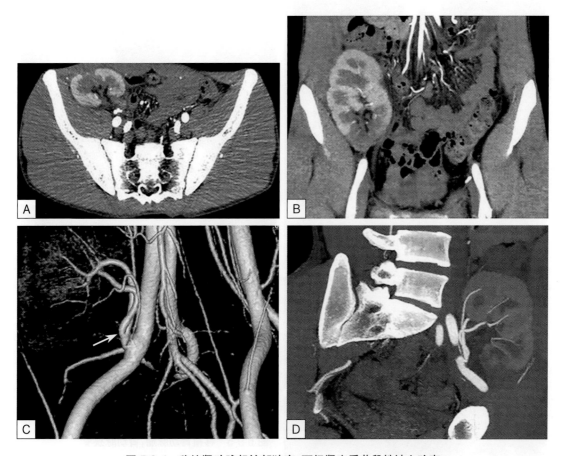

**图5-9-4　移植肾动脉起始部狭窄,下极肾实质节段性缺血改变**

患者,男,26岁。A、B.肾移植术后1年余,行髂动脉CTA检查,可见移植肾位于右侧髂窝内,移植肾下极皮质灌注减低,见节段性未强化区;C、D.VR及MIP图像可见移植肾动脉于髂外动脉起始部管腔狭窄(白箭)。

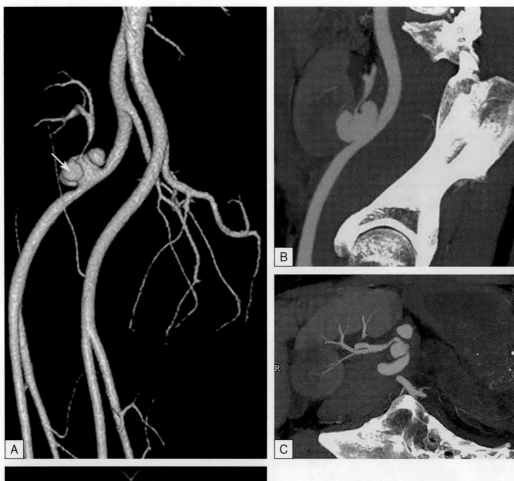

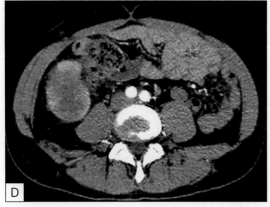

**图 5-9-5　移植肾动脉瘤,肾动脉狭窄**

患者,男,31 岁。A~C. 肾移植术后 8 个月,行髂动脉 CTA 检查,可见移植肾位于右侧髂窝内,VR 及 MIP 图像可见移植肾动脉吻合口处血管腔呈瘤样扩张,动脉瘤形成(白箭),大小约 3cm×3cm×2cm,移植肾动脉吻合口管腔狭窄;D. 移植肾上极皮髓质分界模糊,灌注减低,呈缺血性改变。

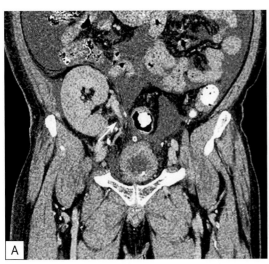
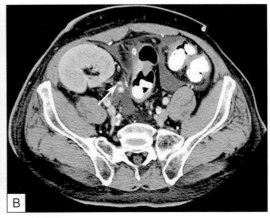

**图 5-9-6　移植肾静脉狭窄**

患者,男,34岁。A.增强冠状位重建图(白箭);B.增强横断位示右侧髂窝移植肾,移植肾静脉局部重度狭窄(白箭)。

【诊断要点】

①移植肾血管腔局限性扩张或狭窄;②肾脏内见节段性灌注减低区,边界清楚。

【鉴别诊断】

移植肾动静脉 CTA 可明确血管性并发症诊断。

(黄　强　张紫燕　黄　珊　薛　星　竺梦霞

尧林鹏　王维娜　郭鸿宇　陈　涛　梁广财)

# 第六章 男性生殖系统

## 第一节 正常影像学表现

男性生殖系统包括内生殖器和外生殖器。内生殖器由生殖腺（睾丸）、输送管道（附睾、输精管、射精管）和附属腺体（精囊、前列腺、尿道球腺）组成。男性尿道为排尿和排精的管道。外生殖器包括阴囊和阴茎（图6-1-1~图6-1-5）。

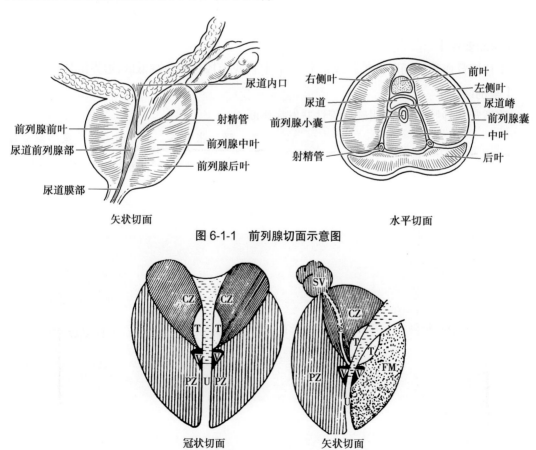

图 6-1-1 前列腺切面示意图

CZ. 中央带；PZ. 周围带；T. 移行带；FM. 前纤维肌质；SV. 精囊；e. 射精管；V. 精阜；U. 尿道。

图 6-1-2 前列腺分带示意图

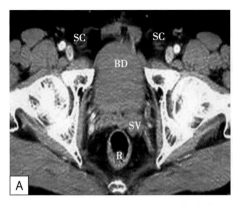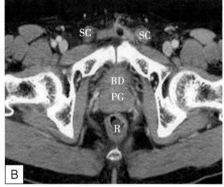

BD. 膀胱;PG. 前列腺;SV. 精囊;R. 直肠;SC. 精索。

**图 6-1-3　CT 横断位图像**

A. B、前列腺 CT 横断位图。

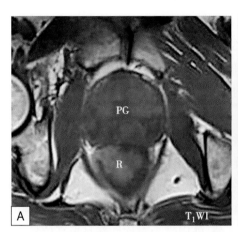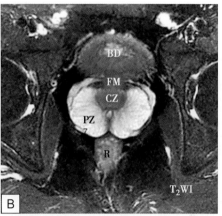

PG. 前列腺;R. 直肠;CZ. 中央带;PZ. 周围带;FM. 前纤维肌质;BD. 膀胱。

**图 6-1-4　MRI 横断位图像**

A. 前列腺 MRI $T_1WI$;B. 前列腺 MRI $T_2WI$。

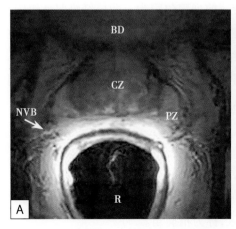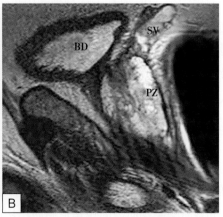

BD. 膀胱;R. 直肠;CZ. 中央带;PZ. 周围带;NVB. 神经血管束;SV. 精囊。

**图 6-1-5　MRI 高分辨力图像**

A、B. 前列腺 MRI 高分辨率图像。

## 一、前列腺

前列腺位于膀胱颈与尿生殖膈之间,呈前后略扁的倒置栗形,前缘由脂肪和筋膜与耻骨联合相隔,其内有前列腺静脉丛(Santorini venous plexus),后方为神经纤维束,与直肠壶腹周围脂肪和狄氏筋膜(Denonvilliers fascia)分隔,两侧为盆膈。前列腺底部宽大在上,邻接膀胱颈,并与精囊和输精管壶腹相邻。前列腺尖部细小在下,位于尿生殖膈上。尖与底部之间为体部。前列腺正常简化平均值:上下径、横径和前后径分别为 3.0cm、3.1cm 和 2.3cm,而老年人则分别为 5.0cm、4.8cm 和 4.3cm。前列腺可分为 4 个部分:前方的纤维肌质部,前列腺本身的外周带、中央带和移行带。纤维肌质部主要由平滑肌和少量横纹肌构成,本身不属于前列腺腺体组织。外周带占据前列腺后外侧部,约占前列腺体积的 75%,主要由腺体组织构成,外周带以前列腺尖部较宽,基底部最薄。中央带位于两侧外周带的前内侧,约占前列腺体积的 20%,含腺体较少,而肌质较多。移行带由前列腺尿道周围的腺体及纤维肌质构成,约占前列腺体积的 5%。前列腺被膜外周围有神经血管束(位于两侧前列腺直肠角,前列腺包膜与狄氏筋膜外的脂肪组织内)和周围静脉丛(位于前列腺的前方及侧方)。

超声检查正常前列腺实质为略低回声,内部为均匀分布细小点状回声,中央可见高回声尿道。

CT 检查正常前列腺呈均匀软组织密度影,其大小随年龄而增大。CT 检查,无论平扫还是增强扫描检查,均不能确切分辨前列腺各解剖带,也不能识别前列腺被膜。

MRI 检查正常前列腺 $T_1WI$ 序列呈均匀略低信号,不能识别前列腺各区带,周围脂肪组织内见蜿蜒曲折的低信号静脉丛。$T_2WI$ 序列前列腺各解剖带显示较好:尿道周围的移行带呈低信号;中央带也呈低信号,与移行带难以区分,外周带为对称性新月形高信号;位于尿道前方的前纤维肌质呈低信号;包膜为环状低信号影。[1]H-MRS 显示枸橼酸盐(Cit)峰值较高,胆碱复合物(Cho)和肌酸(Cre)峰值较低,(Cho+Cre)/Cit 比值约为 60%。DWI 序列显示正常前列腺周围带 ADC 值高于移行带和中央带。前列腺包膜为一薄层纤维肌性组织,称前列腺解剖包膜或真包膜,在两侧与盆腔内筋膜脏层融合,呈低信号。神经血管束横断位位于时钟 5 时、7 时位置,$T_1WI$ 序列为高信号的脂肪组织内局灶低信号。前列腺周围静脉丛由血流缓慢及流入增强效应致 $T_2WI$ 序列呈极高信号,但前列腺与直肠间为无血管区。前列腺随年龄增大而增大,纤维肌质及前列腺周围静脉丛随年龄增大而缩小。

## 二、精囊

精囊又称精囊腺,两侧对称,分别位于膀胱底的后方,紧邻前列腺上缘,呈分叶状棱锥形,以倒"八"字形排列于膀胱底与直肠间,主要由迂曲的管道组成。两侧精囊前缘与膀胱后壁之间各有呈尖端向内的锐角形脂肪结构区,称为精囊角。

超声检查精囊呈纤细、蜿蜒条状低回声。CT 检查精囊呈"八"字形对称的软组织密度影,边缘呈小分叶,两侧精囊于中线部汇合。MRI 检查精囊呈长 $T_1$ 和长 $T_2$ 信号,精囊壁为低信号。

### 三、睾丸与附睾

两侧睾丸呈微扁的椭圆体,表面光滑,由致密纤维包膜即白膜紧密包绕,分别由精索悬吊于两侧阴囊内。附睾呈新月形,紧贴睾丸后上侧,分头部、体部及尾部。睾丸鞘膜腔内含少量滑液。

超声检查正常睾丸为椭圆形均匀中等或稍低回声,附睾头呈半圆形回声,紧邻睾丸上极。CT 在睾丸疾病的应用范围仅限于发现未降睾丸及确定睾丸肿瘤的转移情况。MRI 检查 $T_1WI$ 和 $T_2WI$ 序列睾丸信号在脂肪与水之间。白膜为睾丸周围短 $T_2$ 信号薄环影。附睾在 $T_2WI$ 序列呈不均一中等信号,信号强度低于睾丸。鞘膜腔内少量液体呈长 $T_1$ 长 $T_2$ 信号。

## 第二节 读片方法与分析诊断思路

对于男性生殖系统疾病,主要影像学检查方法是超声、CT 和 MRI 检查;而 X 线检查,由于男性生殖系统与周围结构缺乏自然对比,应用较少,本节不作叙述。

### 一、前列腺

前列腺周围环绕有低密度脂肪组织,CT 可以清楚地显示前列腺轮廓及钙化,但不能区分前列腺各个解剖带及前列腺被膜,且难以鉴别良性前列腺增生结节与早期前列腺癌,因而 CT 对早期前列腺癌的筛查价值不大。前列腺的检查手段主要依靠 MRI:①MRI $T_2WI$ 序列可以很好地分辨前列腺的各个解剖带,前纤维肌质区 $T_2WI$、DWI 及 ADC 序列呈对称、新月形低信号;周围带 $T_2WI$ 序列呈对称、新月形高亮信号;移行带 $T_2WI$ 序列呈低信号;中央带 $T_2WI$、ADC 序列呈对称、较低信号。$T_2WI$ 序列可以清楚地显示前列腺内病灶的部位、形态、大小、数目和边界,MRI $T_2WI$ 和 DWI 序列对于前列腺病灶的定性诊断具有重要价值,磁共振动态增强扫描成像(dynamic contrast enhancement-magnetic resonance imaging,DCE-MRI)可以作为定性诊断的有益补充。②体积有无增大。对于前列腺弥漫肿大,常需考虑前列腺增生、急性前列腺炎。急性前列腺炎边缘模糊,其内可见炎症液化区,炎症如突破包膜,其与周围脂肪分界不清,脓肿形成影像表现典型,呈单房或多房,增强扫描呈环形或花边样强化。前列腺增生以移行带为著,可因增生组织类型的不同,MRI 信号改变有所不同,腺体增生 $T_2WI$ 序列呈高信号,间质组织增生 $T_2WI$ 序列呈不规则低信号或筛孔样低信号,混合型 $T_2WI$ 序列呈不均匀中等信号。腺体增生结节周围假包膜 $T_2WI$ 序列呈低信号环,无假包膜时边界清楚,间质组织增生常无明确边界。前列腺不规则肿大需要考虑前列腺癌。前列腺癌大多起源于外周带,肿瘤可累及周围结构。③发现肿块需注意观察肿块的部位、边界、信号特点和强化方式。病灶中心位置有利于判断肿瘤起源于前列腺或膀胱、精囊等周围结构。

## 二、精囊

精囊位于膀胱后方紧邻前列腺上缘。精囊三角的形态及密度或信号改变,提示精囊腺病变,精囊囊肿较具特征,呈水样密度或信号;如周围结构侵犯,膀胱精囊角消失,增强扫描可见强化,则需要考虑精囊癌和继发性肿瘤侵犯。精囊原发肿瘤罕见,常以精囊为中心,继发性肿瘤常见于前列腺癌和膀胱癌,中心常位于前列腺或膀胱。

## 三、阴囊

①观察两侧阴囊容积大小、睾丸形态密度或信号有无异常。睾丸实性占位,首先考虑肿瘤,且大多数为恶性。生殖细胞源性肿瘤常见,其中精原细胞瘤最常见;非生殖细胞源性少见,如纤维肉瘤、横纹肌肉瘤等。②若阴囊内空虚,需注意观察下腹部有无隐睾及隐睾肿瘤性病变。隐睾或异位睾丸较易恶变,应注意分辨。③观察两侧腹股沟内结构,注意有无增大淋巴结及周围结构改变。

诊断男性生殖系统疾病时,除了观察病灶本身的特征外,还须结合临床病史、重要的实验室检查结果等,诊断困难时,一段时间内动态随访观察病灶的变化,有利于病变准确定性或疗效评估。

# 第三节　良性前列腺疾病

## 一、前列腺炎(图 6-3-1)

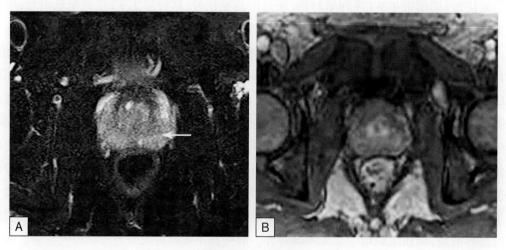

图 6-3-1　前列腺炎

患者,男,42 岁,下腹部坠胀感,尿频、尿痛 3 天。A. $T_2WI$-FS 序列示前列腺增大模糊,外周带信号弥漫减低(白箭);B. 增强扫描 $T_1WI$ 序列不均匀强化。

【诊断要点】

前列腺炎为中青年男性常见病,可分为 4 种类型:Ⅰ型,急性细菌性前列腺炎;Ⅱ型,慢性细菌性前列腺炎;Ⅲ型,慢性非细菌性前列腺炎/慢性骨盆疼痛综合征;Ⅳ型,无症状的炎症性前列腺炎,其中Ⅲ型占 90% 以上。①急性前列腺炎病理变化分为充血期、小泡期、实质期三阶段;慢性前列腺炎可由急性前列腺炎迁延而来,但大多数无急性过程。②临床表现多样,全身症状有寒战、发热、乏力等,局部伴有会阴部疼痛、夜尿多、尿道刺激症状等症状。③急性前列腺炎常表现为体积弥漫性增大,部分可见周围脂肪间隙浑浊,盆底筋膜增厚,其内脓肿形成为影像典型表现:呈单房或多房液化改变,DWI 序列呈明显高信号,ADC 图呈明显低信号,增强扫描呈环形或花边样强化。④慢性前列腺炎早期体积增大,晚期缩小,其内密度、信号及回声混杂不均,常合并假性囊肿及钙化,MRI 主要表现为外周带弥漫或非结节局灶性异常信号:$T_2WI$ 序列信号呈弥漫降低;DWI 序列呈等或稍高信号,ADC 图呈等、稍低信号;动态增强扫描早期强化,延迟期强化程度仍高于正常组织。

【鉴别诊断】

(1) 前列腺癌:血清前列腺特异性抗原(PSA)及前列腺酸性磷酸酶增高,不对称增大,$T_2WI$ 序列呈均匀中等低信号,弥散扩散受限,增强扫描早期强化。前列腺穿刺活检可见癌细胞。

(2) 前列腺结核:病程长,附睾肿痛为主要临床表现,常合并生殖系统其他部位结核。CT 发现斑点状钙化有助于鉴别。前列腺液检测可发现结核杆菌。

## 二、前列腺钙化(图 6-3-2)

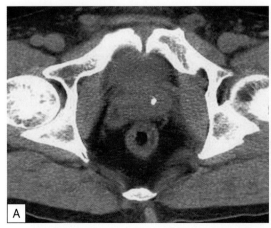 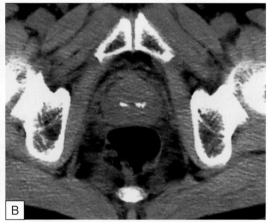

图 6-3-2　前列腺钙化

A. 患者,男,66 岁,无明确症状,前列腺内单发钙化;B. 患者,男,64 岁,尿频,尿不尽,前列腺内多发钙化。

【诊断要点】

①成人常见,儿童罕见,大小为 1~5mm,可为多个;②原发性位于腺泡或导管,继发性钙化可为感染、阻塞或治疗后引起;③常为 CT 扫描偶然发现,呈点状、圆形或其他形状,继发者较大,如前列腺结核钙化可较大;④超声呈强回声后方伴声影。

【鉴别诊断】

阳性异物多有外伤等病史。

## 三、前列腺囊肿(图 6-3-3)

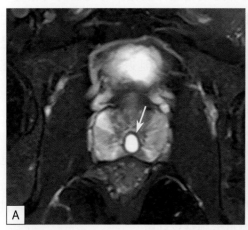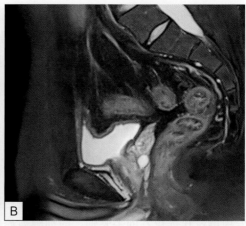

图 6-3-3　前列腺囊肿

患者,男,37 岁,下腹部不适。A、B. $T_2WI$ 序列横断位(图 A 白箭)及矢状位(图 B)前列腺后上部可见圆形、泪滴状长 $T_2$ 信号。

【诊断要点】

①前列腺囊肿包括真性囊肿、中肾旁管(又称“米勒管”)囊肿、前列腺潴留囊肿和输精管囊肿。②真性囊肿为先天性,青少年儿童多见,多位于中线,呈椭圆形或圆形。中肾旁管囊肿多位于中线,位于精阜水平以上,可超过前列腺以外,位于其后上方,矢状面呈“泪滴”形,可压迫邻近结构。潴留囊肿及其他囊肿多位于前列腺的后外侧部,由腺管阻塞造成前列腺液潴留所致。③较大囊肿 CT 呈低密度影,边界清,不强化,较小囊肿 MRI 及超声可显示。中肾旁管囊肿可有出血或并发感染,密度增高,信号混杂。

【鉴别诊断】

(1) 前列腺脓肿:增强壁可见环状强化,分隔亦可见强化。

(2) 前列腺结核:液化坏死区常伴斑点状钙化。

(3) 前列腺癌:CT 表现为边界不清低密度影,增强扫描后不均匀强化,少有钙化,可见邻近结构受侵。

## 四、前列腺良性增生(图6-3-4)

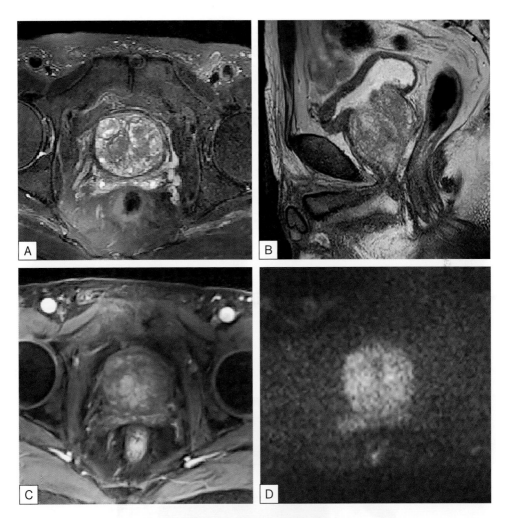

**图6-3-4　前列腺良性增生**

患者,男,69岁,尿频、排尿不畅2年。A~C. T$_2$WI-FS序列横断位(图A)、矢状位(图B)及增强扫描横断位(图C)显示前列腺增大,以移行带为主,呈结节样不均匀高低混杂信号,外周带受压变薄,可见"外科假包膜";D. DWI序列呈稍高信号。

【诊断要点】

老年男性常见,可有膀胱刺激症状和梗阻症状。主要发生于中央带和移行带,不累及外周带。①前列腺增生可分为腺体增生、间质组织增生和混合型增生三种类型。②前列腺弥漫对称性增大,超过耻骨联合上缘2cm和/或横径超过5cm。其内可见钙化,可向上突入膀胱三角区,部分增生结节可局部突出于前列腺轮廓之外,增强扫描后呈均匀或不均匀斑片状强化。③MRI可更直观显示前列腺解剖分区和增生的组织学成分,T$_1$WI序列前列腺体积增大、边缘光整,增生结节呈略低信号,主要表现为中央腺体尿道周围移行区增大;$T_2WI$ 序列表现为中央腺增大和外周带及前纤维肌质变薄甚至消失,可见低信号"外科假包膜"。腺体型由腺泡构成,$T_2WI$ 序列呈高信号;纤维肌型含水低,$T_2WI$ 序列呈低信号;硬化型结节为胶原成分,$T_2WI$ 序列信号最低。由腺体和基质两种成分构成时,$T_2WI$ 序列呈中等信号,与前列腺癌相似。腺体增生呈高信号,间质组织增生呈不规则低信号或筛孔样低信号,混合型呈不均匀中等信号。增生结节周围假包膜呈低信号环,增强扫描早期不均匀强化,增强扫描中晚期持续强化而渐趋均匀,坏死囊性变区不强化;而且对 $T_2WI$-FS 序列横断位测定及残余尿量也有参考价值,对鉴别是否合并前列腺癌和前列腺结石亦有价值。

【鉴别诊断】

前列腺癌:多起源于周围带,移行带及中央带较少,PSA 增高,前列腺癌形状不规则、信号不均,边缘不清,周围结构侵犯,淋巴结增大等,DWI、磁共振波谱成像(magnetic resonance spectroscopy,MRS)及穿刺活检有助于鉴别。

# 第四节  前 列 腺 癌

## 前列腺癌(图 6-4-1~图 6-4-7)

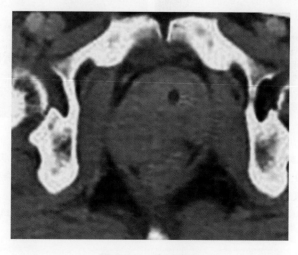

**图 6-4-1  前列腺癌**

患者,男,65 岁,大便不畅,直肠指诊发现前列腺结节。CT 平扫横断位前列腺右后方见等密度结节,病灶突破包膜。

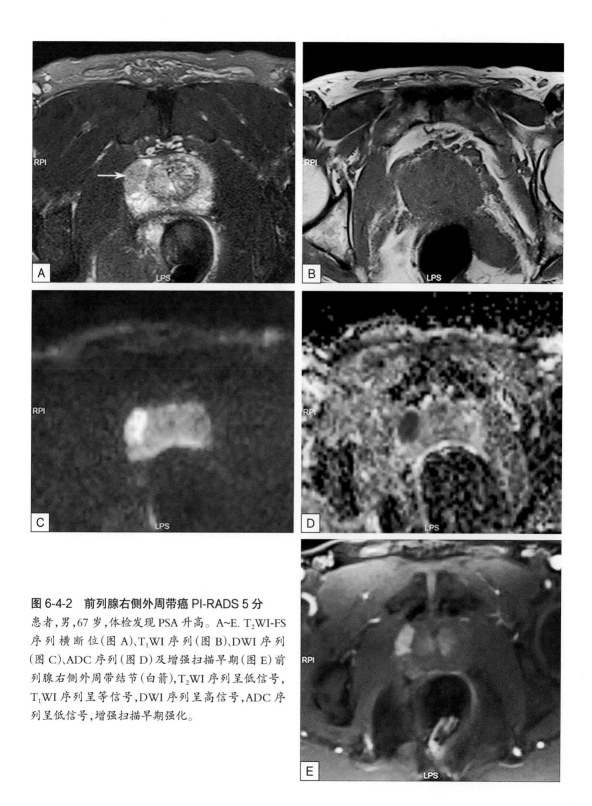

**图 6-4-2　前列腺右侧外周带癌 PI-RADS 5 分**

患者,男,67 岁,体检发现 PSA 升高。A~E. $T_2$WI-FS
序列横断位(图 A)、$T_1$WI 序列(图 B)、DWI 序列
(图 C)、ADC 序列(图 D)及增强扫描早期(图 E)前
列腺右侧外周带结节(白箭),$T_2$WI 序列呈低信号,
$T_1$WI 序列呈等信号,DWI 序列呈高信号,ADC 序
列呈低信号,增强扫描早期强化。

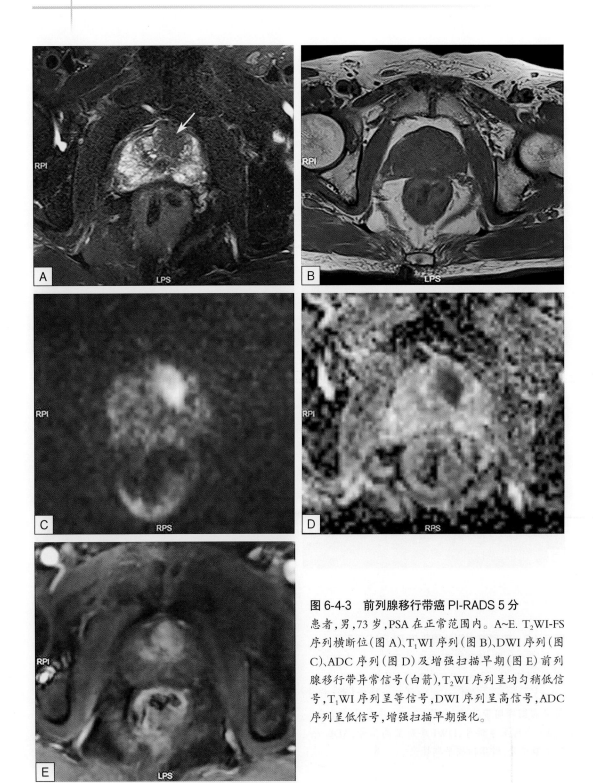

**图 6-4-3　前列腺移行带癌 PI-RADS 5 分**

患者,男,73 岁,PSA 在正常范围内。A~E. $T_2$WI-FS 序列横断位(图 A)、$T_1$WI 序列(图 B)、DWI 序列(图 C)、ADC 序列(图 D)及增强扫描早期(图 E)前列腺移行带异常信号(白箭),$T_2$WI 序列呈均匀稍低信号,$T_1$WI 序列呈等信号,DWI 序列呈高信号,ADC 序列呈低信号,增强扫描早期强化。

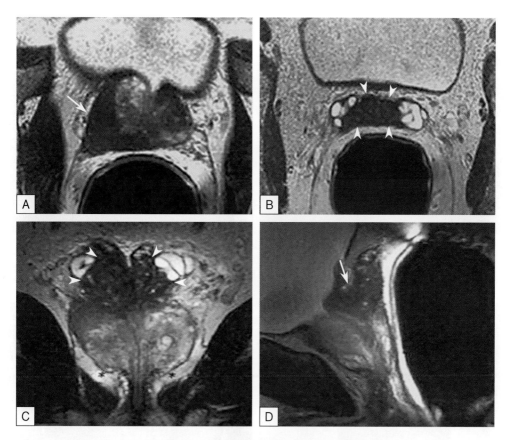

**图 6-4-4 前列腺癌累及神经血管束与精囊**

患者,男,67 岁,小便不畅,直肠指诊发现前列腺结节,血精,PSA 升高。A~D. T$_2$WI-FS 序列横断位(图 A、B)、冠状位(图 C),矢状位(图 D)前列腺癌突破包膜向后外侵犯神经血管束(长箭头),向后上累及精囊(短箭头)。

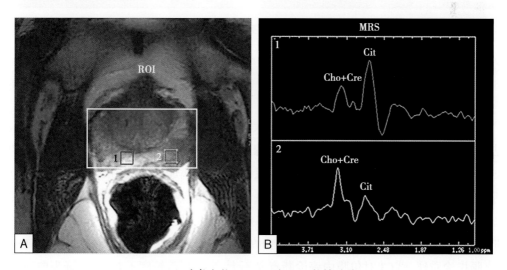

Cho. 胆碱复合物;Cre. 肌酸;Cit. 枸橼酸盐。

**图 6-4-5 前列腺癌 MRS**

A~B. 前列腺 MRS 图;感兴趣区 ROI 2 为前列腺癌,ROI 1 为对侧对照正常前列腺。

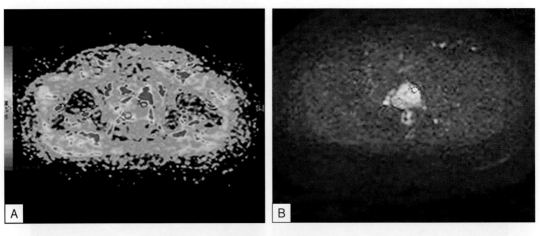

图 6-4-6　前列腺癌

A. PWI. 感兴趣区灌注加权成像（PWI）高灌注；B. DWI. 弥散受限。

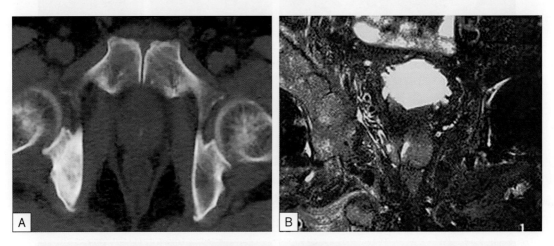

图 6-4-7　前列腺癌骨转移

患者,男,73 岁,确诊前列腺癌 1 年余,右侧臀部疼痛。A. CT 骨窗示右侧髂骨成骨性转移；B. T$_2$WI-FS 序列冠状位 MRI 右侧髂骨骨质破坏及软组织肿块。

【诊断要点】

①多见于 50 岁以上男性。前列腺癌绝大多数（>90%）为腺癌,少数为鳞状细胞癌。最常见于外周带（约 70%）,癌结节常位于前列腺包膜下,边界不清,质地坚硬。有时可发生于中央带及移行带（约 30%）。前列腺癌常为多发病灶,单发病灶少见（<10%）,早期可浸润包膜。晚期侵犯尿道、膀胱及精囊,一般不侵犯直肠（因狄氏筋膜屏障）。淋巴结转移和血行转移常见,成骨性转移是前列腺癌的特征。②前列腺癌早期无明显临床症状,肿瘤增大可出现排尿困难、尿潴留等梗阻症状,晚期可有血尿,有时仅以肺、骨等器官转移癌症状为首发。PSA 增高。直肠指诊质硬。③CT 对包膜内癌诊断意义不大,当前列腺轮廓不对称,应疑为前列腺癌,当肿瘤突破包膜向周围侵犯、淋巴结增大及周围转移时则诊断明确。CT 主要用于前列腺癌的淋巴结转移分期。④MRI T$_2$WI 序列上表现为外周带高信号内有低信号缺损区,前列腺包

膜光整提示为包膜内病变;病变局部包膜增厚、模糊或中断提示包膜受侵;周围脂肪内出现低信号及前列腺直肠角消失提示脂肪受侵;前列腺两侧后方高信号的静脉丛不对称并出现低信号提示周围静脉丛受侵;精囊不对称、信号减低及膀胱精囊角消失提示精囊受侵;膀胱壁出现不规则增厚及软组织肿块提示膀胱受侵。局部淋巴结 >1cm 及骨髓内低信号提示淋巴结、骨转移。MRI 动态增强扫描对包膜内早期癌的诊断有一定价值,前列腺癌增强扫描早期快速强化,中晚期强化程度降低,时间-信号曲线多呈流出型。前列腺癌 DWI 扩散受限,ADC 值较低,与正常前列腺间存在显著差异,MRS:Cit 减低、Cho 增高,(Cho+Cre)/Cit>0.86。

【鉴别诊断】

(1) 前列腺增生:主要发生在移行带,不累及外周带。前列腺移行带血供明显较外周带丰富,故前列腺增生结节边缘清晰锐利,增强扫描后明显强化,MRI 动态增强扫描联合 DWI、MRS 有助于前列腺疾病的鉴别诊断。

(2) 前列腺肉瘤:少见,发展迅速,较早侵犯周围及转移,直肠指诊质软,PSA 水平一般不高,病灶体积大,常伴坏死,密度/信号不均匀,增强扫描明显不均质强化,前列腺肉瘤骨转移多为溶骨性,前列腺癌多为成骨性转移。

(3) 后尿道球部肿瘤:表现为尿道前列腺部不规则肿块,大部分突出于前列腺外,可经尿道镜检确诊。

# 第五节 精囊及睾丸疾病

## 一、精囊炎(图 6-5-1)

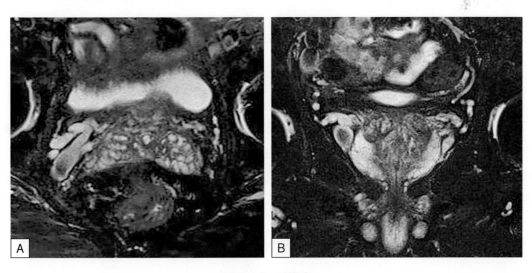

**图 6-5-1 精囊炎**

患者,男,41 岁,下腹坠胀感 3 年,发现血精。A、B. T$_2$WI-FS 序列横断位(图 A)及冠状位(图 B)两侧精囊增大,腺管扩张饱满。

【诊断要点】

①单纯精囊炎少见,通常伴随男性生殖道其他部位的感染,如:前列腺炎、尿道炎和附睾炎。急性精囊炎可伴盆腔胀痛、排尿困难、尿痛、血尿、射精功能异常等,直肠指诊精囊增大,有波动感和压痛。②急性精囊炎影像表现为精囊增大,囊壁弥漫增厚,伴出血或潴留囊肿形成。③慢性精囊炎时精囊萎缩,可见纤维钙化灶。

【鉴别诊断】

前列腺肿瘤侵犯精囊表现为精囊肿块与前列腺肿块相连,信号/密度与前列腺肿瘤类似。

## 二、精囊囊肿(图 6-5-2)

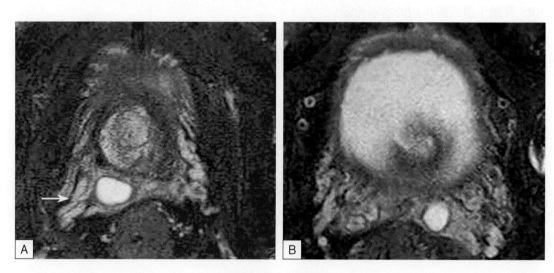

图 6-5-2　精囊囊肿

患者,男,46 岁,下腹坠胀感。A、B. 右侧精囊(图 A,白箭)及左侧精囊(图 B)内分别可见卵圆形、圆形均匀长 $T_2$ 高信号,边界清。

【诊断要点】

①精囊囊肿较少见,分为先天性囊肿和获得性囊肿。先天性囊肿是由射精管闭锁导致引流不畅,导致精囊扩张,进而形成单侧的囊肿;获得性囊肿最常继发于前列腺感染或手术,瘢痕形成并最终阻碍分泌物引流,常见于双侧。②影像表现为含液体囊性病变,边界清,增强扫描不强化,如伴出血或感染,CT 密度增高,MRI 信号混杂。

【鉴别诊断】

精囊脓肿:边缘模糊,增强扫描后可见脓肿壁强化。

### 三、精囊肿瘤（图6-5-3）

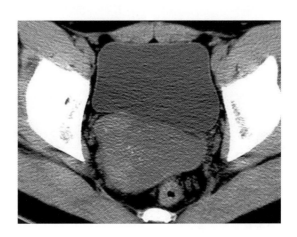

图6-5-3　精囊癌

患者，男，38岁，下腹坠胀感，B超提示盆腔占位，CT平扫横断位精囊区可见囊实性密度影，其内可见细点状钙化。

【诊断要点】

①精囊腺肿瘤多见于邻近器官的恶性肿瘤侵犯，而精囊肿瘤原发恶性肿瘤罕见，主要为腺癌，就诊时多已处于晚期，以致临床甚至病理难以确定肿瘤是否来源于精囊；②精囊肿瘤影像表现为精囊不规则增大，可见软组织肿块，周围脂肪间隙模糊，膀胱精囊角消失，向周围侵犯盆壁、膀胱、前列腺或直肠，可见增大淋巴结；③精囊继发肿瘤多为前列腺癌、膀胱癌及直肠癌侵犯或转移所致。

【鉴别诊断】

精囊原发肿瘤常以精囊为中心，继发性肿瘤中心位于邻近的原发病灶。

### 四、睾丸肿瘤（图6-5-4~图6-5-6）

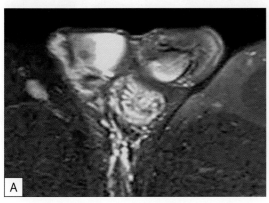

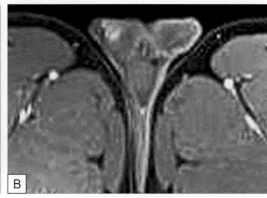

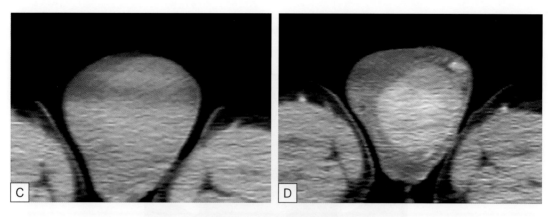

**图 6-5-4 睾丸精原细胞瘤**

患者,男,33 岁,阴囊增大坠胀。A~D. MRI T₂WI-FS 序列横断位(图 A)及 T₁WI-FS 序列增强扫描横断位(图 B)为同一患者,CT 平扫(图 C)及增强扫描(图 D)为另一患者,睾丸增大变形,软组织肿块,信号/密度不均,增强扫描后可见强化,合并鞘膜腔积液。

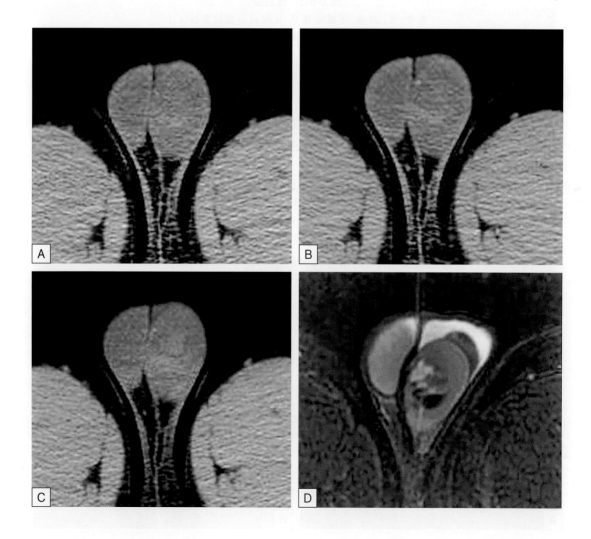

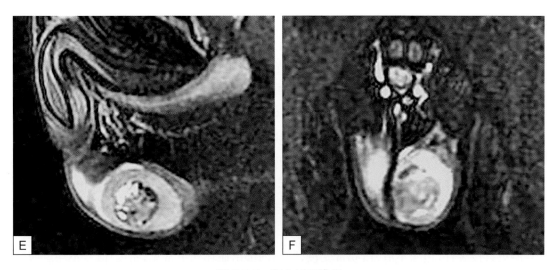

**图 6-5-5　睾丸绒毛膜癌**

患者,男,29 岁,发现左侧阴囊增大。A~F. CT 平扫(图 A)、动脉期(图 B)、延迟期(图 C),MRI T$_2$WI-FS 序列横断位(图 D)、矢状位(图 E)及冠状位(图 F)同一患者左侧睾丸增大、信号密度不均,增强扫描后不均匀强化,合并同侧鞘膜腔积液。

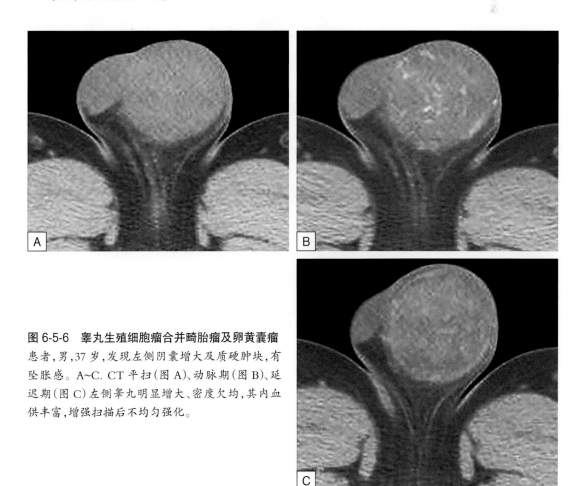

**图 6-5-6　睾丸生殖细胞瘤合并畸胎瘤及卵黄囊瘤**

患者,男,37 岁,发现左侧阴囊增大及质硬肿块,有坠胀感。A~C. CT 平扫(图 A)、动脉期(图 B)、延迟期(图 C)左侧睾丸明显增大、密度欠均,其内血供丰富,增强扫描后不均匀强化。

【诊断要点】

睾丸肿瘤绝大多数为恶性,多为青壮年,15~35岁是原发性睾丸肿瘤的发病高峰。①分为原发性和继发性两大类,原发性又分为生殖细胞瘤(精原细胞瘤、胚胎癌、畸胎瘤、绒毛膜上皮癌)和非生殖细胞瘤(性索基质细胞瘤、纤维瘤、纤维肉瘤、淋巴瘤及白血病等)。②临床常表现为无痛性睾丸肿大,可出现疼痛伴发热寒战及局部红肿,可伴有男性乳房肿大及转移症状。③影像表现为睾丸肿大或软组织肿块,两侧不对称,有出血坏死时密度/信号不均。精原细胞瘤中晚期表现为睾丸肿大,但形态仍为椭圆形,轮廓光整,边缘清楚,$T_1WI$序列呈等信号,$T_2WI$序列多数呈均匀低信号,DWI序列呈高信号,增强扫描后轻度强化,部分病灶可见分隔样强化;较大者有出血坏死及局部纤维化,呈点片状$T_1WI$高低混杂信号;肿瘤向包膜外侵犯表现为低信号睾丸白膜中断或消失。胚胎癌发病率居第2位,出现症状时病灶较小,但更具侵袭性,边缘不清,白膜常受侵,肿瘤内部出血坏死更常见,密度/信号不均。卵黄囊瘤是儿童最常见的睾丸肿瘤,常表现为睾丸增大和异质性肿块。绒毛膜上皮癌恶性程度高,成分不一,容易早期转移。畸胎瘤含三个胚层结构,瘤内囊性、软骨、钙化及脂肪成分使其密度/信号混杂,恶性畸胎瘤成分各异,表现为侵袭性肿块。肿瘤可侵犯邻近组织并引起睾丸鞘膜积液,绒毛膜上皮癌最先行血行转移,精原细胞瘤、胚胎癌和恶性畸胎瘤多为淋巴转移,且右侧睾丸肿瘤首先转移至低位主动脉旁和腔静脉前淋巴结,左侧睾丸肿瘤首先转移至左肾门水平的主动脉旁淋巴结。

【鉴别诊断】

(1) 睾丸炎症:常合并附睾炎,多继发于泌尿道等部位感染,影像学表现为弥漫性肿大,后期可形成脓肿或慢性炎症。

(2) 睾丸附睾结核:多由输精管结核蔓延所致,病灶周边或淋巴结钙化有助于结核的诊断。

(3) 睾丸血肿:有外伤史,或血液系统疾病。

(钟建国　林春苗　石　林　陈军法　蒋弘阳)

# 第七章　妊娠与女性生殖系统

## 第一节　正常影像学表现与变异

### 一、正常子宫输卵管造影表现（图 7-1-1）

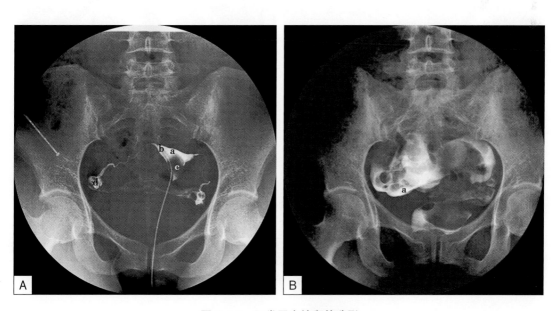

**图 7-1-1　正常子宫输卵管造影**

A. 注入对比剂后正位观察,子宫呈倒三角形:a 为子宫底,b 为子宫角,c 为子宫体,d 为输卵管;B. 注入对比剂后 15 分钟复查片:a 为弥散至腹腔的对比剂,呈片絮状高密度影,说明输卵管通畅。

## 二、正常 MRI 表现(图 7-1-2)

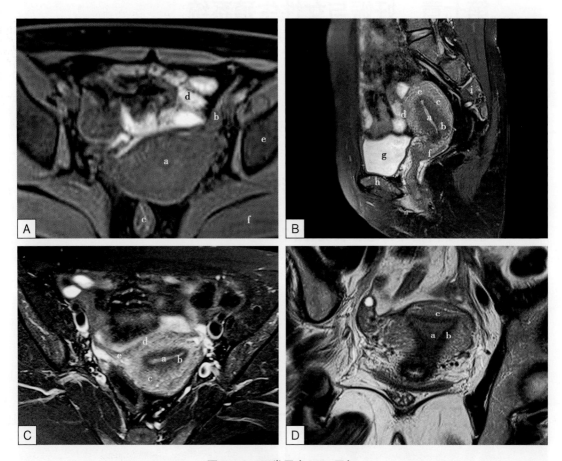

**图 7-1-2　正常子宫 MRI 平扫**

A. T$_1$WI-FS 序列横断位:a 为子宫体,b 为左侧子宫圆韧带,c 为直肠,d 为小肠,e 为髂骨,f 为臀大肌;B. T$_2$WI-FS 序列矢状位:a 为子宫内膜,b 为子宫结合带,c 为肌层,d 为浆膜,e 为子宫底,f 为子宫颈,g 为膀胱,h 为耻骨联合,i 为骶骨;C. T$_2$WI-FS 序列横断位:a. 为子宫内膜,b 为子宫结合带,c 为肌层,d 为浆膜,e 为右侧子宫圆韧带;D. T$_2$WI-FS 序列冠状位:a 为子宫内膜,b 为子宫结合带,c 为肌层。

# 第二节　读片方法与分析诊断思路

女性生殖系统是一个终身变化的系统,随着年龄的变化,各组织形态及密度或信号有不同的影像表现,影像检查作为辅助检查,一定要结合患者年龄及临床病史。不同的部位有不同的常见疾病,因此熟悉正常的解剖结构及确定病变的来源在影像表现中至关重要。

## 一、子宫

主要观察大小、形态、密度或信号的改变。子宫增大、轮廓不规则或分叶状主要见于子宫肌瘤或子宫内膜癌;子宫有两个子宫体、宫腔形态异常、宫腔内有分隔常见于各种类型先天性子宫畸形;子宫体积过小为子宫发育不良或幼稚子宫所致;宫颈增大常见于宫颈癌。单纯的密度或信号改变很少见,一般都合并子宫大小形态的改变。MRI 对子宫软组织分辨力极高,能清楚分辨宫腔、子宫体壁及宫颈的信号异常。如 $T_2WI$ 序列见宫腔内有线样低信号影,提示分隔子宫;宫腔内有圆形或类圆形中等信号影,提示黏膜下肌瘤或息肉;子宫结合带(junctional zone,JZ)增宽或边界不清,提示子宫腺肌病;如果 JZ 破坏、中断且强化不均匀则提示子宫内膜癌的可能;肌壁间见异常信号肿块常见于子宫良恶性肿瘤;宫颈见异常信号肿块或宫颈纤维基质中断常见于宫颈癌。

## 二、卵巢

卵巢的形态和密度或信号的不同反映了其大体结构和组织学特征。卵巢内见圆形或类圆形囊性肿块,密度或信号类似于尿液者多见于卵巢囊肿或囊腺瘤;分叶状或不规则肿块,除液体密度或信号外还有实性成分的,或者内见粗大分隔表现的则提示恶性占位,如囊腺癌;如肿块内有脂肪在内的混杂密度或信号表现的,则提示畸胎瘤的可能。另外,卵巢也是转移瘤好发的部位,如乳腺或消化道肿瘤也可以转移到卵巢,多为双侧性,偶尔也会有单侧性。

## 三、输卵管

输卵管病变较少,主要是输卵管的粘连及积水,一般通过子宫输卵管造影检查发现。如果管腔大小或形态改变,但管壁光整,提示各类先天发育异常,管腔变形且边缘不规整常见于炎症性病变。

## 四、异位妊娠

生育期女性,子宫壁或子宫旁囊性、囊实性或不均匀软组织密度包块,临床有停经史,血/尿人绒毛膜促性腺激素(human chorionic gonadotropin,HCG)升高,则需首先考虑异位妊娠。若 HCG>100 000IU/mL,则需考虑滋养细胞肿瘤可能。

# 第三节    妊娠与计划生育

## 一、正常妊娠 MRI 表现（图 7-3-1）

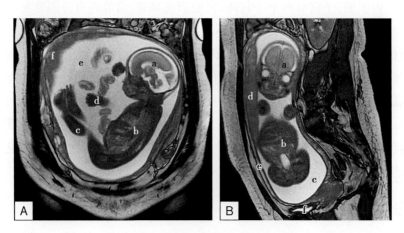

图 7-3-1    正常孕 25 周胎儿 MRI 检查

（该图片由浙江大学医学院附属妇产科医院放射科王进华、熊浪提供）

A. 真稳态进动梯度回波序列（FIESTA）-$T_2$WI 序列冠状位：a 为胎儿大脑，b 为胎儿体部，c 为胎儿小腿，d 为胎儿手部，e 为羊水，f 为胎盘；B. FIESTA-$T_2$WI 序列矢状位：a 为胎儿大脑，b 为胎儿体部，c 为羊水，d 为胎盘，e 为子宫肌层，f 为受压的膀胱。

## 二、前置胎盘（图 7-3-2）

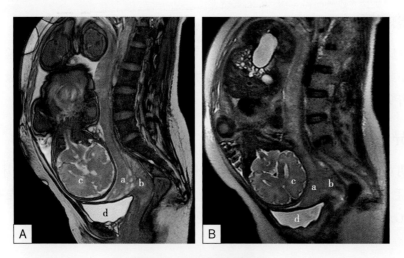

图 7-3-2    中央性前置胎盘

（该图片由浙江大学医学院附属妇产科医院放射科王进华、熊浪提供）

患者，女，26 岁，停经 $36^{+1}$ 周，孕妇无腹痛、腹胀，无阴道流血、流液。A. 盆腔 MRI 平扫 FIESTA-$T_2$WI：胎盘（a）位于子宫后壁，胎盘覆盖全部宫颈内口（b），胎盘形态正常，胎盘与子宫肌层界限尚清，膀胱（d）与子宫壁之间分界清楚，脂肪间隙显示清晰，胎儿头先入（c），未见明确胎盘植入改变；B. 单次激发快速自旋回波（SSFSE）-$T_2$WI：a 为胎盘，b 为宫颈内口，c 为胎儿头部，d 为膀胱。

【诊断要点】

①子宫增大,内见胎儿;②MRI T₂WI 序列矢状位或冠状位见胎盘附着于子宫下段,胎盘下缘达到或覆盖宫颈内口,其位置低于头先露部;③分为中央性(又称完全性)、部分性、边缘性三类。中央性前置胎盘指胎盘全部覆盖宫颈内口;部分性前置胎盘指胎盘覆盖部分宫颈内口;边缘性前置胎盘指胎盘边缘达宫颈内口但未覆盖宫颈口。

【鉴别诊断】

结合临床妊娠病史及特征性影像表现,诊断本病不难,无须鉴别。

## 三、胎盘植入(图 7-3-3)

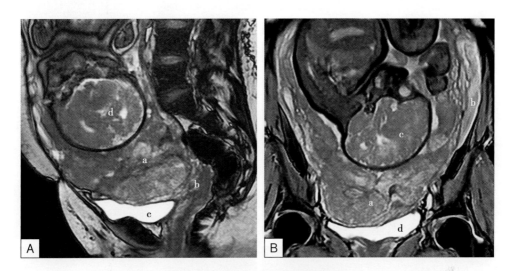

**图 7-3-3　中央性前置胎盘伴胎盘植入**

(该图片由浙江大学医学院附属妇产科医院放射科王进华、熊浪提供)

患者,女,33 岁,因"停经 37⁺ 周,反复无痛性阴道流血 2 个月余"入院。2003 年剖宫产史,2012 年子宫峡部切口妊娠史。手术记录:子宫下段明显膨隆,子宫粘连,子宫下段形成差,有静脉曲张,胎盘位于前壁,完全覆盖宫颈内口达子宫后壁,与子宫前壁下段肌层界限不清。A. FIESTA-T₂WI 序列矢状位胎盘与子宫交界面模糊,可见结节样改变,胎盘(a)信号不均,并完全覆盖宫颈内口(b),膀胱(c)受压变小,d 为胎儿;B. FIESTA T₂WI 序列冠状位示胎盘(a)内见低信号带,子宫肌层(b)变薄,c 为胎儿,d 为受压的膀胱。

【诊断要点】

①胎盘植入指胎盘的绒毛组织部分或全部侵入子宫肌层;②MRI 表现主要有子宫下段异常膨隆,子宫底蜕膜信号缺失,子宫肌层局部变薄,胎盘与子宫交界面分界不清,局部可见结节样改变,胎盘信号不均,胎盘内可见 T₂WI 序列低信号带,胎盘与膀胱间脂肪间隙缩小或消失;③根据胎盘植入程度不同可分为粘连性、植入性和穿透性。

【鉴别诊断】

结合病史及特征性影像表现,诊断本病不难,只是植入程度界定有一定困难。

## 四、异位妊娠(图7-3-4)

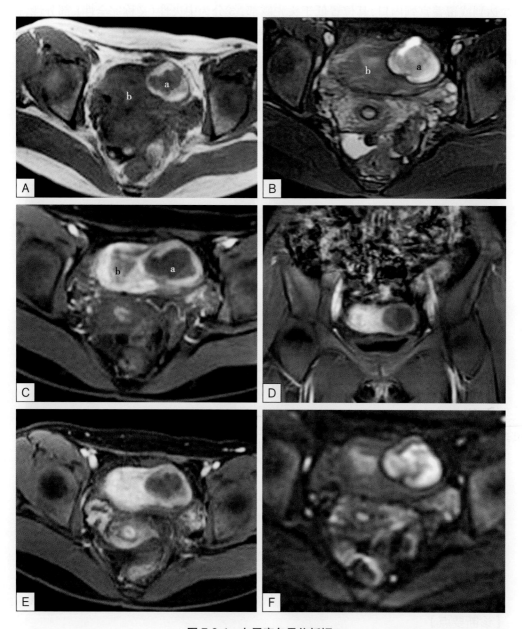

**图 7-3-4　左子宫角异位妊娠**

(该图片由浙江大学医学院附属妇产科医院放射科王进华、熊浪提供)

患者,女,23岁,停经58天,反复阴道流血1个余月。血HCG 928.12IU/L,B超提示左侧子宫角附近妊娠囊,考虑子宫角妊娠可能。A~F. MRI检查示,子宫前倾,瘢痕子宫,子宫(b)大小、形态及信号未见明显异常,子宫肌层内未见明确异常信号影,左侧子宫角处见一大小约3.7cm×3.3cm×3.2cm的类圆形混杂信号囊影(a),边界清楚,$T_1WI$序列呈混杂高信号(图A),$T_2WI$序列呈高信号(图B),增强扫描病变内容物未见明显强化,可见边缘环形强化(图C~E),DWI序列呈高信号(图F),左卵巢大小及信号未见明显异常。盆腔淋巴结未见明显肿大,盆底见少量积液。

【诊断要点】

①临床有短暂停经史,或月经推迟数天后出现阴道出血;②血HCG升高;③B超检查发现宫腔无孕囊,宫腔外见孕囊回声;④MRI检查宫腔外见混杂信号囊性灶,增强扫描后囊壁明显强化。

【鉴别诊断】

葡萄胎:MRI提示子宫增大,$T_1WI$序列宫腔内呈高低混合信号,高信号区为血液或凝血块,低信号区边界光整,呈葡萄样,大小不等;$T_2WI$序列高信号区仍保持,低信号区变为高信号,可有低信号纤维分隔。

## 五、节育器的常见类型与位置(图7-3-5)

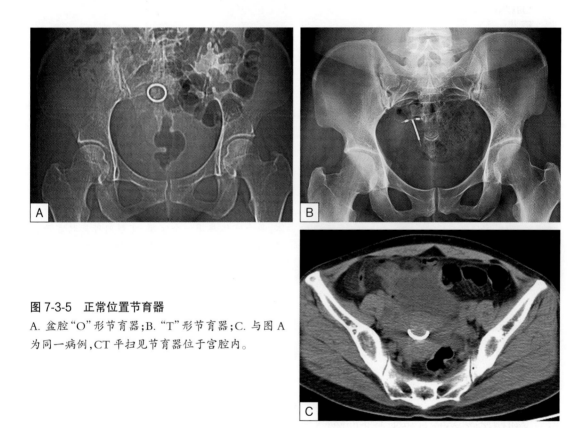

图 7-3-5　正常位置节育器

A. 盆腔"O"形节育器;B. "T"形节育器;C. 与图A为同一病例,CT平扫见节育器位于宫腔内。

【诊断要点】

①X线骨盆立位片,正常节育器位于耻骨联合上方2~10cm和中线两旁3cm范围内,若在此范围外,应考虑节育器位置异常;②CT能直接显示节育器所在的位置。

【鉴别诊断】

(1) 裤子拉链或患者在下腹壁粘贴类似节育器物以冒充节育器,透视下转动患者即可鉴别。

(2) 宫腔异物:CT可资鉴别。

# 第四节　女性生殖系统先天性发育畸形

## 子宫先天性畸形(图7-4-1)

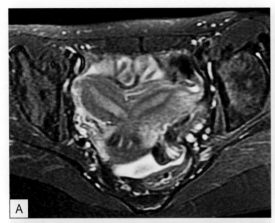
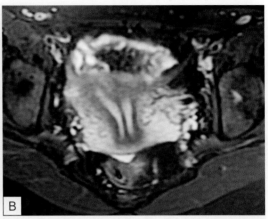
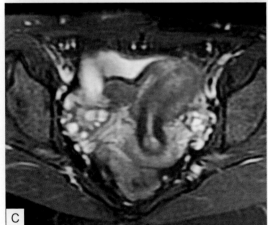

**图 7-4-1　子宫先天性畸形**
(该图片由浙江大学医学院附属妇产科医院放射科王进华、熊浪提供)

A. 双角子宫:患者,女,20 岁,$T_2$WI-FS 序列横断位可见宫底内凹,子宫被分为左、右对称的两个子宫体,两个宫体共用一个宫颈,宫颈内可见双宫颈管影;B. 完全纵隔子宫:患者,女,31 岁,完全纵隔子宫,短 $T_2$ 信号隔板贯穿宫腔、宫颈管;C. 单角子宫合并残角子宫:左侧见单角子宫与宫颈相通,右侧见残角子宫,与宫颈管未相通。

【诊断要点】

①单角子宫:子宫呈香蕉形。②鞍形子宫:宫底部凹陷呈鞍状,凹陷 >1cm,宫腔呈心形。③纵隔子宫:宫底外缘光滑或凹陷 <1cm,宫腔中央可见纵行分隔。④双角子宫:宫底外缘有明显切迹,呈"V"形,2 个宫体共用 1 个宫颈。⑤双子宫:有两个完全分开的宫底和宫颈。

【鉴别诊断】

MRI 检查能全面观察子宫外形和内部结构形态,以 $T_2$WI-FS 序列冠状位显示最佳,根据表现特征,通常不难作出诊断。

# 第五节　炎症性疾病

## 子宫及输卵管结核(图7-5-1、图7-5-2)

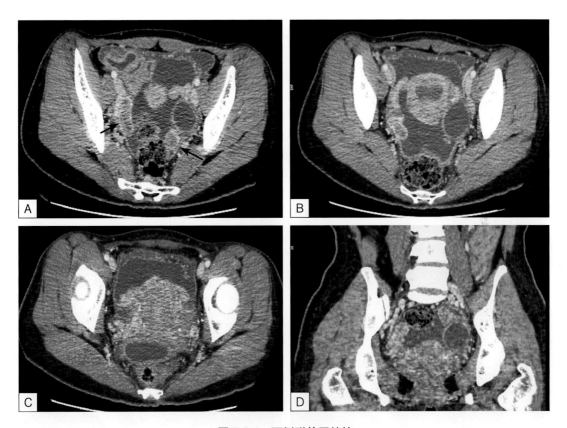

**图 7-5-1　两侧附件区结核**

患者,女,28岁,腹痛伴呕吐1小时余。A~D. CT检查见两侧附件区间结节状软组织密度影(黑箭),增强扫描呈环形强化,宫腔积液,腹膜增厚毛糙,盆腔积液,另见左侧附件囊性病变。

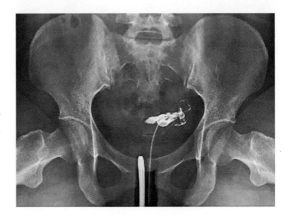

**图 7-5-2　右侧输卵管不通**

患者,女,26岁,月经稀发多年,未避孕未孕2年余。左侧输卵管各部显示较清晰,右侧输卵管未见显示。

【诊断要点】

①急性子宫输卵管炎分非特异性与特异性(结核性输卵管炎最常见)两种。②慢性输卵管炎:子宫输卵管炎造影表现为输卵管粗细不均,管壁软,多累及双侧;若输卵管完全梗阻,表现为梗阻近段输卵管明显扩张积水,其内对比剂呈油滴状;累及宫腔表现为宫腔狭窄、变形,可有钙化。③子宫输卵管结核:子宫输卵管造影表现为双侧输卵管狭窄、僵直、毛糙、边缘不规则、串珠状、粗细不均。若累及子宫,表现为宫腔挛缩。

【鉴别诊断】

输卵管癌:好发于老年女性,常单侧,早期病灶局限,临床起病隐匿,而子宫输卵管炎和输卵管结核常有不育及感染症状。

## 第六节　女性生殖系统肿瘤和肿瘤样疾病

### 一、子宫平滑肌瘤(图 7-6-1~图 7-6-3)

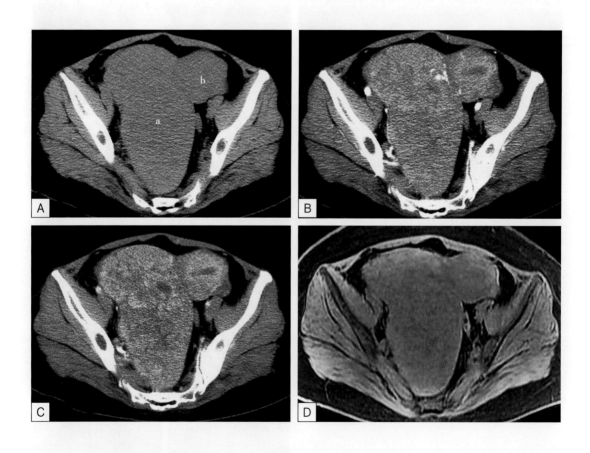

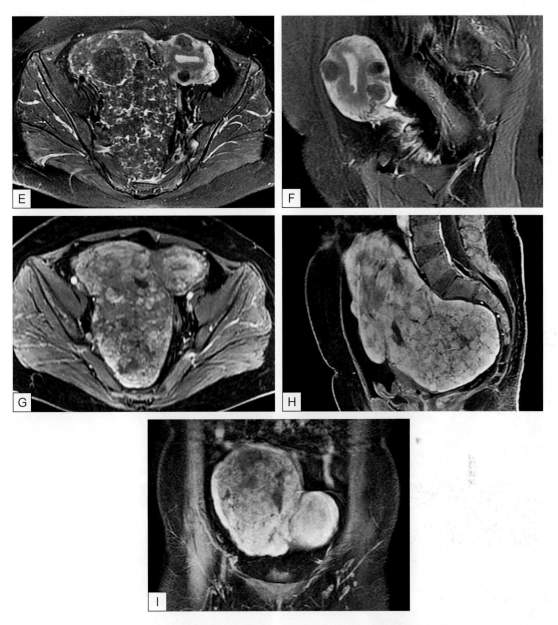

**图 7-6-1 子宫阔韧带巨大肌瘤伴子宫内膜下及肌壁间多发小肌瘤**

患者,女,48 岁,盆腔触及巨大软组织肿块 2 个月余。A. CT 平扫示子宫右侧见一大小约 15.0cm×8.9cm 不规则形软组织肿块影(a),边界不清,密度不均,左缘与子宫(b)右侧壁关系密切;B. 增强扫描后动脉期肿块中度不均匀强化;C. 实质期进一步强化;D. MRI 检查示 $T_1WI$ 序列呈不均匀等略低信号;E. $T_2WI$-FS 序列横断位见盆腔巨大肿块以低信号为主,内见高信号分隔,子宫肌壁间见多发低信号结节;F. $T_2WI$ 序列矢状位见子宫肌层及黏膜下肌瘤;G. 二乙烯五胺乙酸钆(Gd-DTPA)增强扫描后动脉期横断位见巨大肿块明显不均匀强化,子宫受压,向前、左侧推移,病变与子宫界限局部略模糊;H. 增强扫描后矢状位见肿块边界清晰,其内信号不均;I. 增强扫描实质期冠状位见巨大肿块进一步强化,子宫受压左移。

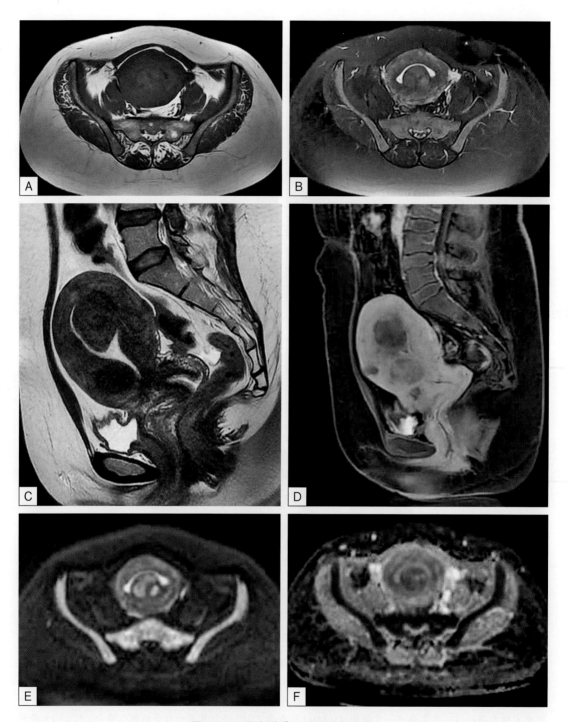

**图 7-6-2 子宫黏膜下及肌壁间肌瘤**

患者,女,41 岁,体检发现子宫肌瘤 3 年,月经量增多 1 年。A. MRI 检查 T₁WI 序列横断位,宫腔内见一类圆形等信号,大小约 4.2cm×3.8cm×2.6cm;B. T₂WI-FS 序列横断位呈等高混杂信号影,边界清楚;C. T₂WI 序列矢状位子宫前肌壁间肌瘤呈低信号;D. T₁WI-FS 序列矢状位增强扫描,黏膜下肌瘤轻中度不均匀强化,前肌壁间肌瘤明显强化,但强化程度低于子宫肌壁;E. DWI 序列 $b$=800s/mm²,黏膜下肌瘤弥散受限,呈等略高信号;F. ADC 序列,黏膜下肌瘤 ADC 呈略低信号。

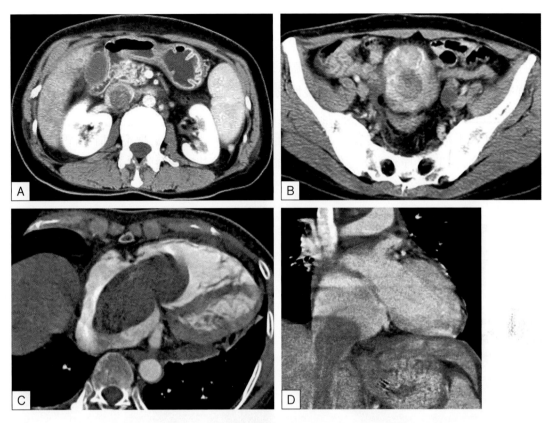

**图 7-6-3　（子宫,心脏 + 下腔静脉内）平滑肌瘤**

患者,女,46 岁,活动后胸闷气急 1 年,加重 1 周。A. CT 增强扫描横断位延迟期下腔静脉内见肿块状充盈缺损影;B. CT 增强扫描横断位延迟期子宫肌层多发低强化肌瘤;C. 右心腔内团块状充盈缺损影;D. 冠状位重建图像示下腔静脉内管状走行充盈缺损影。

【诊断要点】

①子宫肌瘤好发于 30~50 岁女性。②女性生殖系统最常见良性肿瘤,分黏膜下(10%)、肌层内(60%~70%)和浆膜下(20%)。③典型特征:子宫体积增大、轮廓不规则、宫腔受压移位;子宫肌瘤多发;肿瘤边界清晰;常见钙化。肿瘤血供丰富,早期明显强化。肿瘤可出现玻璃样变、囊性变、黏液样变、脂肪变和钙化。④典型 CT 表现:平扫肿瘤密度等或略低于正常子宫肌密度,增强明显强化,但多略低于子宫肌层强化。⑤典型 MRI 表现:$T_1$WI 呈等或略低信号;$T_2$WI 呈明显低信号,但是玻璃样变、囊性变、黏液样变部分呈高或略高信号,肌瘤周边见高信号环;增强后明显强化。肌瘤的信号特征与肌瘤有无变性有关,不同变性肌瘤信号不同。

【鉴别诊断】

(1) 子宫腺肌病:仅发生在子宫肌层内,子宫增大,外形轮廓光整,结合带的厚度弥漫或局限性 >12mm,$T_2$WI 序列低信号结合带内见散在芝麻点状高信号或子宫肌层内见分界不清的低信号肿块。

（2）子宫内膜息肉（图7-6-4）：多位于宫底与两子宫角，多呈息肉状突向宫腔，与黏膜下子宫肌瘤难以鉴别，T₂WI序列多呈低于内膜信号的中等信号，增强扫描后明显均匀强化。

（3）子宫内膜癌：患者多为老年女性，临床表现为月经不规则或绝经后阴道不规则出血，增强扫描后强化不如子宫肌瘤明显，弥漫性或I_B期以上子宫内膜癌增强扫描后内膜下结合带中断，若癌灶侵犯宫旁或有远处转移，则可明确诊断。

（4）子宫平滑肌肉瘤：信号复杂，瘤内可坏死、囊性变、出血而呈现不同信号，钙化少见；若肌瘤恶变而来T₂WI序列可呈等低信号，肿瘤血供丰富，快速明显强化，肿瘤内也可见肿瘤血管，而子宫肌瘤血管多在边缘。

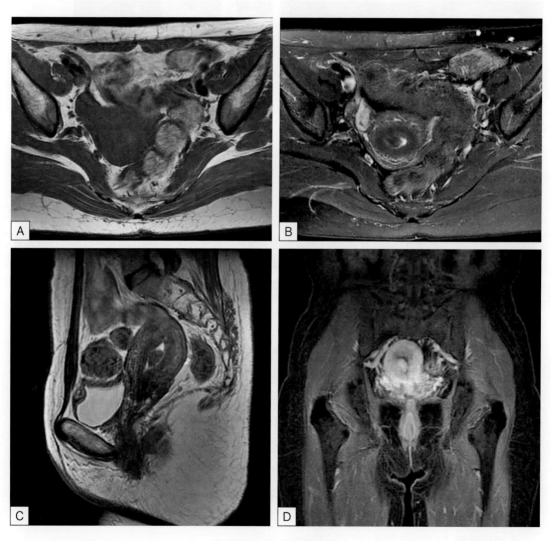

**图7-6-4    子宫内膜息肉**

患者，女，48岁，阴道异常出血2个月。A. MRI检查T₁WI序列横断位示，子宫腔内结节状等信号，大小约14mm×9mm；B. T₂WI-FS序列横断位呈均匀低信号影，边界清楚；C. T₂WI序列矢状位宫腔内结节状低信号；D. T₁WI-FS序列冠状位增强扫描，病变明显强化，强化程度等略高于子宫肌层。

## 二、子宫内膜癌(图7-6-5、图7-6-6)

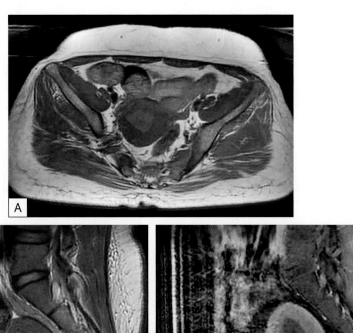

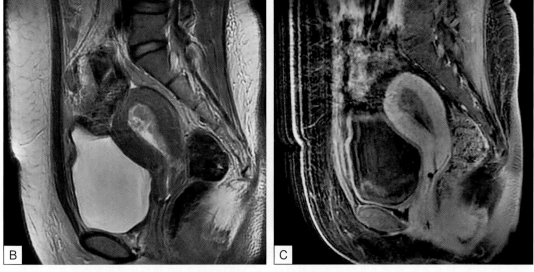

**图7-6-5　子宫内膜癌(Ⅰ期)**

患者,女,31岁,多囊卵巢病史多年,检查发现子宫内膜增厚3天。A. MRI检查 $T_1WI$ 序列横断位示子宫内膜增厚,宫腔内片状高信号;B. $T_2WI$ 序列矢状位示子宫内膜增厚,呈现不均匀条片状高信号,结合带完整;C. 矢状位增强扫描示子宫内膜不均匀轻中度强化,结合带连续。

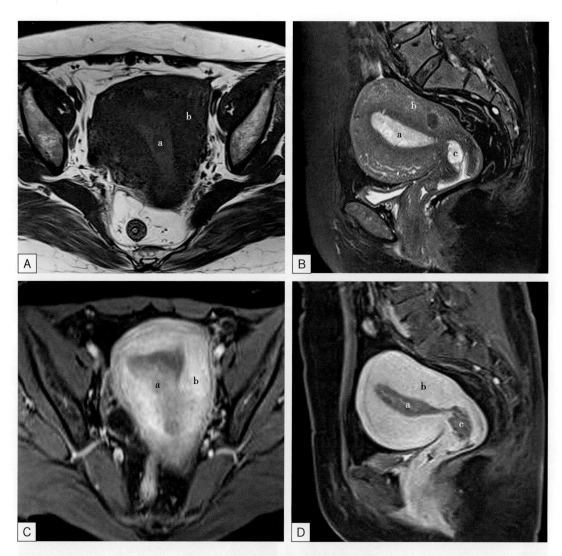

**图 7-6-6 子宫内膜癌侵犯宫颈（Ⅱ期）**

患者,女,54 岁,绝经 4 年,最近半年阴道不规则出血。A. MRI 检查 $T_1WI$ 横断位示子宫内膜增厚,宫腔内片状高信号(a);B. $T_2WI$-FS 序列矢状位示子宫内膜增厚,宫颈亦见片状高信号,为肿瘤侵犯宫颈间质表现(c),b 为正常子宫肌层,其旁小圆形低信号提示小肌瘤;C. $T_1WI$ 序列横断位 Gd-DTPA 增强扫描后 180 秒示子宫右后内膜下结合带中断,并见不规则异常强化结节突入宫腔(a),为肿瘤组织,其强化程度低于子宫肌层(b);D. 增强扫描后矢状位见宫颈基质中断,边缘毛糙,肿瘤(c)相对肌层呈低信号。

【诊断要点】

①子宫内膜癌好发于 55~65 岁老年女性,临床主要表现为月经不规则或绝经后阴道不规则出血。②子宫内膜增厚(生育期女性正常子宫内膜厚度≤13mm,绝经后女性正常子宫内膜厚度≤5mm)。③大部分肿瘤在 $T_1WI$ 序列表现为等略低信号,不易发现,$T_2WI$ 序列肿瘤相对肌层呈略高信号。分弥漫型和局限型两种。④Ⅰ期:$T_2WI$ 序列内膜下结合带完整或动态增强扫描后内膜下强化带完整或肌层内表面光滑锐利,为无肌层浸润 $I_A$ 期;$T_2WI$ 序列内

膜下结合带中断或动态增强扫描内膜下强化带中断或肌层内表面不规则,为肌层受侵犯。肿瘤外缘到子宫浆膜面的最小距离除以其他部位正常子宫肌层的厚度 >1/2,为浅肌层浸润 $I_B$ 期;侵袭性组织学类型,<1/2,为深肌层浸润 $I_C$ 期。⑤Ⅱ期:肿瘤侵犯宫颈。⑥Ⅲ期:肿瘤侵犯到宫外,但限于小骨盆。⑦Ⅳ期:肿瘤侵犯膀胱、肠管或发生远隔转移。⑧动态增强扫描:子宫内膜癌呈轻度、渐进性强化,但相对内膜及肌层呈低信号,注入对比剂后 120~180 秒,为观察肿瘤最佳期。

【鉴别诊断】

(1) 子宫腺肌病:病灶位于子宫肌层,子宫增大,轮廓光整,结合带的厚度 >12mm,病灶边界不清,$T_2WI$ 序列低信号病灶内见散在点状高信号。

(2) 子宫内膜息肉:多位于宫底与两子宫角,多呈息肉状突向宫腔,$T_2WI$ 序列呈稍低信号,增强扫描明显强化,结合带完整。子宫内膜息肉与局限性 $I_A$ 期子宫内膜癌需靠病理鉴别,与 $I_B$ 期及以上子宫内膜癌鉴别主要看结合带及内膜下强化带是否完整。

(3) 子宫黏膜下肌瘤:子宫体积增大、轮廓不规则、宫腔受压移位;子宫肌瘤常多发;肿瘤边界清晰;常见钙化,$T_2WI$ 序列常呈低信号;增强扫描早期明显强化。

(4) 老年性子宫内膜炎:临床常表现为阴道排液增多,浆液性、脓性或脓血性;扩张宫颈管后可见脓液流出,诊刮见炎症细胞,无癌细胞;子宫大小正常或增大变软。

(5) 宫颈管癌、子宫肉瘤:临床均表现为阴道不规则出血及排液增多;宫颈管扩大,见不规则软组织肿块,$T_2WI$ 序列易观察肿瘤范围及周围组织侵犯情况;分段诊刮及宫颈活检可鉴别。

## 三、宫颈癌(图 7-6-7、图 7-6-8)

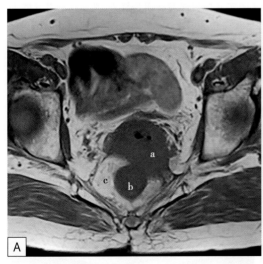
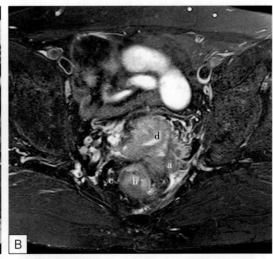

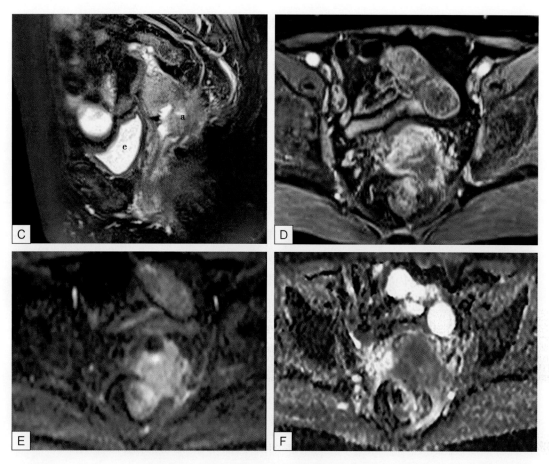

a. 宫颈肿瘤;b. 直肠;c. 直肠周围脂肪间隙;d. 宫颈;e. 膀胱。

**图 7-6-7 宫颈癌侵犯直肠及左侧盆壁**

患者,女,71 岁,阴道出血 2 个月余。A. MRI 检查示宫颈增大,$T_1WI$ 序列横断位直肠子宫周围脂肪间隙消失;B、C. $T_2WI$-FS 序列横断位(图 B)、矢状位(图 C)见子宫直肠周围脂肪间隙消失,见不规则片状略高信号肿块(a),边界不清,向左后延伸,局部与直肠壁及左侧盆壁分界不清;D. $T_1WI$ 增强扫描后横断位见肿块中度不均匀强化,较子宫肌层强化弱,呈相对低信号,中心见更低信号;E. DWI 序列 $b=800s/mm^2$ 肿块弥散受限,呈高信号;F. ADC 值降低,呈低信号。

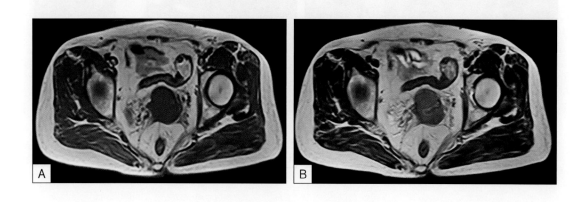

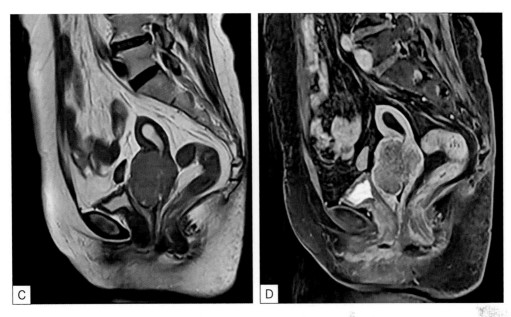

**图 7-6-8　宫颈癌（Ⅱ期）**

患者,女,68 岁,阴道异常流血数月。A~C. MRI 检查结果示,宫颈占位,累及肌层及阴道上段,$T_1$WI 序列横断位(图 A)呈低信号,$T_2$WI 序列横断位(图 B)及矢状位(图 C)呈等、高混杂信号,与邻近膀胱后壁分界尚清;D. 增强扫描矢状位示病灶不均匀强化。

【诊断要点】

①好发于 35~55 岁中老年女性。②主要临床症状:接触性出血,不规则阴道出血和阴道分泌物增多。③典型特征:宫颈增大,直径 >3.5cm,形态不规则,$T_2$WI 序列呈高信号,大部分宫颈癌 DWI 序列呈高信号,ADC 值低于正常宫颈。动态增强扫描检查肿瘤呈"速升缓降"型,肿瘤强化程度低于残存的宫颈组织。④MRI 不能识别原位癌和微小癌,诊断主要靠临床检查及液基细胞学检查。⑤I 期:宫颈管扩大,$T_2$WI 序列呈低信号,宫颈纤维基质环完整。⑥Ⅱ期:低信号基质环中断,异常信号超出宫颈累及阴道上端、阴道穹,但未侵犯盆壁或阴道下 1/3。⑦Ⅲ期:阴道壁不规则增厚,边缘模糊,病灶侵犯盆壁或阴道下 1/3。⑧Ⅳ期:肿瘤超出盆腔或侵犯膀胱直肠。⑨盆腔淋巴结 >1.5cm,腹主动脉旁淋巴结 >1cm,提示淋巴结转移。若淋巴结边缘毛糙,密度不均,中心呈更低密度,则考虑转移性淋巴结。

【鉴别诊断】

(1) 子宫内膜癌宫颈浸润:病变主要导致内膜和宫颈上皮的肥厚,肌层浸润很少波及与其相连的宫颈间质,强化程度相对较低。

(2) 宫颈息肉:临床主要表现为月经期出血量增多或接触性出血;表面光滑,强化明显,早期乳头状宫颈癌与之难以鉴别,需活检。

(3) 宫颈外翻:外翻的黏膜过度增生,表面凹凸不平,边缘整齐,外翻的宫颈黏膜柔软,易出血,阴道脱落细胞或活检无肿瘤细胞。

## 四、子宫腺肌病（图 7-6-9、图 7-6-10）

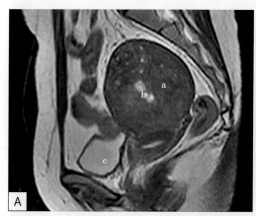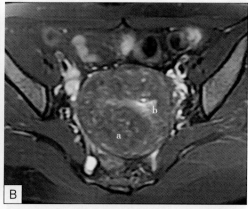

**图 7-6-9　弥漫性子宫腺肌病**

（该图片由浙江大学医学院附属妇产科医院放射科王进华、熊浪提供）

患者，女，48 岁，月经量明显增多 3 个月余。A. MRI 检查 $T_2WI$ 序列矢状位见子宫增大，子宫肌层明显增厚，内见散在芝麻点状高信号（a），未见明显成形肿块，宫腔见少量积液（b），膀胱（c）部分充盈；B. $T_2WI$-FS 序列横断位见子宫肌层内高信号影仍呈高信号，子宫浆膜面光整。

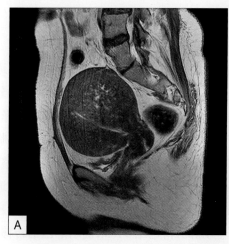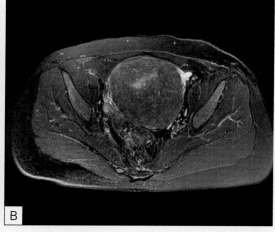

**图 7-6-10　弥漫性子宫腺肌病**

患者，女，46 岁，发现子宫腺肌病 10 年，月经量明显增多 3 年。A. MRI 检查 $T_2WI$ 序列矢状位见子宫增大，子宫肌层明显增厚，内见散在芝麻点状高信号；B. $T_2WI$-FS 序列横断位见子宫肌层内高信号影仍呈高信号，子宫浆膜面光整。

【诊断要点】

①多见于绝经前女性，尤其是经产妇。②临床主要表现为痛经、月经过多及异常子宫出血。③典型表现：病灶仅位于子宫肌层，子宫增大，轮廓光整，结合带的厚度 >12mm（局限性或弥漫性），病灶边界不清，$T_1WI$、$T_2WI$ 序列低信号病灶内见散在点状高信号。增强扫描呈不均匀强化，无钙化及变性。

【鉴别诊断】

(1) 子宫肌瘤:肌瘤可发生于黏膜下、肌层内和浆膜下。子宫体积增大、轮廓不规则,多呈局限性隆起、宫腔受压移位;肿瘤边界清晰;常见钙化。未变性的肌瘤在T₂WI序列上呈明显低信号,若发生变性则呈高或略高信号,肌瘤周边见高或低信号环;增强扫描后有不同程度强化。

(2) 子宫内膜癌:多为老年女性,临床表现为月经不规则或绝经后阴道不规则出血,弥漫性或I_B期以上子宫内膜癌增强扫描后内膜下强化带中断,若癌灶侵犯宫旁或有远处转移,则有助于诊断。

## 五、卵巢子宫内膜异位症(又称"巧克力囊肿",图7-6-11)

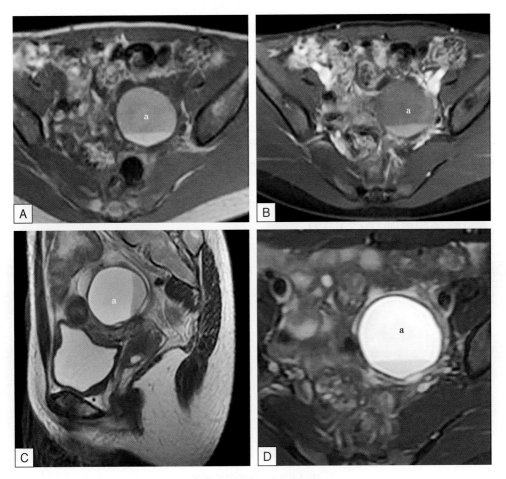

图 7-6-11　卵巢子宫内膜异位症

(该图片由浙江大学医学院附属妇产科医院放射科王进华、熊浪提供)

患者,女,35岁,左下腹部触及一肿块(a),质软,无压痛。A. MRI检查示,左下腹盆腔肿块,T₁WI序列横断位呈高信号,边界清晰,其内见液-液平面,且下部分信号较上部分高;B. T₁WI-FS序列横断位肿块仍呈高信号;C. T₂WI序列矢状位肿块呈高信号,肿块与子宫分界清晰,内见分层;D. T₂WI-FS序列横断位见肿块上部分较下部分信号高,即"阴影征"。

【诊断要点】

①卵巢子宫内膜异位症又称"巧克力囊肿",是卵巢的纤维性种植物,特征是周围性出血的潴留性囊肿。②多见于30~45岁女性,临床症状与月经周期性有关。③附件区囊性肿块(息肉样子宫内膜异位灶可表现为实性或囊实性肿块)随月经周期发生变化,其密度和信号改变取决于出血时相、蛋白质含量及其他含铁物质浓度。④肿块常为多发、双侧分布,内见分隔,囊壁厚薄不均,囊腔内见新旧不一出血密度及信号灶,如有新鲜出血可见液-液平面。影像特异征象:"阴影征"——指病灶在 $T_2WI$ 序列上信号减低甚至丢失,可局限于重力依赖区,该征象用于区别卵巢功能性出血性囊肿;"卵巢亲吻征"——卵巢间的病理性粘连,导致双侧卵巢紧贴、铆合;" $T_1WI$ 序列上多发高信号囊肿"——不管 $T_2WI$ 序列信号如何,只要出现 $T_1WI$ 序列多发高信号囊肿就可以诊断卵巢子宫内膜异位症。影像少见征象:"巧克力囊肿"伴壁结节——可能是相邻的卵巢实质/囊内血栓/妊娠蜕膜反应。

【鉴别诊断】

(1) 卵巢功能性出血性囊肿:单发、单房,边界清晰锐利圆形、椭圆形薄壁囊肿,囊腔密度/信号均匀,周围无粘连。

(2) 卵巢黏液性囊腺瘤:分肠型和宫颈管型。肠型最常见,常表现为较大囊性肿块,呈多房性,房小而多,呈"囊内囊"改变, $T_1WI$ 及 $T_2WI$ 序列囊腔依黏蛋白浓度高低呈不同信号("彩色玻璃征"),增强扫描后囊腔无强化;囊壁厚,可伴钙化,囊壁及囊间隔 $T_2WI$ 序列呈低信号,增强扫描后囊壁及囊间隔明显强化。宫颈管型少见,呈单房,易误诊。

## 六、宫颈腺囊肿(图 7-6-12)

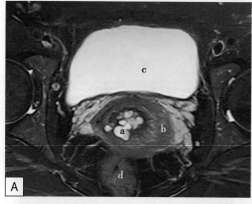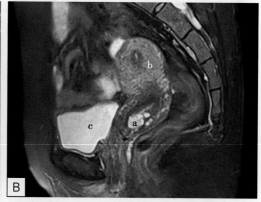

**图 7-6-12　宫颈多发囊肿**

患者,女,40岁,B超常规体检发现宫颈多发囊肿,无明显自觉症状。A、B. MRI 检查 $T_2WI$-FS 序列横断位(图 A)、矢状位(图 B)见宫颈多发小类圆形高信号结节(a),宫颈基质完整,肌层(b)未见明显异常信号,膀胱(c)、直肠(d)未见明显异常。

【诊断要点】

宫颈腺囊肿为宫颈最常见的良性疾病,常无自觉症状,多为体检偶然发现。MRI 各序列表现为囊性液性信号结节,边界清晰,增强扫描后无强化。

【鉴别诊断】

(1)囊性宫颈炎:由多种微生物感染引起,临床表现为阴道分泌物增多,呈黏液脓性,下腹或腰骶部疼痛等;MRI 表现为多发囊性液性信号,分隔均匀,无实性成分,囊壁及分隔轻度强化。

(2)宫颈微偏腺癌(minimal deviation adenocarcinoma,MDA):是一种稍微偏离正常宫颈腺体的极高分化腺癌,占宫颈腺癌的 1%~3%,其组织学形态温和,似良性,极易误诊。主要临床表现为分泌大量黏液性阴道分泌物,具有一定的特征性。MDA 比其他类型的宫颈癌更易并发卵巢黏液肿瘤。MRI 表现为宫颈肥大,多房囊性液性信号,伴囊内少许实性成分,DWI 序列实性成分可弥散受限,囊壁、分隔及实性成分多明显强化,但最终确诊仍依靠组织病理学。

## 七、卵巢囊肿(图 7-6-13)

卵巢囊肿分为单纯性囊肿和功能性囊肿(包括滤泡囊肿、黄体囊肿、黄素囊肿、多囊卵巢综合征)。

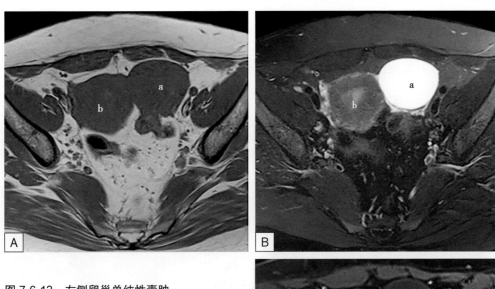

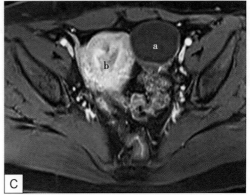

图 7-6-13　左侧卵巢单纯性囊肿

患者,女,35 岁,体检发现左侧卵巢占位。A. T₁WI 序列横断位子宫左缘旁见一大小约 3.0cm× 3.0cm 低信号肿块(a),边界清晰,其内信号均匀,肿块右缘与子宫(b)分界清晰;B. T₂WI-FS 序列横断位肿块呈水样高信号,其内信号均匀,边界清晰;C. T₁WI 序列 Gd-DTPA 增强扫描后延迟期囊壁见线样强化,囊腔部分无强化。

【诊断要点】

①卵巢囊肿多为单侧、单囊,囊壁薄而均匀,囊内密度均匀,呈水样信号/密度,边界清晰锐利无粘连,呈圆形、椭圆形。单纯性囊肿常无症状,功能性囊肿可有月经异常。②多囊卵巢综合征:双侧卵巢增大,$T_2WI$ 序列卵巢被膜下多发类圆形高信号小囊。临床表现为不孕或多毛。

【鉴别诊断】

(1) 卵巢囊腺瘤:浆液性囊腺瘤常单发、单房,病灶常较大,壁菲薄,囊内可有或无分隔及小乳头状突起,囊性部分呈水样信号/密度,囊壁及分隔轻度强化,囊腔无强化。肠型黏液性囊腺瘤常表现为较大囊性肿块,呈多房性,房小而多,呈"囊内囊"改变,"彩色玻璃征",囊壁略厚,可伴钙化,囊壁及囊间隔 $T_2WI$ 序列呈低信号,增强扫描后囊壁及囊间隔明显强化,囊腔无强化。宫颈管型黏液性囊腺瘤常为较大囊性肿块,呈单房,囊腔 $T_1WI$ 序列呈高信号、无强化。

(2) 卵巢子宫内膜异位症:附件区与月经周期性有关的附件区囊性为主肿块。肿块常为多发、双侧分布,内见分隔,囊壁厚薄不均,囊腔内见新旧不一出血密度及信号灶,如有新鲜出血可见液-液平面。出现"阴影征""卵巢亲吻征""$T_1WI$ 序列上多发高信号囊肿"等特异征象有助于卵巢子宫内膜异位症的诊断。

## 八、卵巢上皮来源肿瘤(图 7-6-14~图 7-6-16)

卵巢囊腺瘤(浆液性囊腺瘤/黏液性囊腺瘤)

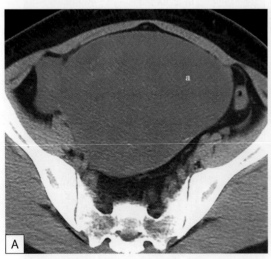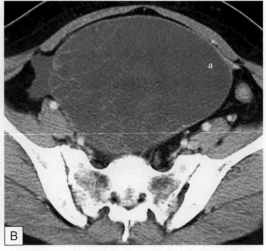

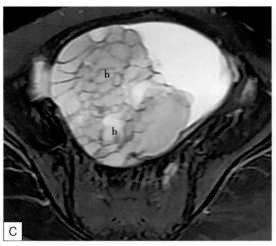

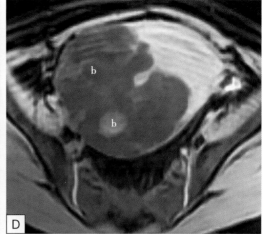

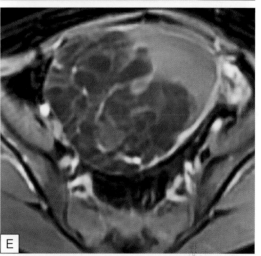

**图 7-6-14　左卵巢黏液性囊腺瘤(部分区域呈交界性)**

患者,女,41 岁,腹部膨隆,腹盆腔触及巨大质软肿块。A. CT 平扫示腹盆腔内见巨大囊性团块(a),内见多发细线状分隔,CT 值约为 6Hu,肿块边界清楚,最大径约为 15.5cm,上达脐水平,下至膀胱,前后充满腹腔;B. CT 扫描增强后其内见细线状明显强化影,囊腔(a)无强化;C、D. MRI T₂WI-FS 序列、肝脏容积加速采集成像(LAVA)蒙片横断位示囊性团块内显示多发分房,呈"囊内囊"改变,各囊间信号不一(b),呈彩色玻璃征;E. LAVA 增强扫描后囊壁及分隔明显强化,局部分隔厚约 3mm,囊腔无强化。

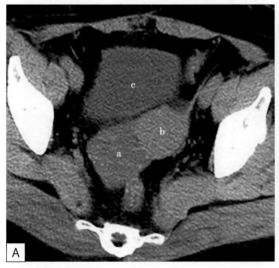

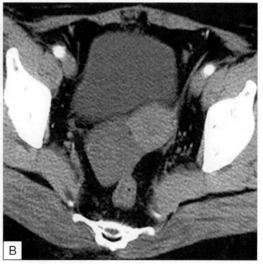

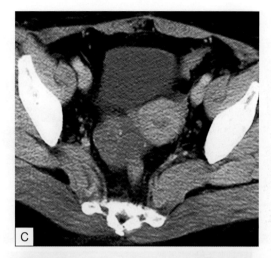

**图 7-6-15　右卵巢浆液性囊腺瘤**

患者,女,66 岁,B 超发现右侧卵巢囊性包块。A. CT 检查,平扫示子宫(b)、膀胱(c)右后方见一囊实性肿块(a),边界清晰,其内密度欠均匀,以囊性成分为主;B. 增强扫描后动脉期肿块轻度强化;C. 静脉期肿块进一步强化。

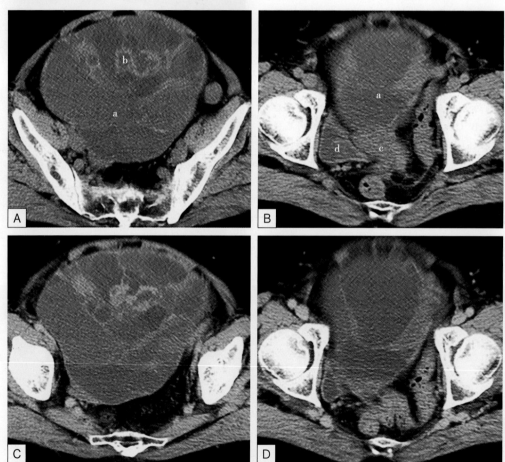

**图 7-6-16　右卵巢黏液性交界性肿瘤**

患者,女,69 岁,短期腹部膨隆,腹盆腔触及巨大软组织肿块,质软。A、B. CT 平扫盆腔内可见巨大囊实混合性肿块(a),以囊性成分为主,其内可见分隔(b),部分厚薄不均匀,肿块大小约 21.0cm×19.0cm×9.1cm,子宫(c)、膀胱(d)受压推移,盆腔未见确切肿大淋巴结;C、D. 增强扫描肿物实质成分、囊壁及分隔可见强化,囊壁光滑,囊性成分未见强化。

【诊断要点】

①盆腔或腹盆腔巨大囊实性肿块,以囊性为主,肿块边界清晰,多呈圆形或卵圆形,囊壁及间隔均较薄且规则,厚度多 <3mm。②浆液性囊腺瘤:常单发、单房,多房少见,病灶常较大,壁菲薄、均匀,囊内可有或无分隔,囊性部分呈水样信号/密度,囊壁及分隔轻度强化,囊腔无强化。少数肿瘤囊壁出现小乳头状突起,直径 >5mm 时应考虑交界性浆液性肿瘤。交界性浆液性肿瘤可以进展为低级别浆液性腺癌,前者的分子谱($BRAF/K-RAS$ 突变)与后者相似,且都可以出现腹膜种植或淋巴结转移等。③黏液性囊腺瘤:分肠型(向肠道黏液上皮细胞分化)和宫颈管型(向宫颈管型上皮分化)。肠型最常见,常表现为较大囊性肿块,呈多房性,房小而多,呈"囊内囊"改变,出现彩色玻璃征,增强扫描后囊腔无强化;囊壁厚,可伴钙化,囊壁及囊间隔 $T_2WI$ 序列低信号,增强扫描后囊壁及囊间隔明显强化。宫颈管型少见,呈单房,易误诊。增厚的囊壁及分隔、囊壁或分隔小乳头状突起 >5mm 应提示交界性黏液性肿瘤。④生育期女性,腹盆腔巨大单囊或多房以囊性为主肿块,边界清晰,下缘与子宫关系密切,子宫浆膜完整,则考虑卵巢来源囊腺瘤可能大。

【鉴别诊断】

(1) 卵巢囊肿:边界清晰锐利圆形、椭圆形薄壁囊肿,囊腔信号/密度均匀,呈水样信号/密度。

(2) 卵巢成熟囊性畸胎瘤:含脂肪、钙化、牙齿和骨骼密度/信号的单房囊性肿块,囊内脂-液分层,可出现浮球征、罗基坦斯基(Rokitansky)结节。对于少脂肪畸胎瘤,可应用化学位移(同反相位)或 STIR(短 $T_1$ 反转恢复)序列检测,可检测微量脂肪,在脂肪与非脂肪成分交界面可存在化学位移伪影。

(3) 卵巢上皮性腺瘤:腹盆腔巨大囊实性肿块,内有较厚分隔或壁结节,增强扫描后实性部分或壁结节明显强化。可有腹膜或大网膜种植转移,可有腹水,形成假性黏液瘤。如无转移征象,肿块实性成分不多,与交界性囊腺瘤较难鉴别。明确诊断需靠病理。

# 九、上皮性卵巢癌(卵巢浆液性癌,图 7-6-17)

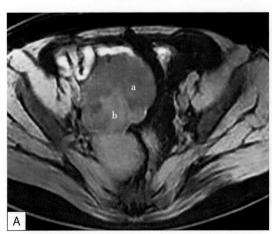
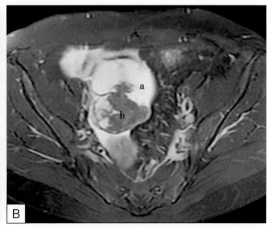

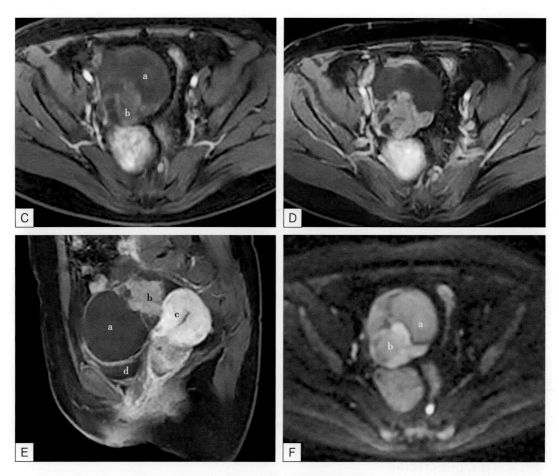

**图 7-6-17 卵巢高级别浆液性癌**

（该图片由浙江大学医学院附属妇产科医院放射科王进华、熊浪提供）

患者,女,55 岁,盆腔触及肿块。A. MRI 检查,LAVA-flex 横断位盆腔见一大小约 4.5cm×4.0cm 囊实性肿块,肿块囊性部分(a)呈低信号,实性成分(b)呈等信号;B. $T_2$WI-FS 序列肿瘤囊性部分(a)呈明显高信号,实性成分(b)呈等信号;C. 增强扫描后动脉期横断位肿块囊性部分(a)无强化,实性成分(b)轻度强化;D. 静脉期横断位肿块实性成分进一步强化;E. 矢状位见肿块位于子宫(c)前方,膀胱(d)上方,肿块与子宫、膀胱分界清晰;F. DWI 序列肿块实性成分弥散明显受限呈高信号(b),囊性部分轻度受限,呈等信号(a)。

【诊断要点】

①中老年女性,盆腔或腹盆腔巨大囊实性肿块,囊壁不规则增厚,并见明显实性结节,增强扫描后囊壁和壁结节明显渐进性强化。②实验室检查糖类抗原 125(CA125)、人附睾蛋白 4(HE4)、癌胚抗原(CEA)及糖类抗原 19-9(CA19-9)升高;③肿块边界不清,膀胱壁、肠壁增厚,腹水、盆腔积液,提示肿瘤转移。若肝周呈"扇贝"样改变,提示腹腔假性黏液瘤形成。MRS 肿瘤 Cho 代谢浓度升高。

【鉴别诊断】

(1) 卵巢囊腺瘤:浆液性囊腺瘤常单发、单房,病灶常较大,壁菲薄,囊内可有或无分隔及小乳头状突起,囊性部分呈水样信号/密度,囊壁及分隔轻度强化,囊腔无强化。肠型黏液性囊腺瘤常表现为较大囊性肿块,呈多房性,房小而多,呈"囊内囊"改变,"彩色玻璃征",囊壁略厚,可伴钙化,囊壁及囊间隔 $T_2WI$ 序列呈低信号,增强扫描后囊壁及囊间隔明显强化,囊腔无强化。宫颈管型黏液性囊腺瘤常为较大囊性肿块,呈单房,囊腔 $T_1WI$ 序列呈高信号、无强化,囊壁及囊间隔厚度多 <3mm,无转移征象。

(2) 卵巢未成熟畸胎瘤:多为 10~20 岁年轻人,绝经后少见,AFP 可升高。影像表现为实性为主的囊实性肿块,其内散在分布不规则钙化灶及脂肪灶,增强扫描后实性成分明显强化。可出现腹水,淋巴结转移。

(3) 卵巢子宫内膜异位症:附件区与月经周期性有关的附件区囊性为主肿块。肿块常为多发、双侧分布,内见分隔,囊壁厚薄不均,囊腔内见新旧不一出血密度及信号灶,如有新鲜出血可见液-液平面。出现"阴影征""卵巢亲吻征""$T_1WI$ 序列上多发高信号囊肿"等特异征象有利于卵巢子宫内膜异位症的诊断。

(4) 巨大子宫浆膜下肌瘤:巨大子宫浆膜下肌瘤合并坏死囊性变,亦表现为腹盆腔巨大囊实性肿块,肿块与子宫间有蒂相连,正常卵巢可见,$T_1WI$、$T_2WI$ 序列均呈等或略低信号。

(5) 输卵管癌:好发于绝经后女性,早期通常无症状,随着疾病发展,可出现输卵管癌三联征(腹痛、阴道流血/液、盆腔包块)。典型的影像表现为腊肠形肿块,当表现为宫旁囊实性肿块时与卵巢囊腺癌鉴别困难,肿块旁显示迂曲扩张输卵管、宫腔积液/血、肿块包膜不连续强化及肿块轻中度强化有利于输卵管癌的诊断,最后确诊仍需组织病理学。

(6) 盆腔炎性包块:临床常有人工流产、宫内节育器置入、宫内节育器取出、产后感染史。有发热,下腹痛。双合诊检查触痛明显,抗感染治疗肿块减小。有助于鉴别。

## 十、卵巢性索间质来源肿瘤(卵巢卵泡膜纤维瘤,图 7-6-18)

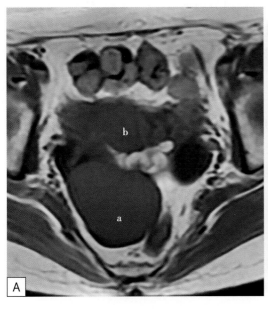
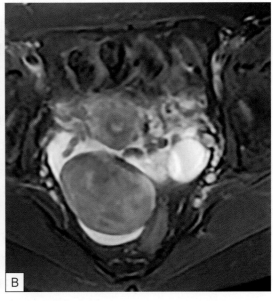

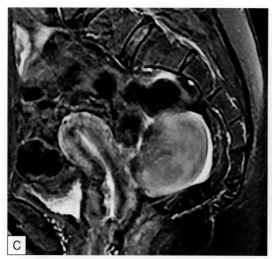
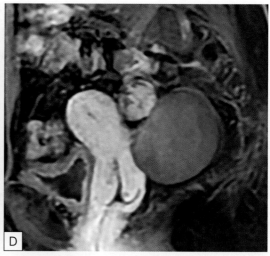

**图 7-6-18　右卵巢卵泡膜纤维瘤**

患者,女,64 岁,体检发现盆腔包块。A. T$_1$WI 序列横断位示子宫(b)右后方低信号实性肿块(a),边界清晰;B. T$_2$WI-FS 序列横断位示肿块呈不均匀稍高信号,其内显示裂隙样高信号,肿块周围液体信号环绕;C. T$_2$WI-FS 序列矢状位示肿块与子宫分界清晰;D. LAVA 增强扫描示肿块轻中度强化。

【诊断要点】

①卵巢卵泡膜纤维瘤是卵巢性索间质肿瘤中最常见的良性肿瘤,按肿瘤内卵泡膜细胞、成纤维细胞及胶原纤维的比例不同分为纤维瘤、卵泡膜纤维瘤及卵泡膜细胞瘤。②可见于任何年龄,多数好发于绝经后,因卵泡膜纤维瘤具有内分泌功能,临床上可因分泌多量雌激素导致阴道不规则流血,并发子宫内膜增厚甚至子宫内膜癌,部分肿瘤黄素化时可出现男性化体征。③多为单侧,大部分为实性肿块或以实性为主的囊实性肿块,同反相位信号减低(肿瘤富含脂质),以纤维成分为主在 T$_2$WI 序列上呈稍低信号,以卵泡膜细胞为主在 T$_2$WI 序列上呈稍高信号,富细胞肿瘤弥散可受限,较大肿瘤可发现玻璃样变、水肿,导致 T$_2$WI 序列上肿瘤内部裂隙样高信号。实性肿块多为渐进性轻中度强化,极少数肿瘤因血管密度高或黄素化可明显强化。少数病例可合并胸腔积液、腹水[梅格斯综合征(Meigs syndrome)],手术切除肿瘤后胸腔积液和腹水自行消失。

【鉴别诊断】

(1)阔韧带肌瘤或子宫浆膜下肌瘤:鉴别要点主要是精准定位,寻找正常卵巢,位置可变、绝经后卵巢萎缩不易寻找(可借助超声检查),如果找不到卵巢,可找卵巢静脉,卵巢静脉增粗并连通肿块,说明起源于卵巢。如果肿瘤与子宫间存在"桥血管征",说明肿瘤来源于子宫浆膜下或阔韧带。最后借助肿瘤强化程度鉴别,卵泡膜纤维瘤多轻中度强化,而肌瘤多明显强化(强化程度与子宫肌层类似)。

(2)卵巢高级别浆液性癌:卵泡膜纤维瘤需与表现为实性肿瘤的卵巢高级别浆液性癌鉴别。高级别浆液性癌多有分叶、棘突等恶性形态学表现,弥散明显受限,中等或明显强化,肿瘤周围不连续包膜样强化征,CA125 及 HE4 多升高。

## 十一、生殖细胞来源肿瘤（图 7-6-19、图 7-6-20）

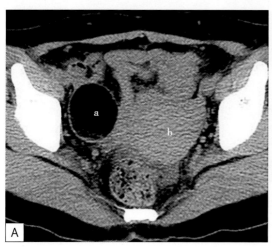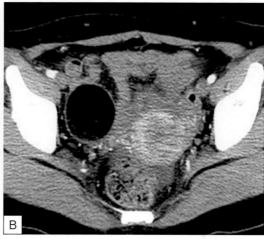

**图 7-6-19　右卵巢成熟囊性畸胎瘤**

患者,女,48 岁,B 超检查发现右侧附件区肿块。A. CT 平扫示子宫(b)右侧见一大小约 3.9cm×4.3cm 的以脂肪密度为主的类圆形肿块(a),边界清晰,其内密度欠均匀,CT 值约为 −128Hu,内见点状钙化;B. 增强扫描肿块未见明显异常强化。

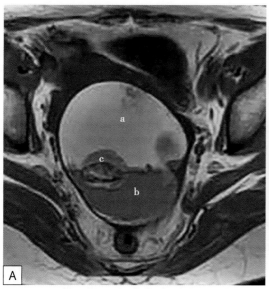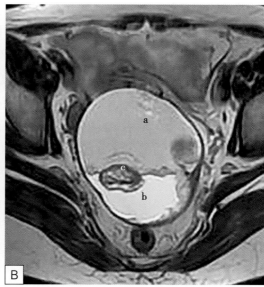

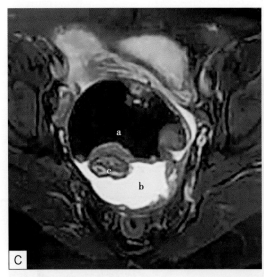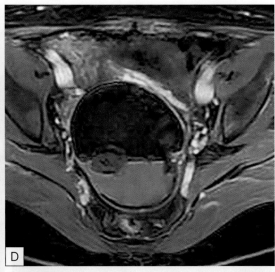

**图 7-6-20  卵巢成熟囊性畸胎瘤**

患者,女,55岁,体检发现盆腔包块。A. T₁WI序列横断位示盆腔混杂信号肿块,单房,边界清晰,囊液分层,上层呈高信号(a),下层呈低信号(b),液平面显示混杂信号结节(c);B. T₂WI序列横断位示肿块囊液亦呈分层改变,上层呈稍高信号(a),下层呈高信号(b),液平面显示混杂信号结节(c);C. T₂WI-FS序列横断位示肿块上层囊液信号减低,呈低信号(a),下层囊液仍呈高信号(b),提示脂-液平面,其平面上结节信号减低,呈低信号(c),亦称为"浮球征",为畸胎瘤特征性表现;D. LAVA增强扫描示肿块囊壁中度强化,囊腔及"浮球"无强化。

【诊断要点】

①卵巢成熟囊性畸胎瘤是生殖细胞肿瘤中最常见的良性肿瘤,可见于任何年龄,以20~30岁多见,临床常无症状。②肿块常为附件区单房囊性肿块,边界清晰,囊腔内含脂肪密度或信号,脂-液分层,有时可见骨骼或牙齿密度/信号影,为其特征表现;可出现浮球征(由脂肪球、皮脂腺碎片及毛发组成,会漂浮在脂-液平面之上)、罗基坦斯基结节(定义为实性或部分实性球形结构,一端连接囊壁一端突向囊腔或扁平囊壁内局部增厚的致密结构);对于少脂肪畸胎瘤,可应用化学位移(同反相位)或STIR(短T₁反转恢复)序列检测,可检测微量脂肪,在脂肪与非脂肪成分交界面可存在化学位移伪影。

【鉴别诊断】

(1) 卵巢囊肿:边界清晰锐利圆形、椭圆形薄壁囊肿,囊腔信号/密度均匀,呈水样信号/密度,病灶内无脂肪、牙齿及骨骼。

(2) 卵巢囊腺瘤:浆液性囊腺瘤常单发、单房,病灶常较大,壁菲薄,囊内可有或无分隔及小乳头状突起,囊性部分呈水样密度/信号,囊壁及分隔轻度强化,囊腔无强化。肠型黏液性囊腺瘤常表现为较大囊性肿块,呈多房性,房小而多,呈"囊内囊"改变,"彩色玻璃征",囊壁略厚,可伴钙化,囊壁及囊间隔T₂WI序列呈低信号,增强扫描后囊壁及囊间隔明显强化,囊腔无强化。宫颈管型黏液性囊腺瘤常为较大囊性肿块,呈单房,囊腔T₁WI序列呈高信号、无强化。

（3）卵巢恶性肿瘤：囊实性肿块，内有较厚分隔或壁结节，增强扫描后实性部分或壁结节明显强化。可有腹膜或大网膜种植转移，可有腹水，形成腹腔假性黏液瘤。

（4）子宫浆膜下肌瘤：子宫增大，肌瘤呈等或低密度。可见变性或钙化。典型肌瘤 $T_2WI$ 序列呈明显低信号，无脂肪成分。

## 十二、转移瘤：库肯伯格瘤（Krukenberg tumor）（图 7-6-21）

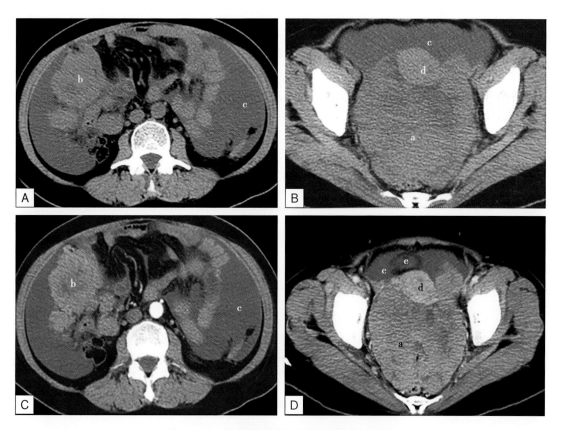

图 7-6-21　卵巢转移瘤（肠道肿瘤转移至卵巢）

患者，女，57 岁，腹痛，尿频，盆腔触及巨大软组织肿块。A、B. 腹盆腔 CT 平扫，右下腹部肠管管壁增厚（b），腹水及盆腔积液（c），肠管纠集，其下方骨盆层面、子宫后方见巨大混杂密度软组织肿块（a），子宫（d）受压前移；C、D. 增强扫描后右下腹增厚肠管管壁中度强化，内见低密度管腔，盆腔肿块中度不均匀强化，强化程度较子宫弱，呈相对低密度，子宫前方见受压推移的膀胱（e）及其周围盆腔积液（c）。

【诊断要点】

①单侧或双侧卵巢肿块，肿块边界欠清，常合并腹水及盆腔积液；②胃肠道或乳腺检查常发现原发灶；③中老年女性，双侧卵巢不规则软组织肿块伴腹水及盆腔积液，应考虑卵巢转移瘤可能，需进一步检查乳腺及胃肠道。

【鉴别诊断】

卵巢原发性恶性肿瘤:多发生于围绝经期女性,单侧或双侧卵巢肿块,肿块边界欠清,形态不规则,可有腹水及转移征象,CT 表现为盆腔肿块,边缘不规则,密度不均匀,囊壁厚薄不均,可见结节,强化明显。$T_1WI$ 序列呈等低信号,$T_2WI$ 序列呈略高信号,增强扫描后实性成分明显强化。卵巢转移瘤若未发现原发灶,则与卵巢原发性恶性肿瘤难以鉴别。

(崔　凤　张永胜　赵才勇　邓丽萍)

# 第八章　肾上腺

## 第一节　正常影像学表现与变异

　　肾上腺是人体重要的内分泌腺,左右各一,为腹膜后器官,与肾脏共同被包裹在肾筋膜〔renal fascia,又称吉氏筋膜(Gerota fascia)〕囊内,由于周围有丰富的脂肪组织,无论 CT 或 MRI 均可清楚地显示肾上腺。肾上腺可以分为体部和内侧肢、外侧肢,肾上腺常形态各异,呈三角形、半月形、条形、“人”字形、“Y”形和“V”形等。

### 一、正常肾上腺的 CT 表现(图 8-1-1)

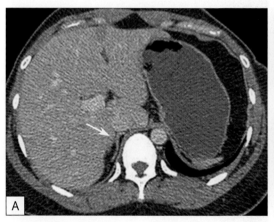
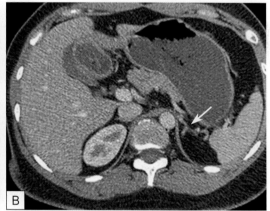

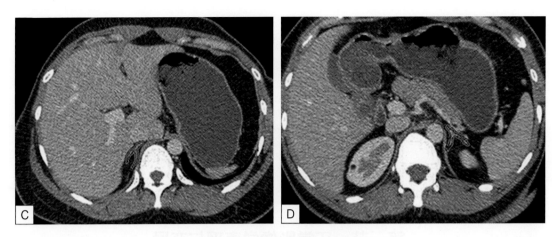

**图 8-1-1    正常肾上腺 CT 表现**

右侧肾上腺常呈倒"V"形或倒"Y"形;左侧肾上腺多呈倒"V"形或倒"Y"形,也可为三角形等。A、B. 肾上腺呈软组织密度,类似肾脏密度,肾上腺边缘通常平直或轻度内凹,表面光滑,并无外突结节(白箭);C、D. 正常肾上腺大小,因人种稍有差异,一般厚度≤10mm 或面积≤150mm²,肾上腺边缘光整,如局部结节样隆起,须考虑增生或小腺瘤形成。

## 二、正常肾上腺的 MRI 表现(图 8-1-2)

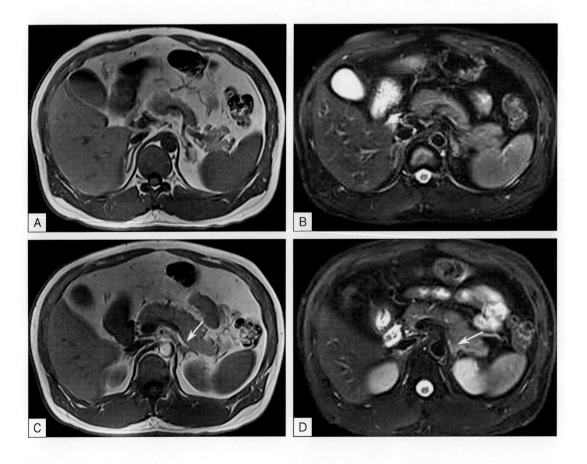

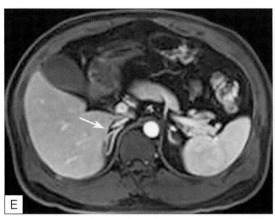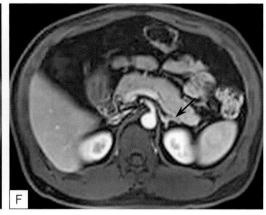

**图 8-1-2 正常肾上腺 MRI 表现**

A、B. 右侧肾上腺呈倒"Y"形,T₁WI 序列呈等信号影,T₂WI 序列呈稍高信号影;C、D. 左侧肾上腺呈倒"V"形,T₁WI 序列呈等信号影,T₂WI 序列呈稍高信号影(白箭);E、F. 增强扫描后肾上腺呈均匀一致强化,边缘光滑(白/黑箭)。

## 第二节 读片方法与分析诊断思路

首先充分了解临床资料是得出正确诊断的前提,不同疾病有它的好发年龄,而且不同性别好发疾病也不同。更重要的还有患者的症状、体征及实验室检查。实验室检查对于肾上腺疾病来说尤为重要。

了解不同成像技术的特点是正确诊断的基础,如 CT 检查对于骨质改变显示更清楚,而 MRI 对软组织分辨力高。对于肾上腺疾病,基于化学位移技术的同反相位以及 MRI 增强扫描技术对于诊断和鉴别诊断起着至关重要的作用。

对于影像的观察应遵循一定的顺序,建立个性化读片顺序。按照严格的读片顺序会大大降低漏诊的概率。一般应该快速观察,得到一个总体印象;然后分部位顺序观察、左右对比,这对于微小病变的发现至关重要。当然了解曾经做过的检查也是不容忽视的,有时通过观察病变的演变过程,更有利于正确诊断。

肾上腺疾病的影像学诊断基于形态和轮廓、大小、CT 值及强化方式的异常改变,即熟悉正常、辨认异常、分析归纳、综合诊断,熟悉这些特点,特别是熟记特征性表现会大大提高诊断效率。

**1. 形态和轮廓** 丰满肥大的三角形、"V"形、"Y"形考虑肾上腺增生可能;圆形、椭圆形,考虑为腺瘤、囊肿、嗜铬细胞瘤、淋巴瘤可能;分叶状改变时考虑皮质腺癌、转移性癌可能;出现"见缝就钻"征象考虑神经节细胞瘤可能。

**2. 病灶大小** 醛固酮增多症腺瘤一般较小(直径多小于 1cm);皮质醇增多症腺瘤一般中等大小(直径 2~3cm);嗜铬细胞瘤、转移瘤、淋巴瘤常瘤体大(直径 3~5cm);皮质腺癌瘤体最大(直径 6~10cm)。

**3. CT 值**　CT 值 <-20Hu 考虑髓样脂肪瘤、脂肪瘤可能；-10Hu<CT 值≤5Hu 考虑腺瘤可能；5Hu<CT 值≤20Hu 考虑囊肿、神经节细胞瘤可能；CT 值 >20Hu 考虑皮质腺癌、嗜铬细胞瘤、淋巴瘤、转移瘤等。

**4. 强化方式**　无强化考虑脂肪瘤、囊肿可能；轻度强化考虑腺瘤、神经节细胞瘤可能；中度强化考虑转移瘤、淋巴瘤、皮质腺癌可能；明显强化考虑嗜铬细胞瘤（"花斑脾"强化）可能。

通过对上述几个征象的综合分析、逐步排除，能够理清诊断思路，特别是抓住特征性的影像征象，如"见缝就钻"、CT 的阈值、"花斑脾"强化等，再结合相关的实验室检查，能够对肾上腺疾病的诊断起到事半功倍的效果。

# 第三节　皮质醇增多症

皮质醇增多症（hypercortisolism），又称"库欣综合征（Cushing syndrome）"，依病因分为 3 类：垂体性（也称库欣病）、异位性及肾上腺性皮质醇增多症。垂体性皮质醇增多症主要表现为肾上腺增生和/或腺瘤；异位性皮质醇增多症主要表现为双侧肾上腺皮质增生；肾上腺性皮质醇增多症主要表现为肾上腺皮质腺瘤（库欣腺瘤）或皮质腺癌。前两者均属于促肾上腺皮质激素（adrenocorticotropic hormone，ACTH）依赖型皮质醇增多症，占 70%~85%。肾上腺性皮质醇增多症属于非 ACTH 依赖型皮质醇增多症，占 15%~30%。影像区别在于肾上腺性皮质醇增多症往往造成非病变区的肾上腺萎缩。

## 一、肾上腺增生（图 8-3-1）

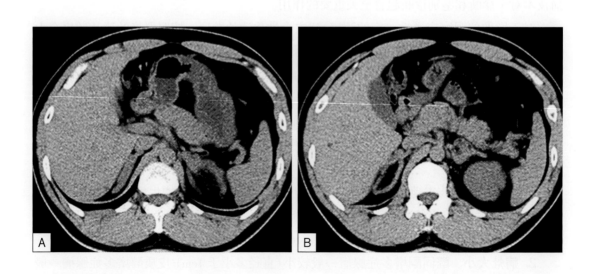

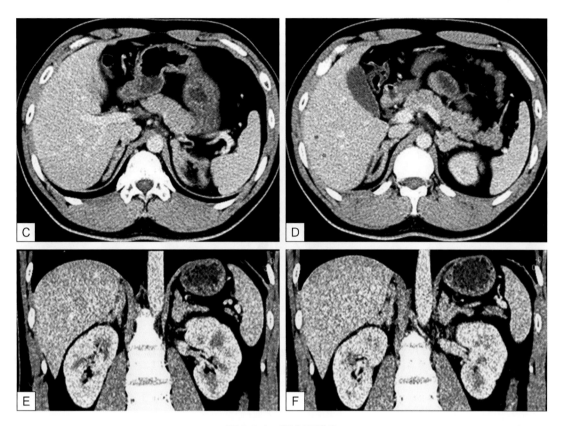

**图 8-3-1　肾上腺增生**

患者,男,29 岁,发现性激素异常 2 个月余。A、B. CT 平扫显示两侧肾上腺弥漫性增生改变,两侧肾上腺内外侧肢仍显示,但厚度及面积明显大于 10mm 及 150mm²,左侧肾上腺局部见结节样突出,其内测得脂肪密度;C、D. CT 增强扫描显示两侧肾上腺强化均匀,左侧肾上腺结节样突出、强化较均匀;E、F. CT 增强扫描冠状位显示两侧肾上腺明显增粗,但正常形态显示,边界较光滑。

【诊断要点】

①皮质醇增多症中,肾上腺增生最常见,双侧性占 70%~85%;②双侧肾上腺弥漫性增大,正常形态仍保持,侧肢厚度大于 10mm 或面积大于 150mm²(肾上腺弥漫性增生);③伴随肾上腺增大的同时,还伴有结节样增生,边界清晰(肾上腺结节样增生);④具有皮质醇增多症的临床表现,向心性肥胖、"满月脸"、毛发多、高血压、乏力等。实验室检查相关指标及地塞米松抑制试验阳性。

【鉴别诊断】

(1) 转移瘤:高度恶性肿瘤,往往表现为类圆形占位性病变,正常的肾上腺形态消失,往往伴有出血、坏死、囊性变,一般具有原发肿瘤病史或其他脏器的转移史。

(2) 淋巴瘤:发生率低,正常的肾上腺形态消失,密度一般较均匀,其内脂肪密度少见,增强扫描后轻中度强化。

## 二、肾上腺皮质腺瘤(图 8-3-2)

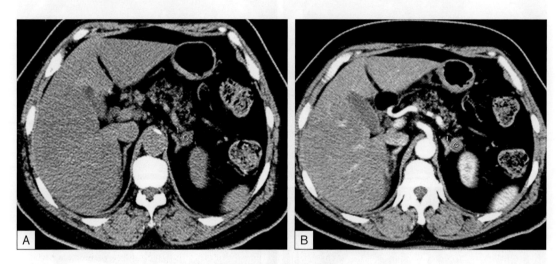

**图 8-3-2 肾上腺皮质腺瘤**

患者,女,45 岁,发现高血压 2 年。A. CT 平扫显示左侧肾上腺外侧肢低密度结节灶,边界清,CT 值约为 6Hu,右肝见不均匀密度减低(脂肪浸润);B. CT 增强扫描显示肿块不均匀强化,CT 值约为 37Hu,肝脏强化不均匀。

【诊断要点】

①通常表现为肾上腺孤立性肿块,与肾上腺内外侧肢相连,肿块同侧或对侧肾上腺因为反馈性 ACTH 水平减低而发生萎缩性改变,表现为肾上腺变细、变小;②几乎所有的患者均合并肝脏脂肪性浸润,表现为肝脏密度减低;③MRI 的同反相位像上,显示肿块信号与正相位相比明显减低;④肿块平扫密度一般在 –10~5Hu,增强扫描后动脉期肿块轻中度强化,静脉期迅速廓清;⑤具有皮质醇增多症的临床表现及实验室检查指标阳性。

【鉴别诊断】

(1) 原发性醛固酮增多症腺瘤、无功能腺瘤:肿块影像表现类似,较难鉴别。肾上腺皮质腺瘤往往会引起同侧或对侧肾上腺变细,变小。结合临床表现及实验室检查予以鉴别。

(2) 皮质腺癌:肿块往往较大,直径约 10cm,增强扫描后不均匀强化,其内可见点状钙化或瘤体内瘢痕状坏死。

(3) 转移瘤:往往双侧发病,正常肾上腺形态消失,常伴有出血、坏死、囊性变,一般具有原发肿瘤病史。

## 三、肾上腺皮质腺癌(图 8-3-3)

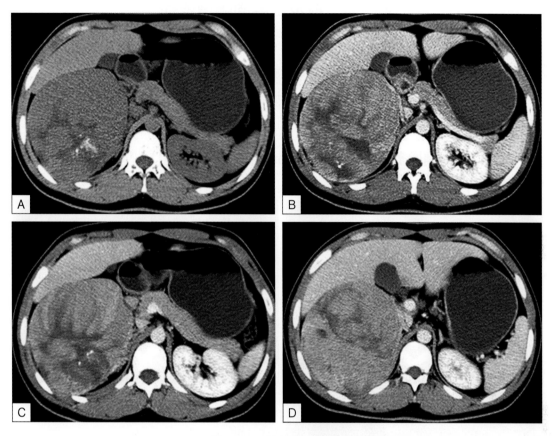

**图 8-3-3　肾上腺皮质腺癌**

患者,女,40 岁,发现男性化半年。A. CT 平扫显示右侧肾上腺区巨大肿块,边界清,直径约为 9.5cm,肿块内密度不均匀,局部见点状条状钙化灶及坏死;B~D. CT 增强扫描显示肿块明显强化,其内坏死区域无强化,呈瘢痕样坏死改变,周围脏器受压推移,左侧肾上腺形态萎缩变细变小。

【诊断要点】

①好发年龄为 5 岁以下和 40~50 岁,50% 具有内分泌功能,肿块单侧发病多见,呈圆形、不规则、分叶改变;②肿块往往较大,通常大于 6cm,其内可见点状钙化及瘢痕样坏死;③产生库欣症状的皮质腺癌可引起对侧肾上腺萎缩。可伴有肾上腺静脉、腔静脉及腹膜后的侵犯。最常见转移部位为肝脏,其次是局部淋巴结及肺。

【鉴别诊断】

(1) 肾上腺神经母细胞瘤:好发年龄为 3 岁以下,病灶多表现为形态不规则、分叶状。85% 病灶内可见钙化灶,瘢痕样坏死较少见。

(2) 肾上腺非功能性皮质腺瘤:相对较小,直径约为 5cm,平扫 CT 值 <10Hu,动态增强扫描早期强化及廓清快,MRI 同反相位信号有明显差异。

（3）神经节细胞瘤：一般近似水样密度影，有"见缝就钻"的征象，增强扫描后轻度强化。

# 第四节　原发性醛固酮增多症

原发醛固酮增多症是由肾上腺皮质病变导致醛固酮分泌增多所致，其中 65%~95% 表现为肾上腺腺瘤，5%~35% 表现为肾上腺球状带增生，皮质增生仅占少数。临床主要表现为高血压和低钾血症。影像学表现往往肾上腺形态正常，少数显示为肾上腺弥漫性增大。鉴别诊断往往依赖于临床症状和实验室检查。

## 原发性醛固酮增多症腺瘤（又称"Conn 腺瘤"，图 8-4-1）

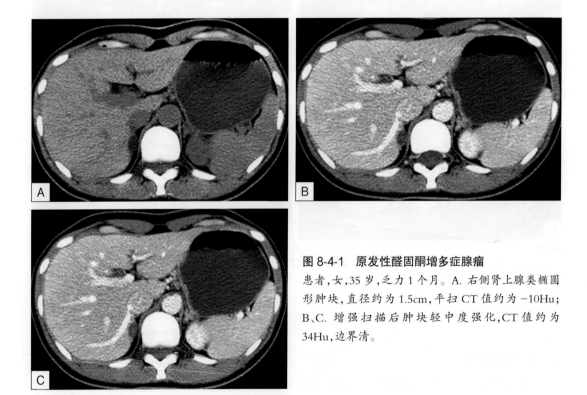

图 8-4-1　原发性醛固酮增多症腺瘤

患者，女，35 岁，乏力 1 个月。A. 右侧肾上腺类椭圆形肿块，直径约为 1.5cm，平扫 CT 值约为 −10Hu；B、C. 增强扫描后肿块轻中度强化，CT 值约为 34Hu，边界清。

【诊断要点】

①一般瘤体较小，直径多为 1~2cm，很少超过 3cm，边界清晰；②肿块富含脂质，密度均一，近似水样密度影；③增强扫描后轻度强化，廓清较快，MRI 反相位信号明显减低；④患侧肾上腺多能显示清楚，可受压、变形，但无萎缩性改变。

【鉴别诊断】

（1）肾上腺皮质腺瘤：肿块同侧肾上腺及对侧肾上腺出现萎缩征象，具有皮质醇增多症的临床症状。

（2）肾上腺非功能性皮质腺瘤：肿块无内分泌功能，一般无临床症状。肿块往往较大，直径约为5cm，更易出现囊性变坏死。

（3）肾上腺囊肿：呈均匀一致的水样密度影，增强扫描后未见强化。

## 第五节 嗜铬细胞瘤和肾上腺神经母细胞瘤

### 一、嗜铬细胞瘤（图8-5-1）

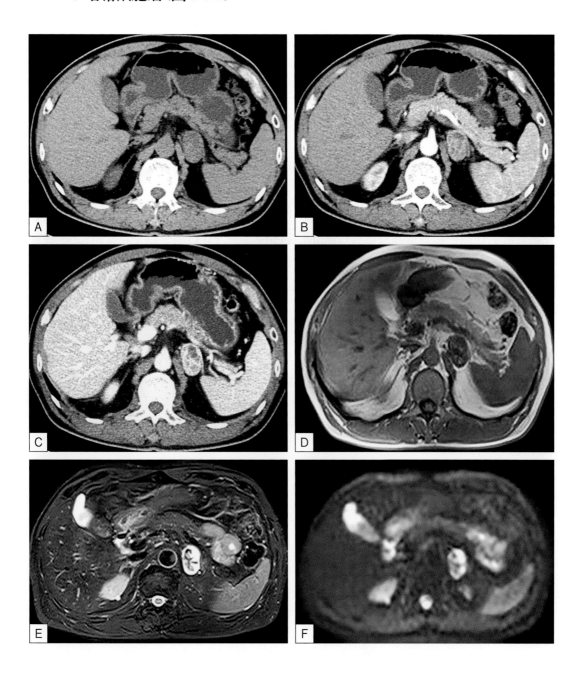

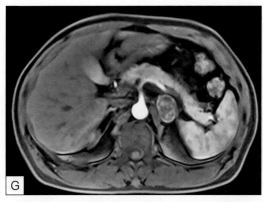
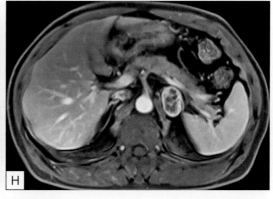

图 8-5-1 嗜铬细胞瘤

患者,男,54岁,阵发性头晕不适2年。A. CT平扫示左侧肾上腺见椭圆形肿块,大小约为5cm×4cm;B. 动脉期肿块明显不均匀强化,内可见不规则低密度区;C. 门静脉期肿块持续不均匀强化;D. MRI $T_1WI$ 序列肿块呈高低混杂信号;E. $T_2WI$ 序列肿块呈高信号影,其内信号不均,见斑片低信号影,提示病灶出血;F. DWI 序列肿块实性部分为高信号;G. 增强扫描后动脉早期肿块明显不均匀强化,类似"花斑脾"样强化;H. 静脉期肿块不均匀强化,其内见低信号坏死成分。

【诊断要点】

①肿瘤位于肾上腺髓质,分泌儿茶酚胺引起血压升高的症状,实验室检查24小时尿中儿茶酚胺的代谢产物香草基扁桃酸(vanillylmandelic acid,VMA)明显高于正常值;②肿瘤通常直径为3~5cm,有完整的包膜,血管丰富,常伴出血及坏死,钙化可见;③富血供肿瘤,增强扫描后明显不均匀强化,CT值一般大于100Hu,类似"花斑脾"样强化,病灶往往呈分隔状改变,肿块内部可见无强化的囊性或坏死成分。

【鉴别诊断】

(1) 肾上腺皮质腺瘤:一般较小,直径1~3cm,平扫CT值为-10~5Hu,增强扫描后呈轻度强化,临床表现和肿瘤来源有关,分为功能性及非功能性腺瘤。

(2) 肾上腺皮质腺癌:一般较大,直径约为10cm,边缘不规则。平扫呈中等密度,中央多数密度减低,增强扫描后周边可强化,坏死及钙化多见,钙化呈细点状钙化,瘤体内可见瘢痕状坏死。

(3) 转移瘤:一般双侧好发,有原发肿瘤病史,强化一般不如嗜铬细胞瘤,且无高血压及相关实验室检查指标的升高。

## 二、肾上腺神经母细胞瘤（图 8-5-2）

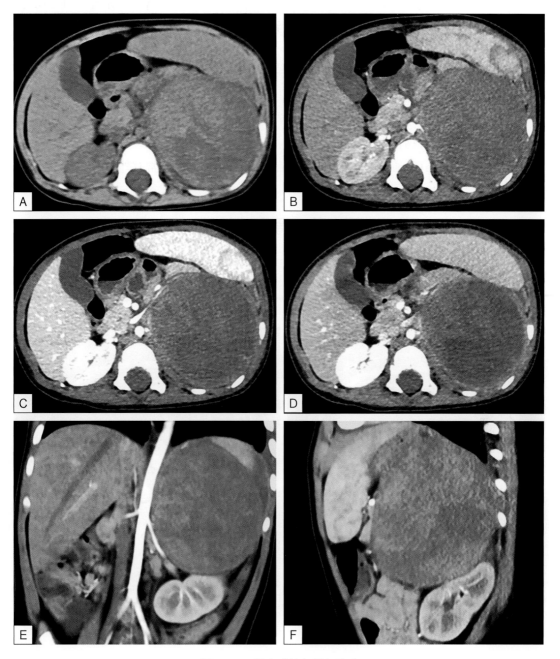

**图 8-5-2　肾上腺神经母细胞瘤**

患者，男，14 岁。A. CT 平扫见左侧肾上腺区不规则巨大肿块，大小约为 8cm×8cm，边界清，对邻近结构有压迫改变，其内密度不均匀，以等低密度为主；B、C. 增强扫描后动脉早、晚期病灶呈不均匀强化，肝左外叶另见一血管瘤，为填充式强化；D. 静脉期病灶仍为不均匀强化；E、F. 冠状位及矢状位图像显示病灶形态大，左侧肾脏及胰腺尾部受压推移，未见侵犯。

【诊断要点】

①为常发生于肾上腺髓质的恶性肿瘤,好发于 3 岁以下儿童;②病灶多表现为形态不规则大肿块,边缘一般较光整,肿块内常见坏死、出血及钙化;③增强扫描后肿块不均匀强化,肿块内部可见无强化的坏死成分,可伴淋巴结转移,肝脏和骨转移。

【鉴别诊断】

(1) 肾母细胞瘤:多见于婴幼儿,病灶较大,但钙化、出血及囊性变相对少见,病灶来源于肾脏,一旦能够分清来源,鉴别并不困难。

(2) 肾上腺皮质腺瘤:多见于成人,一般较小,直径为 1~3cm,平扫 CT 值为 –10~5Hu,增强扫描后呈轻度强化,钙化少见。

(3) 肾上腺出血:CT 通常为高密度,MRI 信号随出血时间变化,常有外伤史,可以鉴别。

# 第六节　肾上腺结核

## 肾上腺结核(图 8-6-1、图 8-6-2)

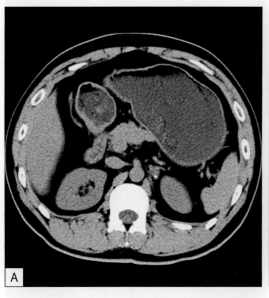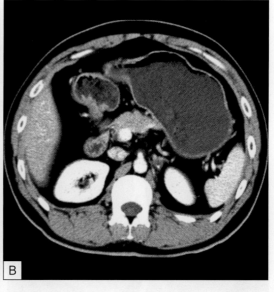

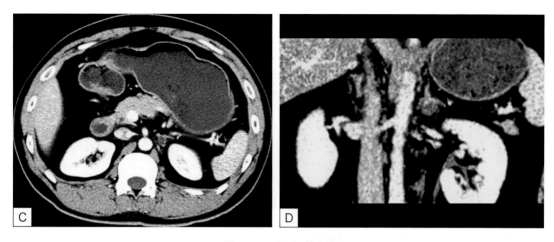

图 8-6-1　肾上腺结核

患者,男,29 岁,咳嗽、乏力 1 个月余。A. 左侧肾上腺见不规则小肿块影,其内密度不均匀,肿块边缘见点状钙化;B. 增强扫描后动脉期肿块呈不均匀强化,周围脂肪间隙模糊;C、D. 门静脉期及延迟期呈不均匀强化,其内见低密度无强化区,考虑干酪样坏死,病灶边缘模糊不清。

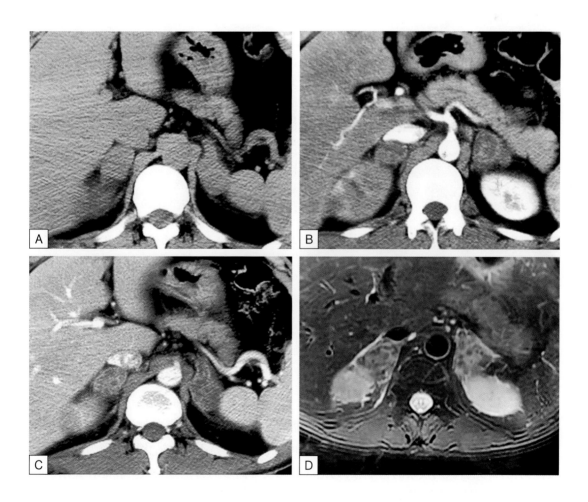

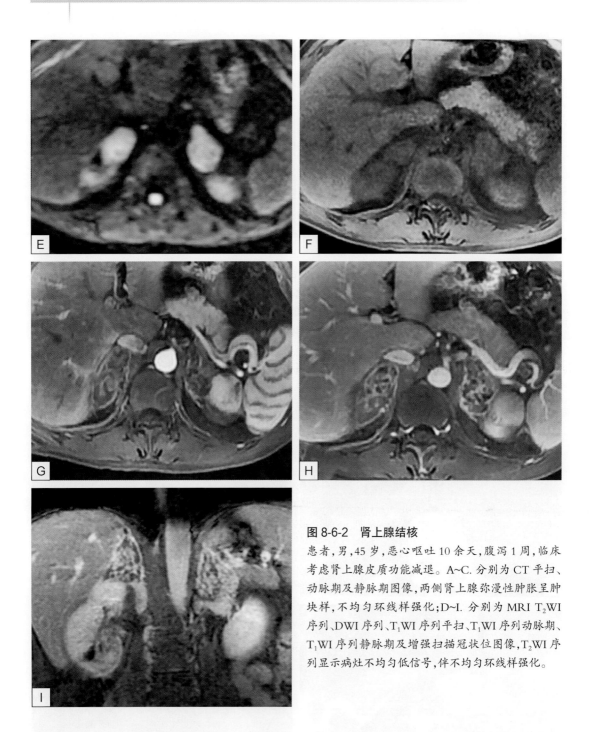

图 8-6-2　肾上腺结核

患者,男,45 岁,恶心呕吐 10 余天,腹泻 1 周,临床考虑肾上腺皮质功能减退。A~C. 分别为 CT 平扫、动脉期及静脉期图像,两侧肾上腺弥漫性肿胀呈肿块样,不均匀环线样强化;D~I. 分别为 MRI $T_2WI$ 序列、DWI 序列、$T_1WI$ 序列平扫、$T_1WI$ 序列动脉期、$T_1WI$ 序列静脉期及增强扫描冠状位图像,$T_2WI$ 序列显示病灶不均匀低信号,伴不均匀环线样强化。

【诊断要点】

①双侧发病多见,偶为单侧发病。②干酪化期表现为肾上腺不规则肿块,肿块密度不均,其内见多发低密度干酪样坏死,病灶边缘可见钙化,边界不清。钙化期表现为肾上腺弥漫性钙化,常无法识别残余的肾上腺,钙化灶形态及方向多与肾上腺一致。③MRI 显示病灶 $T_2WI$ 序列低信号及边缘强化。

【鉴别诊断】

（1）肾上腺嗜铬细胞瘤：常边界清晰，增强扫描后强化明显，CT值一般大于100Hu，呈"花斑脾样"强化。

（2）转移瘤：往往伴有原发肿瘤病史，边界不清，周围可见转移的淋巴结或其他脏器转移。

# 第七节　肾上腺非功能性腺瘤和转移瘤

## 一、肾上腺非功能性皮质腺瘤（图8-7-1）

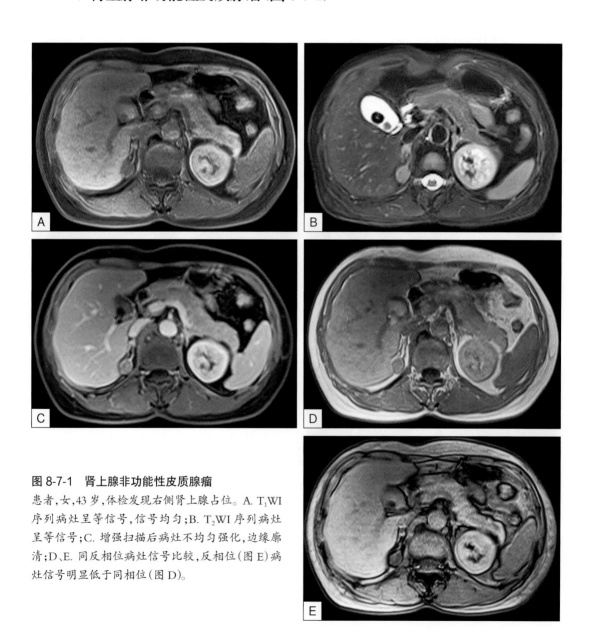

**图8-7-1　肾上腺非功能性皮质腺瘤**

患者，女，43岁，体检发现右侧肾上腺占位。A. $T_1WI$ 序列病灶呈等信号，信号均匀；B. $T_2WI$ 序列病灶呈等信号；C. 增强扫描后病灶不均匀强化，边缘廓清；D、E. 同反相位病灶信号比较，反相位（图E）病灶信号明显低于同相位（图D）。

【诊断要点】

①病变多见于女性,多发生于单侧,偶为双侧;②由于非功能性皮质腺瘤缺乏特异性临床症状,较功能性皮质腺瘤发现相对较迟,直径一般为 2~5cm;③影像表现类似腺瘤表现,目前认为在无任何相关临床表现的前提下,当肿块直径约为 3cm、平扫 CT 值 <10Hu,且存在早期强化及廓清,以及 MRI 同反相位信号有明显差异时,可初步考虑非功能性皮质腺瘤。

【鉴别诊断】

(1) 肾上腺功能性皮质腺瘤:影像表现无差异,需结合临床症状及实验室检查予以鉴别。

(2) 肾上腺囊肿:CT 值 <10Hu,密度均匀,无脂肪密度,增强扫描后无强化。MRI 病灶信号均匀,呈长 $T_1$ 长 $T_2$ 信号影。

## 二、转移瘤(图 8-7-2)

肾上腺血供丰富,是许多恶性肿瘤转移的好发器官,仅次于肺、肝、骨,居第 4 位,血行转移是转移的主要方式。早期转移瘤不会影响正常肾上腺组织的内分泌功能,因此临床症状不明显,不易早期发现。

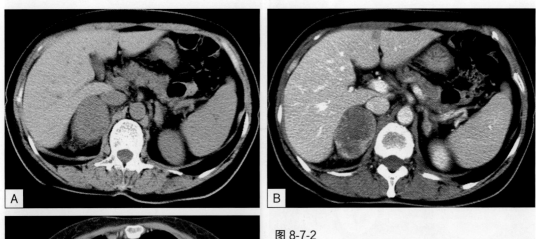

图 8-7-2

患者,男,65 岁,确诊肺癌,发现肾上腺占位。A. CT 平扫右侧肾上腺见类圆形肿块,左侧肾上腺增粗并见小结节,两侧病灶平扫边界清,密度均匀;B. 增强扫描后静脉期右侧肾上腺肿块明显不均匀强化,其内见无强化坏死区,左侧小结节强化欠均匀;C. 胸部 CT 可见右上纵隔旁占位,不均匀强化,右侧腋下淋巴结显示。

【诊断要点】

①双侧发病多见,偶为单侧发病,具有原发肿瘤病史,其中以肺癌最多见;②大小为 2~10cm,密度往往不均匀,其内可见坏死或囊性变等无强化区;③常合并其他部位的转移,

如肝脏转移、腹膜后淋巴结转移。

【鉴别诊断】

(1) 淋巴瘤:发生率较低,密度相对较均匀,不常见到出血、坏死、囊性变,增强扫描后轻中度强化。

(2) 嗜铬细胞瘤:临床常表现为阵发性或持续性高血压发作,瘤体多在 3cm 以上,强化明显,动脉期和/或门静脉期 CT 值多高于 100Hu,可伴有或不伴有中央/边缘性坏死。

(3) 肾上腺皮质腺癌:常见于中老年患者,瘤体直径常 >6cm,形态不规则,增强扫描后动脉期及门静脉期 CT 值低于 100Hu 及瘤体内瘢痕状坏死等 CT 征象有助于鉴别。

# 第八节　肾上腺囊肿和髓脂瘤

## 一、肾上腺囊肿(图 8-8-1)

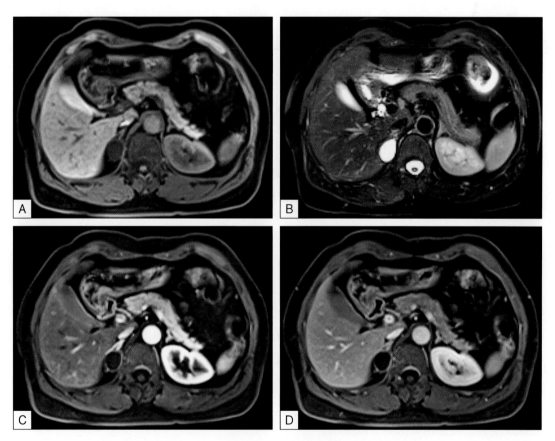

**图 8-8-1　肾上腺囊肿**

患者,女,31 岁,体检发现右侧肾上腺占位。A. $T_1WI$ 序列显示右侧肾上腺类椭圆形低信号病灶,边界清,病灶内信号均匀;B. $T_2WI$ 序列病灶呈明显高信号,类似水样信号,其内信号均匀;C、D. 增强扫描后病灶未见强化。

【诊断要点】

①病变多偶然发现,无明显临床症状;②多发生于女性,男、女比例为1:2,多呈类圆形或卵圆形肿块;③病灶边缘光滑锐利,壁薄而均一;④CT及MRI显示典型的囊样表现,囊内可合并出血、钙化,囊壁边缘可发生弧线状钙化。

【鉴别诊断】

(1) 神经节细胞瘤:病灶也呈水样密度,一般伴有细点状钙化,病灶呈"见缝就钻"征象,增强扫描后轻度强化。

(2) 肾上腺皮质腺瘤:病灶有时内含脂质而呈均一类似水样密度,病灶平扫CT值为–10~5Hu,增强扫描后呈轻度强化,钙化少见。

(3) 囊性变坏死的嗜铬细胞瘤:病灶往往呈分隔状,壁一般厚于囊肿,增强扫描后强化明显。

## 二、肾上腺髓样脂肪瘤(图8-8-2)

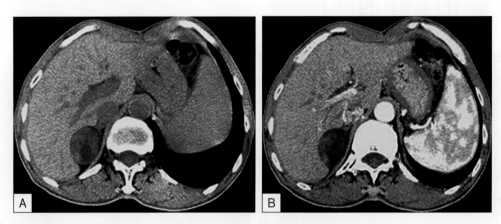

**图8-8-2　肾上腺髓样脂肪瘤**

患者,男,56岁,体检发现右侧肾上腺占位。A. CT平扫右侧肾上腺见直径约为3cm不均匀密度肿块,边界清,低密度区域CT值为–30Hu;B.病灶内见条片状软组织密度影,增强扫描后中等强化。

【诊断要点】

①髓样脂肪瘤发生率较低,为0.08%~0.20%;②肿块多呈类圆形或卵圆形,直径在4~6cm;③肿块内含有不等量的脂肪组织,CT值往往小于–20Hu,部分夹杂软组织密度影;④增强扫描后肿块内软组织成分即髓样成分有所强化;⑤MRI的梯度回波(GRE)同反相位图像上,显示反相位肿块信号较同相位明显减低;⑥可出现钙化。

【鉴别诊断】

(1) 肾上腺皮质腺瘤:直径较髓样脂肪瘤小,密度常均匀,部分功能性皮质腺瘤结合临床表现及实验室检查相关指标予以鉴别。

(2) 肾脏血管平滑肌脂肪瘤:肾脏上极病灶较大时,病灶起源有时较难区分,多平面重建图像往往能够观察到肾脏皮质有不连续征象,有利于区分病灶来源。

(敖炜群　茅国群　毛旖川　张　翠　骆逸凡　毛　凡　宁晓详)

# 第九章　腹膜后间隙

## 第一节　正常影像学表现与变异

　　腹膜后间隙是腹后壁腹膜与腹横筋膜之间的结缔组织间隙及内解剖结构的总称。根据肾前筋膜和肾后筋膜以及两者在升、降结肠后融合形成的侧锥筋膜,将腹膜后间隙分为肾旁前间隙、肾周间隙及肾旁后间隙(图 9-1-1)。肾旁前间隙:位于后腹膜与肾前筋膜之间,其内主要为消化器官,包括胰腺、十二指肠降段、水平段及升段,升、降结肠以及供应肝、脾、胰腺和十二指肠的血管;肾旁前间隙左、右两侧是相互连通的。肾筋膜上方与膈筋膜相融合,外侧与侧锥筋膜相融,下方肾筋膜前后两层与髂筋膜及输尿管周围的疏松结缔组织融合或相连,因此,此间隙下部与髂窝相通,内侧肾前筋膜融合于肠系膜根部围绕大血管的致密结缔组织中,肾后筋膜则与腰大肌和腰方肌筋膜融合。肾周间隙:位于肾前筋膜与肾后筋膜之间。内含肾上腺、肾脏、肾脏血管及肾周的脂肪囊。肾旁后间隙:位于肾后筋膜与腹横筋膜之间,内仅含脂肪组织,内侧止于肾后筋膜与腰大肌、腰方肌筋膜融合处,外侧与腹侧壁的腹膜外脂肪层相连,下方在髂嵴水平是开放的。上方肾旁后脂肪层向上延伸至膈下腹膜外脂肪层。此间隙因为不含器官,因此,极少数病变发生于此间隙内(图 9-1-2)。

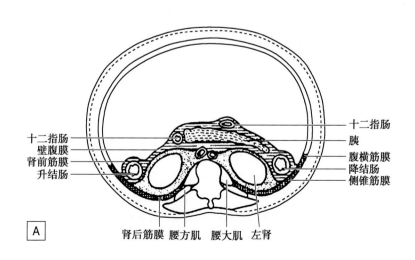

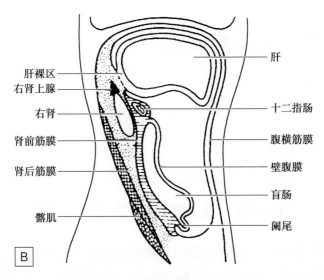

图 9-1-1　腹膜后间隙正常解剖

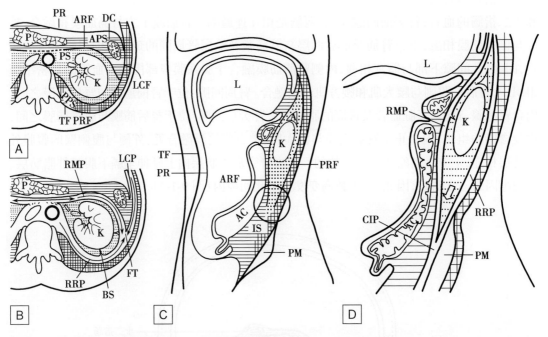

PR. 腹膜后壁；TF. 腹横筋膜；ARF. 肾前筋膜；PRF. 肾后筋膜；LCF. 侧锥筋膜；APS（横线区域）. 肾旁前间隙；PS（点状区域）. 肾周间隙；PPS（网格区域）. 肾旁后间隙；IS. 肾下间隙；RMP. 系膜后平面；RRP. 肾后平面；LCP. 侧锥平面；BS. 桥隔；FT. 三筋膜平面汇合；CIP. 联合筋膜平面；PM. 腰大肌；P. 胰腺；K. 肾脏；L. 肝脏；A. 肾上腺；AC. 升结肠；DC. 降结肠。

图 9-1-2　腹膜后间隙的解剖分区线图

A、B. 肾门平面横断位，示传统的腹膜后间隙分区法以及筋膜间平面概念；C、D. 右肾矢状位，示传统的腹膜后间隙分区法以及筋膜间平面概念，肾周间隙下份开放（黑色圆圈）。

# 第二节　读片方法与分析诊断思路

腹膜后疾病指来源于腹膜后间隙的疾病,但不包括起源于腹膜后脏器的疾病。其影像学诊断:首先是基于位置定位,然后根据病变的部位、生长方式、形态和轮廓、密度或信号特点,血供情况及增强扫描后强化方式,结合临床表现,尽可能地作出定性诊断。

**1. 位置及定位**　①肿瘤生长的位置,肾旁前间隙,肾周间隙,肾旁后间隙;②周围组织的推移情况;③肿瘤与腹膜后结构分界不清;④肿瘤供血动脉及回流静脉。

**2. 生长部位及方式**　脂肪肉瘤,易生长于肾周间隙;神经类肿瘤,脊柱旁多见;畸胎瘤,多位于腹膜后间隙上方,肾脏上方;平滑肌肉瘤多起源于大血管管壁,以下腔静脉和肾静脉多见;淋巴瘤围绕大血管生长,形成"包埋"征象;侵袭性纤维瘤向周围组织浸润性生长;囊性淋巴管瘤、节细胞神经瘤张力较低, "见缝就钻"。

**3. 形态及轮廓**　形态呈圆形或卵圆形,体积小,直径 <5cm,边缘规则且包膜基本完好,主要为匍匐性或膨胀性生长,邻近组织受压移位但仍有脂肪间隙,往往考虑良性病变,如:淋巴管瘤、副神经节瘤、神经纤维瘤、神经鞘瘤,等等。形态不规则,体积大,直径 >10cm,边缘多不规则有分叶,四周常有小毛刺,多伴有坏死、囊性变、出血或钙化等,主要为浸润性生长,会侵犯周围结构,脂肪间隙模糊,考虑恶性病变,如恶性纤维组织细胞瘤、脂肪肉瘤、淋巴瘤,等等。

**4. 密度及信号改变**　①脂肪/脂质:主要包括脂肪瘤、脂肪肉瘤、畸胎瘤等。②黏液成分:主要包括黏液样脂肪肉瘤、黏液纤维肉瘤、神经鞘细胞来源性肿瘤(神经纤维瘤、神经鞘瘤、恶性外周神经鞘瘤)和神经节细胞来源性肿瘤(节细胞神经瘤、节细胞神经母细胞瘤)等。③坏死组织:主要包括恶性程度高的肿瘤(如平滑肌肉瘤)和血管丰富的肿瘤(如节细胞神经瘤、节细胞神经母细胞瘤)。④囊性成分:主要包括淋巴管瘤、黏液性囊性肿瘤、神经源性肿瘤等。⑤钙化:多见于神经母细胞瘤、畸胎瘤、恶性纤维组织细胞瘤、节细胞神经瘤、血管类肿瘤等。

**5. 血供情况**　富血供肿瘤包括副神经节瘤、血管性肿瘤(如血管内、外皮肉瘤)和腺泡状软组织肉瘤;中等程度血供的肿瘤包括黏液纤维肉瘤、平滑肌肉瘤及大多数肉瘤;乏血供肿瘤包括低级别的脂肪肉瘤、淋巴瘤和大多数良性肿瘤。

# 第三节　腹膜后肿瘤

## 一、间叶源性肿瘤

### （一）脂肪组织肿瘤（图 9-3-1）

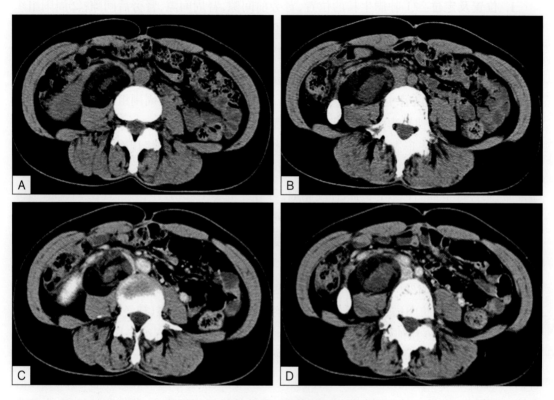

**图 9-3-1　脂肪肉瘤**

患者，男，56 岁，腰背部酸痛 2 个月余。A、B. 右侧腹膜后腹主动脉旁见类椭圆形肿块影，边界清晰，肿块内密度欠均匀，局部见脂肪密度及软组织密度影；C、D. 增强扫描后肿块不均匀强化。

【诊断要点】

①脂肪肉瘤是最常见的原发性腹膜后恶性肿瘤，50 岁以上男性多见。②肾周脂肪囊是脂肪肉瘤的好发部位，单侧多见。③临床上肿瘤多生长缓慢，早期常无症状，只有当肿瘤较大并推压或侵犯周围脏器（如一侧肾脏、输尿管）时才出现相应症状，主要表现为腹部疼痛及包块。④病理分为四种亚型：高分化脂肪肉瘤、去分化脂肪肉瘤、黏液样/圆形脂肪肉瘤、多形性脂肪肉瘤，高分化和去分化型最为常见，其中高分化型为低度恶性，预后较好；多形性和圆细胞型呈高度恶性，易复发和转移，预后极差。⑤影像学特点：分化好的脂肪肉瘤以脂肪密度为主，脂肪组织边界清晰；分化差的脂肪密度与软组织密度混杂，分界不清，增强扫描后呈不均匀强化。

【鉴别诊断】

（1）分化好的脂肪肉瘤

1）脂肪瘤：发生于腹膜后少见，体积较小，边界清楚，边缘光整，MRI 信号始终和皮下脂肪信号一致，没有强化。

2）畸胎瘤：由 3 个胚层组成，其特征为含有牙齿、骨骼和皮脂等成分，较大的骨骼和牙齿在 $T_1WI$ 和 $T_2WI$ 序列上均为低信号；畸胎瘤还可表现为脂肪-液体交界的液平面，脂肪肉瘤则没有此征象。

（2）分化差的脂肪肉瘤：对于极其乏脂的脂肪肉瘤，应与纤维肉瘤、恶性纤维组织细胞瘤、平滑肌肉瘤等鉴别，但鉴别困难，最终需病理学检查明确诊断。

（二）平滑肌组织肿瘤（图 9-3-2）

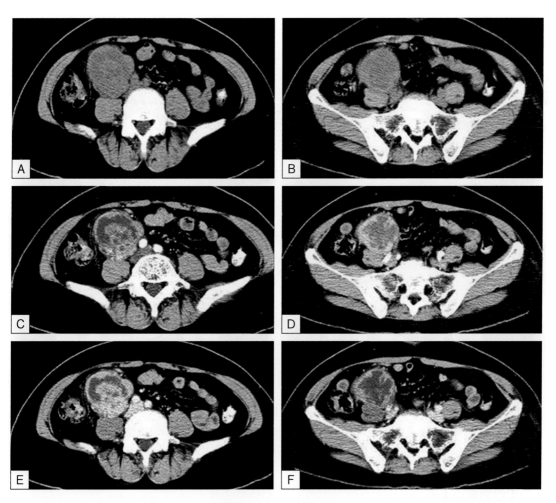

图 9-3-2 平滑肌肉瘤

患者，女，46 岁，右下腹疼痛半年。A、B. 右侧腹膜后腰大肌前方见不规则软组织肿块，肿块呈分叶状，平扫密度不均匀；C~F. 增强扫描后肿块边缘清晰，肿块内可见不规则低密度影，且无强化，呈中央地图样改变，周围组织受压推移，血管未见明显侵犯。

【诊断要点】

①发病率仅次于脂肪肉瘤的原发性腹膜后恶性肿瘤,好发于中老年女性,年龄通常在40~70岁,年龄中位数为50岁;②多起源于大血管管壁,以下腔静脉和肾静脉多见;③肿瘤单发多见,生长迅速,多为巨大不规则肿块,有包膜,呈分叶状;④质地不均,坏死、囊性变常见,偶见出血,钙化少见;⑤肿瘤富血供,表现为中度以上渐进性强化;⑥种植转移和血行转移常见,极易侵犯腹膜后大血管,淋巴结转移较少见。

【鉴别诊断】

(1) 纤维源性肿瘤:MRI T$_2$WI 序列信号增高不显著,纤维肉瘤呈信号强度不均匀增高改变。

(2) 分化差的脂肪肉瘤:往往能看到少许脂肪组织,液化囊性变较少见。

(三) 纤维组织肿瘤(图 9-3-3)

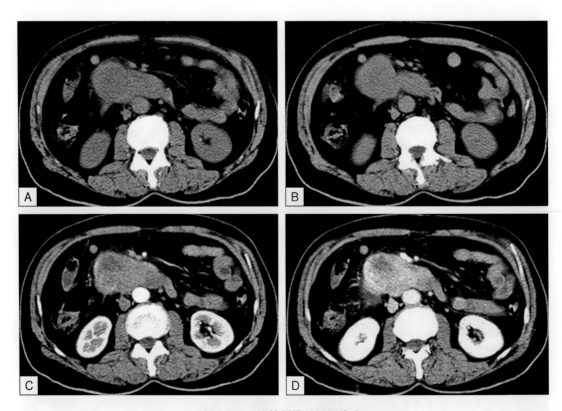

图 9-3-3　恶性纤维组织细胞瘤

患者,男,68 岁,腹痛 1 个月余。A. 腹膜后腹主动脉前方不规则软组织肿块影,边缘模糊;B. 平扫肿块内部密度欠均匀;C. 增强扫描后动脉期肿块呈不均匀强化;D. 静脉期肿块进一步强化。

【诊断要点】

①老年人最常见的软组织肉瘤之一,男性多见;②肿瘤可单发或多发,单发形态不规则,多发常集中在一个区域;③肿块生长迅速,通常较大,患者常因肿块侵犯周围组织脏器出现相关症状就诊;④肿块呈不均匀肌肉密度,可见假包膜,病灶内可见坏死、囊性变、出血,部分

可见条状、斑点状不规则钙化;⑤增强扫描后肿块不均匀强化,除坏死及钙化区,实性部分病变明显强化。

**【鉴别诊断】**

本病影像表现各异,无明显特征性改变,与腹膜后肿瘤鉴别困难,最终需病理学诊断明确。

(1)平滑肌肉瘤:CT 多似肌肉样密度,肿瘤体积较小时密度均匀;体积较大时多伴有坏死、囊性变,钙化少见,血供丰富,增强扫描呈中度至明显强化,血行肝转移最多见。

(2)恶性神经鞘瘤:多发生于青中年男性,好发于肢体或头颈部。近一半的病例继发于Ⅰ型神经纤维瘤恶变,具有多发性及高侵袭性的特点。肿块体积一般较大,有包膜,呈不规则形或分叶状,并向周围侵犯,其内密度混杂,囊性变、坏死明显,可有钙化;实性部分呈斑片状及网格状明显强化。

**(四) 脉管组织肿瘤(图 9-3-4)**

脉管组织肿瘤包括淋巴管瘤和血管组织肿瘤,淋巴管瘤分为海绵状淋巴管瘤和囊性淋巴管瘤;血管组织肿瘤包括血管瘤、血管外皮瘤及血管内皮瘤。

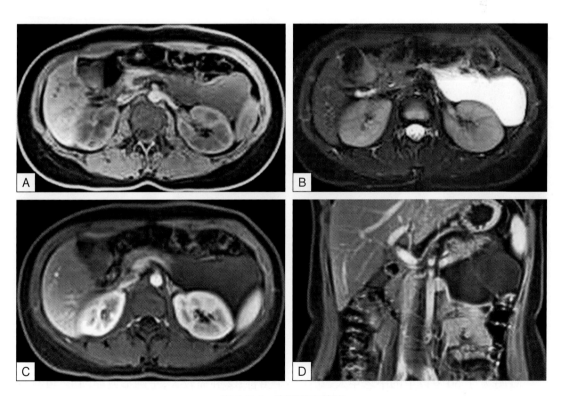

**图 9-3-4　囊性淋巴管瘤**

患者,女,28 岁,体检发现腹膜后肿块。A. 左侧腹膜后区域见不规则肿块影,$T_1WI$ 序列呈低信号影,信号均匀;B. $T_2WI$ 序列肿块呈明显高信号影;C、D. 增强扫描后肿块无强化,病灶张力较低,呈"见缝就钻"的生长方式。

【诊断要点】

①淋巴管瘤张力较低,沿腹膜后间隙生长,"爬行性生长"为淋巴管瘤较具特征性的影像学表现;②单房或多房蜂窝样结构,边缘清楚,囊壁菲薄,钙化少见,囊内呈液性内容物,其内 CT 值与内容物成分有关;③MRI $T_1WI$ 序列呈低信号,$T_2WI$ 序列呈高信号,若有出血 $T_1WI$ 与 $T_2WI$ 序列均可呈高信号,增强扫描后无明显强化。

【鉴别诊断】

(1) 腹膜后血管组织瘤:近似或稍高于肌肉密度及信号影,局部可见钙化灶,增强扫描后病灶强化明显。

(2) 神经节细胞瘤:近似囊性病变,往往伴有钙化,增强扫描后轻度强化。

(3) 囊性畸胎瘤:多数边界清晰,一般有明显的脂质成分,还可含有毛发、牙齿等组织,容易鉴别。

(4) 胰腺假性囊肿:源于胰腺,表现为多房性囊性肿块,增强扫描后囊壁可呈不规则强化,通常有胰腺炎病史。

(五) 间质瘤(图 9-3-5)

间质瘤是一类独立来源于原始间叶组织的非定向分化的肿瘤。部分可伴有平滑肌或神经鞘细胞的不完全分化,绝大多数位于胃肠道壁,发生于胃肠道外的间质瘤比较少见,80%位于网膜和肠系膜,20% 位于腹膜后间隙(图 9-3-5)。

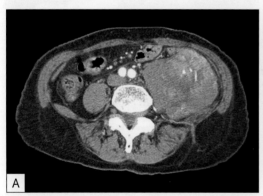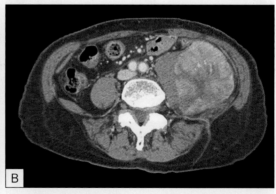

图 9-3-5　恶性间质瘤

患者,女,72 岁,左腰痛 2 个月余。A、B. 左侧腰大肌旁见类椭圆形肿块影,边界清晰,肿块内密度欠均匀,增强扫描明显不均匀强化,动脉期可见穿行动脉。

【诊断要点】

①好发于 50 岁以上的中老年人,女性多于男性;②肿瘤较大,呈圆形或卵圆形,可有分叶,边界清晰,不与胃肠道相通,可致相邻胃壁、肠壁变形、推压、移位,黏膜皱襞无明显破坏;③多为恶性,出血、坏死和囊性变较多见,钙化少见,呈不均匀性强化;④肿瘤实质区域 CT 密度与肌肉类似,MRI 表现为 $T_1WI$ 序列稍低、$T_2WI$ 序列稍高信号;⑤转移和播散模式表现为以肝脏和腹膜转移为主,腹水和淋巴结转移少见。

【鉴别诊断】

（1）GIST：瘤体常累及相邻肠管，肠壁局部不规则增厚，增强扫描病变肠壁明显强化，CT三维重建图像可以很好地显示其中关系。

（2）平滑肌肉瘤：体积较大的软组织肿块，常有不规则坏死和囊性变，血供丰富，增强扫描时可有明显强化，肿块常与下腔静脉或其他大静脉分界不清，容易侵犯腹膜后大血管。

（3）神经纤维瘤：青中年好发，男性多于女性，多位于脊柱旁，单发多见，多发病变与I型神经纤维瘤相关；肿瘤边界清晰，CT密度接近肌肉密度，呈中度或明显强化，MRI表现为$T_1WI$序列稍低、$T_2WI$序列中等或高信号，$T_2WI$序列出现中心低、周围高信号的靶征表现，具有特征性；通常为良性，当肿瘤体积较大、内部出现囊性变坏死，提示恶性可能增加。

## 二、神经源性肿瘤

### （一）神经鞘瘤（图9-3-6）

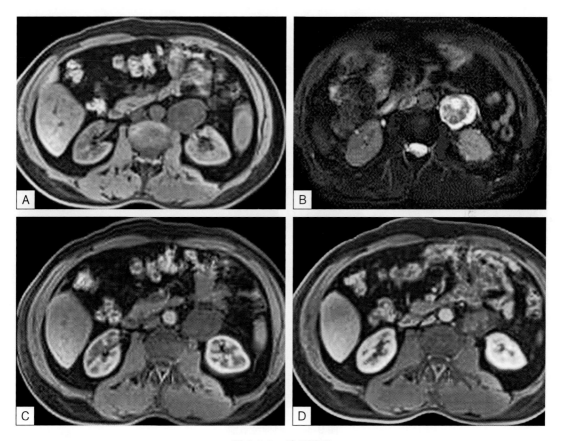

**图9-3-6　神经鞘瘤**

患者，男，67岁，体检发现腹膜后肿块。A. 左侧腹膜后区域见类圆形肿块影，$T_1WI$序列呈低信号影，其内信号欠均匀；B. $T_2WI$序列肿块呈等高信号影；C、D. 增强扫描后肿块不均匀强化，可见强化的细胞丰富的束状区（antoni A区）及无强化的疏松黏液样的网状区（antoni B区）。

【诊断要点】

①20~50岁常见,女性多见;②病变多呈类圆形或梭形,边界清楚,有包膜,密度多不均匀,易发生囊性变、坏死及出血;③增强扫描肿瘤实性成分呈云絮状网格状轻度强化,后期呈渐进性强化。

【鉴别诊断】

(1) 副神经节瘤:增强扫描显著强化,血供丰富,其内可见粗大迂曲血管影。

(2) 平滑肌肉瘤:中老年多见,大多呈侵袭性生长,呈分叶状,可见液化囊性变,呈中央地图样改变。

(二) 副神经节瘤(图9-3-7)

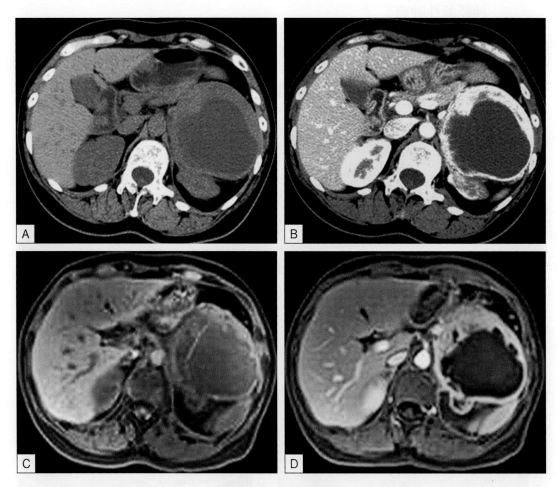

图9-3-7　副神经节瘤

患者,女,67岁,左腰酸胀1个月余。A. 左侧腹膜后见类圆形肿块影,边界清晰,其内密度欠均,其内见大片液化坏死;B. 增强扫描后肿块边缘实质部分明显强化,CT值大于100Hu;C. 肿块 $T_1WI$ 序列呈低信号影,其内可见分隔影;D. 增强扫描后肿块不均匀强化,呈"胡椒盐征"。

【诊断要点】

①好发于年轻人,20~40岁,病变多位于腹主动脉旁,常伴出血、坏死、囊性变及钙化;②增强扫描明显强化,动脉期显著,渐进性延迟强化,肿块周围或实性成分内可见迂曲增粗的肿瘤血管;③MRI增强扫描后可见低信号区及血管流空区,呈"胡椒盐征"。

【鉴别诊断】

(1) 神经鞘瘤:强化不明显,呈不均匀强化。

(2) 平滑肌肉瘤:呈分叶状,可见液化囊性变,钙化少见,呈中央地图样改变,易累及下腔静脉和肾静脉。

(三) 交感神经节细胞瘤(图9-3-8)

交感神经节细胞肿瘤起源于脊柱旁交感神经节,分为神经节细胞瘤及神经母细胞瘤等。

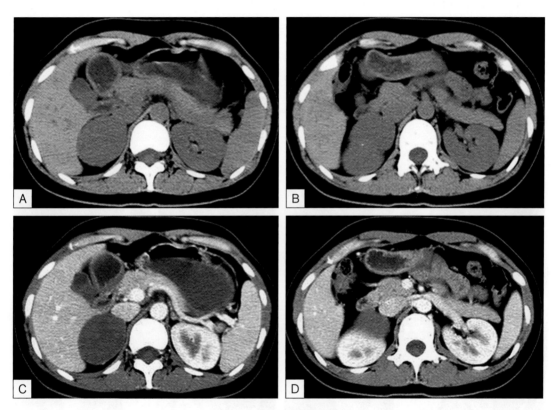

图9-3-8 神经节细胞瘤

患者,女,43岁,体检发现腹膜后占位。A.右侧腹膜后肾上腺区见类圆形肿块影,边界清晰,其内密度较低,CT值约为10Hu;B.肿块边缘细点状钙化灶;C、D.增强扫描后肿块呈轻度强化,边缘清,右肾受压推移。

【诊断要点】

①病变密度较低,低于肌肉、稍高于液性密度,病灶往往伴有细点状钙化;②增强扫描肿块呈无强化或轻度强化;③由于瘤体含黏液成分,质地软,沿周围脏器间隙生长。

【鉴别诊断】

(1) 发生在后纵隔或椎管内外者：①神经鞘瘤，在 CT 上多表现为边界清楚的不均匀肿块影，易发生坏死囊性变，增强扫描后多不均匀强化，且强化程度与其内部成分紧密相关；②神经纤维瘤，囊性变少见，单发病灶多呈类圆形，边界清楚，肿块较大时密度多不均匀，增强扫描后不均匀强化。

(2) 发生在肾上腺区者：①肾上腺腺瘤，最大径一般 <5cm，多呈均匀低密度，增强扫描动脉期快速轻中度强化，延迟期对比剂快速廓清；②嗜铬细胞瘤，常伴有高血压，密度多不均匀，易出血、囊性变及坏死，增强扫描实性成分明显强化。

## 三、淋巴造血组织肿瘤

### (一) 腹膜后淋巴瘤(图 9-3-9)

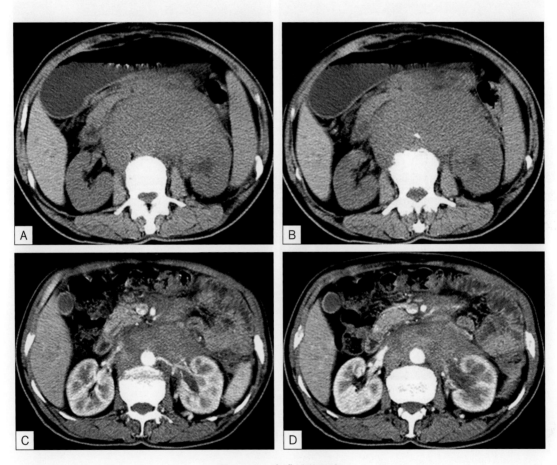

图 9-3-9　腹膜后淋巴瘤

患者,女,74 岁,腹部疼痛半个月余,加重 3 天。A. 平扫见后腹膜团片状软组织密度影,边界不清,密度尚均匀;B. 肿块包绕腹主动脉,局部可见管壁钙化的腹主动脉影,出现"腹主动脉淹没征";C. 增强扫描后肿块包绕腹主动脉,呈弥漫性生长;D. 肿块强化欠均匀,两侧肾脏未见明显积水征象。

【诊断要点】

①多发生在中青年,男性多于女性;②病变多呈团块融合状,周围或其他部位可见肿大淋巴结;③多发淋巴结肿大融合,可包埋肠系膜血管、腹主动脉及下腔静脉等,形成"血管漂浮征",肿块密度均匀,液化坏死少见,钙化少见;④增强扫描后肿块强化较均匀,呈轻中度强化。

【鉴别诊断】

(1) 腹膜后纤维化:CT扫描图像上表现为腹膜后腹主动脉周围的低、不均或等密度单个或多个不规则软组织肿块影,边界清楚,一般不累及大血管后方,不会出现大血管明显前移。增强扫描多为轻中度强化,往往累及输尿管,引起输尿管积水改变。

(2) 转移瘤:患者多有原发肿瘤病史,CT图像上多表现为多个孤立肿大的淋巴结,常不融合,沿腹膜后间隙的淋巴系统扩散。

(3) 淋巴结结核:CT平扫时大多数显示密度均匀,当出现干酪样坏死或继发感染有脓液时可表现为密度不均匀。增强扫描时,中心干酪样坏死物无血供不强化,CT增强扫描图像上可显示周边环状强化,多个周边强化的淋巴结融合出现"多房样"征象。

(二) 腹膜后巨大淋巴结增生症(图9-3-10)

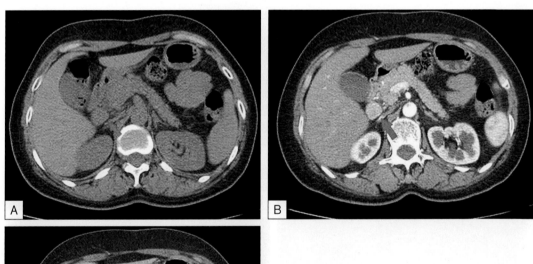

图9-3-10　腹膜后巨大淋巴结增生症

患者,女,56岁,腹部不适半个月余。A. CT平扫见腹膜后团片状软组织密度影,边界清,密度均匀;B. 增强扫描后病灶明显均匀强化;C. 延迟期强化未退出,周围组织未侵犯。

【诊断要点】

①好发于中青年,女性多于男性。②病理分型:透明血管型、浆细胞型、混合型;临床分型:局限型、多中心型。③透明血管型多为孤立性肿块,密度均匀,肿块内坏死发生率低,5%~10%的患者可见点状、分支状或弧形钙化,增强扫描明显强化,动脉期强化与血管接近,又称血管样强化。④浆细胞型多表现为多发软组织肿块,圆形、类圆形,密度均匀,无明显坏死、出血,增强后轻中度、均匀强化。

【鉴别诊断】

(1)淋巴瘤:CT平扫见腹膜后淋巴结肿大,可融合成团,边界光整、清楚,密度均匀,增强扫描呈轻中度强化,可见血管漂浮征。

(2)神经鞘瘤:好发于脊柱旁、肾脏内侧、盆腔骶前区等神经组织丰富处,近中线,多呈类圆形、不规则形,边界清,易囊性变、坏死、出血,其内密度取决于细胞致密区及细胞疏松区的比例,增强扫描实性部分渐进性强化。

(3)副神经节瘤:常单发,边缘光整,平扫多密度不均匀,多伴囊性变、坏死、出血,可见钙化,增强扫描明显强化。

(三)腹膜后髓系肉瘤(图9-3-11)

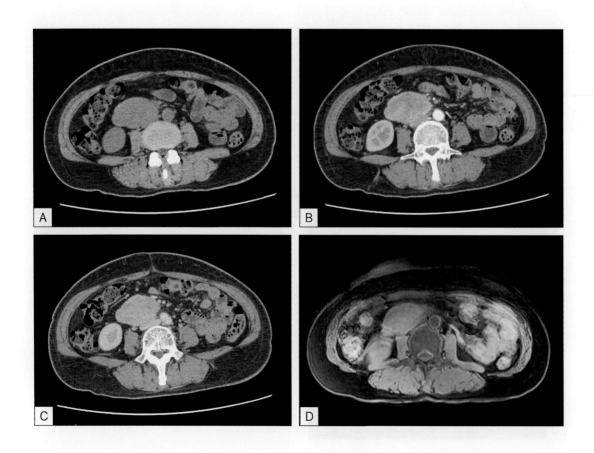

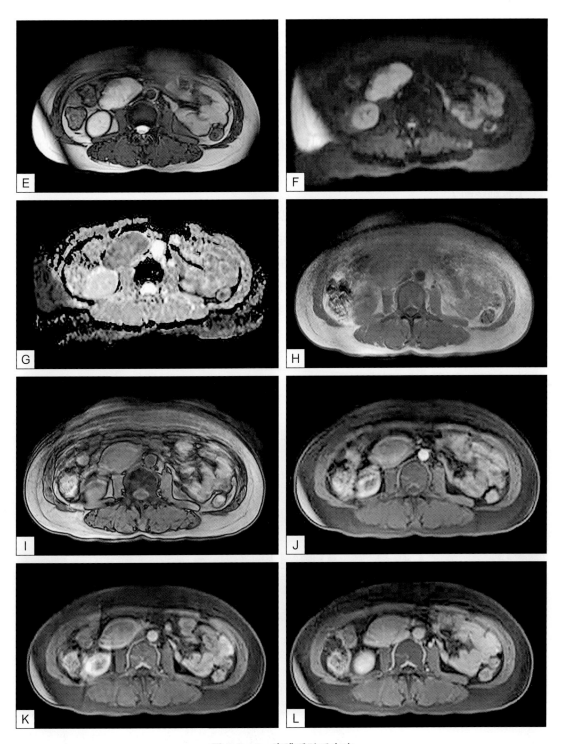

**图 9-3-11　腹膜后髓系肉瘤**

患者,女,53 岁,确诊急性髓系白血病 3 个月余,发现腹膜后占位 3 天。A~C. CT 平扫及增强扫描示,十二指肠水平部下方见团块状软组织密度影,呈纵行生长,内部密度不均,边缘呈分叶状,平扫 CT 值约为 30Hu,增强扫描明显不均匀强化,CT 值为 80~90Hu;D~L. 肿块呈稍长 $T_1$ 稍长 $T_2$ 信号,边界清,弥散受限,同相位呈稍高信号,反相位未见减低,增强扫描明显不均匀强化。

【诊断要点】

①好发于急性髓系白血病 M2 型；②髓系肉瘤发生在几乎所有可以想象到的解剖部位，最常见的部位是皮肤、骨骼和淋巴结，消化道亦可被累及，最常受累部位为小肠，同时累及周围淋巴结，以肠系膜和腹膜后常见；③肿瘤边界多不规则，多为浸润性生长，无包膜或钙化，出血、囊性变较少见，部分病灶内部可有坏死，可对邻近肌肉、骨骼浸润、侵犯或破坏；④病灶明显弥散受限，ADC 图上呈现显著低信号，增强扫描后多明显强化，周边较中心强化程度高。

【鉴别诊断】

当病变发生于淋巴结时，需要与恶性淋巴瘤鉴别；位于腹腔时要与间叶组织源性肿瘤、GIST、淋巴瘤及神经源性肿瘤等鉴别。因此病史在髓系肉瘤的诊断过程中相当重要，CT 和 MRI 等影像学检查的重点在于互相补充，评估和判断肿块的大小、范围、边界、血供，以及对于邻近骨、软组织等的侵犯程度。确诊需依赖病理及免疫组织化学检查，当免疫组织化学检查发现髓过氧化物酶（MPO）及 CD43 阳性时，要高度怀疑髓系肉瘤。

## 四、腹膜后生殖源性肿瘤

### （一）畸胎瘤（图 9-3-12）

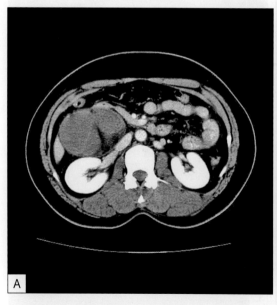
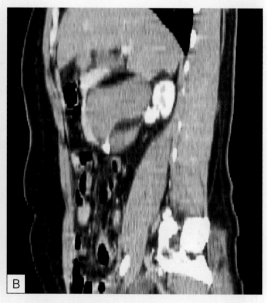

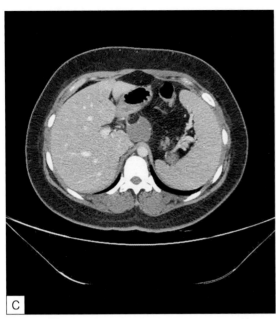
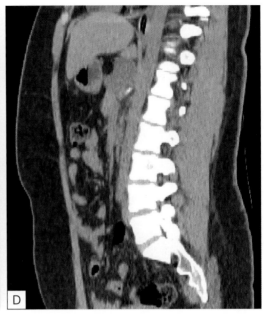

图 9-3-12　畸胎瘤

A~B. 患者,女,47 岁,CT 扫描示腹膜后囊性灶,有分隔,并见混杂脂肪及骨性密度影,增强扫描无强化;
C~D. 患者,女,21 岁,体检发现腹膜后肿瘤,CT 扫描示腹膜后脂肪、囊性及钙化混杂密度类圆形结节,边缘光整,增强扫描无强化。

【诊断要点】

①良性畸胎瘤多为囊性,故也称囊性畸胎瘤;②可见多种组织结构存在,包括软组织、囊液、脂肪、钙化(骨化、牙齿样)、毛发等。

【鉴别诊断】

(1) 脂肪瘤:脂肪瘤体积巨大,其内钙化少见,无牙齿、骨骼形态,无脂-液平面。

(2) 肾上腺髓样脂肪瘤:肿瘤多在肾上腺区,体积较小,瘤内含有髓质及脂肪成分,增强扫描可见轻、中度强化。

(二) 腹膜后精原细胞瘤(图 9-3-13)

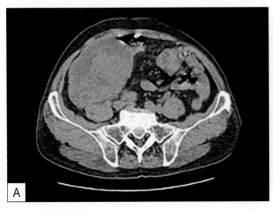
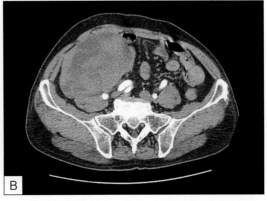

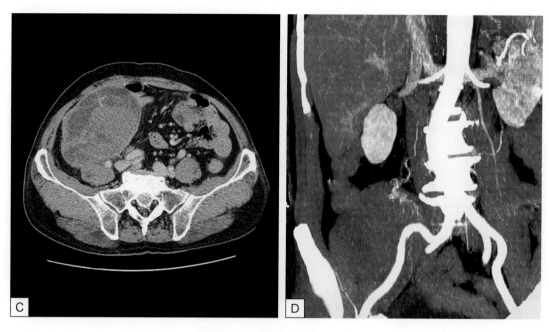

图 9-3-13    腹膜后精原细胞瘤

患者,男,59 岁,右侧阴囊空虚。A~C. 右侧腹膜后较大肿块,增强扫描呈轻度不均匀强化;D. 供血动脉来自腹主动脉,血管粗大、迂曲。

【诊断要点】

①阴囊空虚伴腹膜后肿块,肿块往往位于睾丸下降的路径上;②肿瘤的供血动脉为迂曲扩张的睾丸动脉(于肾动脉起点的下方自腹主动脉发出),虽然血供丰富,但由于存在血睾屏障,肿瘤实质反而为轻度强化。

【鉴别诊断】

(1) 淋巴瘤:单一或巨大融合、类圆形或分叶状肿块,绝大部分大于 5cm,呈均匀密度肿块,并呈均匀强化,少数病灶密度不均匀,增强扫描后呈环形或不均匀强化,多发淋巴结肿大融合可包埋肠系膜血管、腹主动脉及下腔静脉等,形成血管包埋征,大多合并脾大。

(2) 孤立性纤维瘤:腹膜后孤立性纤维瘤多表现为无痛性肿块,可见分叶,并有完整的包膜,可见分叶,边界清晰。肿瘤较小时,密度均匀,当肿瘤体积变大时,会出现黏液样变性、出血、坏死等表现,增强扫描呈中度以上动脉期强化,并表现为"快进慢出"强化方式,部分肿瘤中心及周边可见迂曲显影的血管。

（三）腹膜后卵黄囊瘤（图 9-3-14）

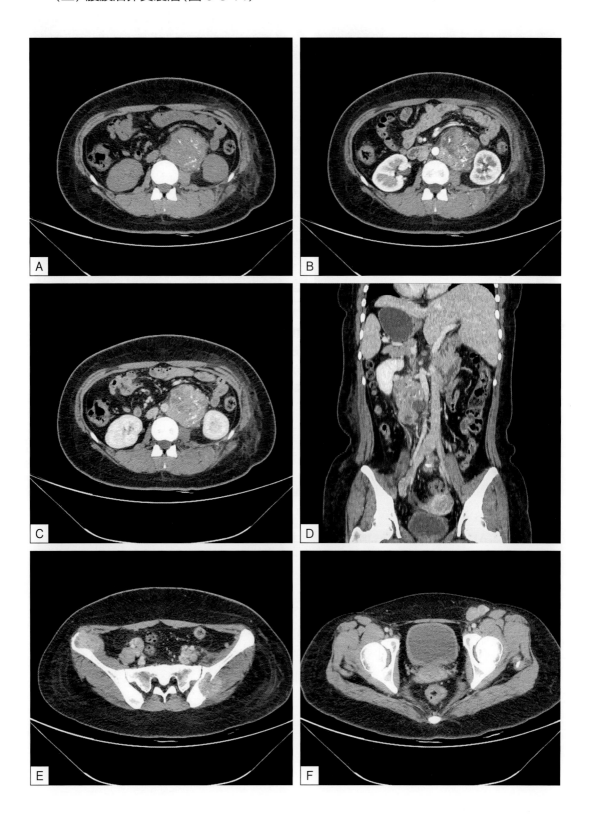

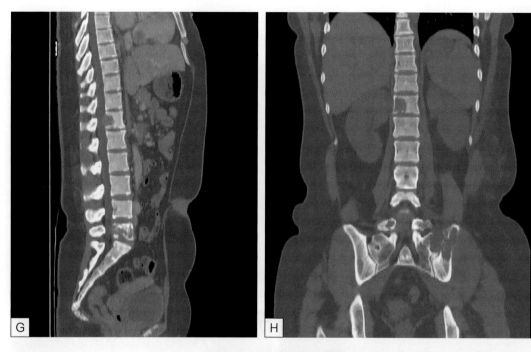

**图 9-3-14　腹膜后卵黄囊瘤**

患者,女,27 岁,因左腰部疼痛伴左腿麻木入院,实验室检查 AFP 增高。A~D. 腹膜后分叶状肿块,密度不均匀,可见散在多发钙化及囊性变区,增强扫描呈明显均匀性强化;E. 两侧髂骨骨质破坏伴软组织肿块形成,增强扫描明显强化;F. 左侧腹股沟区肿大淋巴结,增强扫描强化明显;G. $T_{12}$、$L_5$ 椎体骨质破坏;H. 左侧骶骨翼及左侧髂骨骨质破坏。

【诊断要点】

①卵黄囊瘤是一种高度恶性原始生殖细胞肿瘤,肿瘤发生在腹膜后缺乏特征性表现,本例为实性肿块;②卵黄囊瘤在腹膜后属于少见肿瘤,患者多为青年,常常表现为迅速增长的腹膜后肿块,AFP 不同程度升高,预后差,易转移。

【鉴别诊断】

(1) 巨大淋巴结增生症:多位于腹膜后,平扫可见多发点状钙化,增强扫描明显强化,伴周边粗大血管,边缘较光整,无分叶。属良性病变,无转移。

(2) 平滑肌肉瘤:也主要发生于腹膜后,常与腹主动脉及下腔静脉分界不清,在 CT 上多表现为密度不均匀,多出现囊性变、坏死,但钙化及出血少见,增强扫描后呈中度至明显强化,血行转移较淋巴结转移常见,主要发生在肺及肝脏。

## 五、腹膜后转移瘤(图 9-3-15)

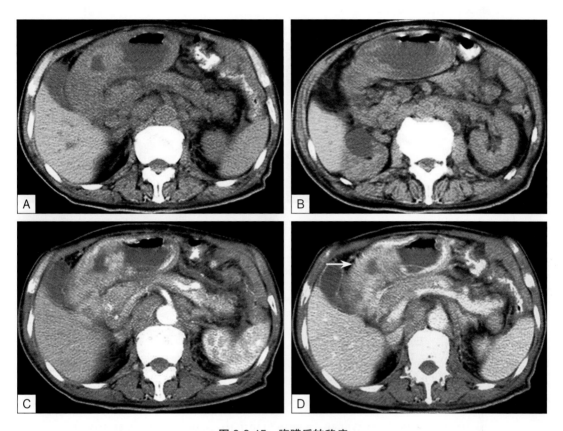

**图 9-3-15　腹膜后转移瘤**

患者,男,50 岁,上腹部不适 1 个月余。A、B. 胃窦部胃壁明显不均匀增厚,腹膜后见多发软组织肿块影;C、D. 增强扫描后胃窦部明显不均匀强化(白箭),周围浆膜层模糊,腹膜后肿块中度强化,周围脂肪间隙模糊。

【诊断要点】

①常有原发肿瘤病史或其他脏器见原发肿瘤性病变;②腹膜后见多发肿大淋巴结,多不融合;③多伴有周围脏器或脊柱的侵犯,边界不清。

【鉴别诊断】

(1) 淋巴瘤:常呈融合状,密度均匀,少见液化坏死,腹膜后血管多包绕。

(2) 淋巴结结核:淋巴结内部多液化坏死,边界不清,多伴有其他脏器结核病史。

(3) 腹膜后纤维化:增强扫描后强化不均匀,往往累及输尿管,引起输尿管积水改变。

## 六、其他

### （一）腹膜后黑色素瘤（图 9-3-16）

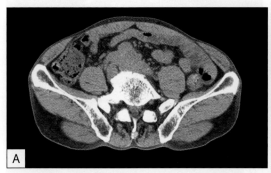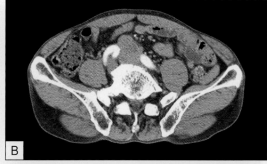

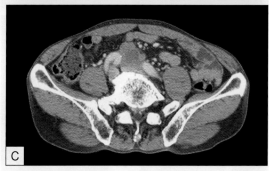

**图 9-3-16　腹膜后黑色素瘤**

患者,男,67 岁,体检发现下腹部占位 3 天。A. 两侧髂总动脉之间分叶状软组织密度肿块影,内见钙化灶;B、C. 增强扫描呈不均匀强化,内见未强化坏死区。

【诊断要点】

①不规则软组织肿块,可呈分叶状,密度均匀或不均,边界不清,肿瘤易出血、坏死,钙化囊性变相对少见;②MRI 检查,因黑色素缩短 $T_1$、$T_2$ 时间,含黑色素的黑色素瘤具备特征性的 MRI 表现（$T_1WI$ 序列高信号、$T_2WI$ 序列低信号）,可作为鉴别手段,而不含黑色素的黑色素瘤 MRI 表现不具备特征性,诊断困难;③增强扫描呈均匀或不均匀强化;④易发生淋巴结转移、远处脏器（肝、肺、骨、颅脑）转移,周围侵犯多见。

【鉴别诊断】

（1）淋巴瘤:CT 平扫见腹膜后淋巴结肿大,可融合成团,边界光整、清楚,密度均匀,增强扫描呈轻中度强化,可见血管漂浮征。

（2）横纹肌肉瘤:成人少发,男性多于女性。胚胎性横纹肌肉瘤,多发于 8 岁前儿童（平均年龄为 6 岁）;腺泡型横纹肌肉瘤多见于青春期男性（平均年龄为 12 岁）;多型性横纹肌肉瘤常见于成人,也可见于儿童。平扫上多表现为等、低欠均匀密度或混杂密度肿块,病灶一般边界欠清晰,部分包膜完整边界清;病灶内未见明显钙化及脂肪组织;少数可见坏死及出血。增强扫描后为轻中度不均匀强化,周边强化较明显;动脉期病灶内可见较多增粗、扭曲的供血动脉影,延迟期斑片状持续性强化,范围扩大,囊性变坏死区不强化;易推移和侵犯周边肠管、膀胱、直肠等组织结构,可见区域淋巴结及肺等远处器官的转移。

（二）腹膜后黏液性囊腺瘤（图 9-3-17）

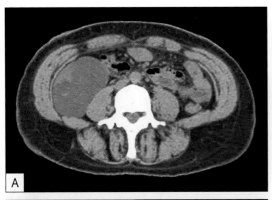

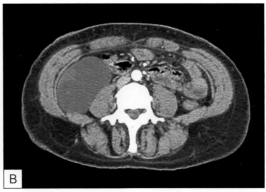

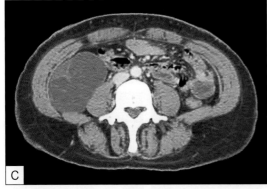

图 9-3-17　黏液性囊腺瘤

患者,女,42 岁,体检发现腹膜后占位。A. 右侧结肠旁沟见囊实性低密度影,边缘清楚,内见分隔,CT值为 12~30Hu;B、C 增强扫描未见明显强化。

【诊断要点】

①绝大多数发生于中年女性;②几乎均位于一侧腹膜后外侧间隙,单房或多房囊性病变,少数可见微小壁结节或分隔,边界清,囊壁钙化具有一定提示意义。

【鉴别诊断】

（1）神经源性肿瘤（副神经节瘤、神经鞘瘤）:可以发生囊性变;副神经节瘤以成人多见,起源于神经交感链神经嵴细胞,分为功能性和非功能性肿瘤。功能性副神经节瘤临床症状多为腹部包块、高血压或腹痛。腹膜后副神经节细胞瘤可伴囊性变或坏死,CT 平扫常为周围高、中央低密度的软组织肿块,增强扫描病灶囊性变坏死区不强化,实性部分明显强化,内部粗大血管是本病的特征表现。神经鞘瘤多见于成年女性,有包膜,起源于周围神经施万细胞,肿瘤多位于椎旁间隙及骶前区的腹膜后间隙。临床症状常无特异性。神经鞘瘤 CT 增强扫描多表现为囊实性肿物,完全囊性变少见,囊壁较厚,增强扫描病灶实性部分明显强化。

（2）囊性畸胎瘤:CT 表现为含有脂肪、液体、钙化,边界清楚的肿块。

（3）淋巴管囊肿:发病年龄较小,常见于儿童,以肠系膜区为主,偶见于腹膜后,且多见于男性。

（4）腹膜后假性黏液瘤:常由于卵巢或阑尾、胰腺黏液囊腺瘤破裂而发生腹膜种植转移,结合病史可鉴别。

# 第四节    腹主动脉瘤

## 腹主动脉瘤(图9-4-1)

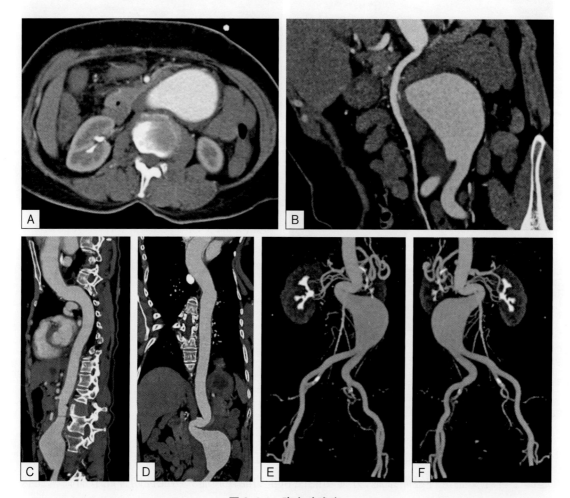

**图 9-4-1    腹主动脉瘤**

患者,女,43 岁,胸主动脉夹层术后半年。A. 腹主动脉远端瘤样扩张,瘤径约为 5.5cm;B. 范围由肾动脉水平下方至髂总动脉分叉处;C、D. 血管分析显示瘤内密度欠均匀,呈明显瘤样改变;E、F. MIP 完整显示腹主动脉瘤的全貌。

【诊断要点】

腹主动脉直径大于近端正常血管直径的 1.5 倍可诊断腹主动脉瘤。

【鉴别诊断】

(1) 主动脉夹层:可以看到撕裂的血管内膜,局部可见假腔及真腔分隔。

(2) 假性动脉瘤:假性动脉瘤是由于局部血管壁破裂,导致血液流入周围组织形成血肿,并被周围纤维组织包裹而成。

# 第五节　腹膜后纤维化

## 腹膜后纤维化(图 9-5-1)

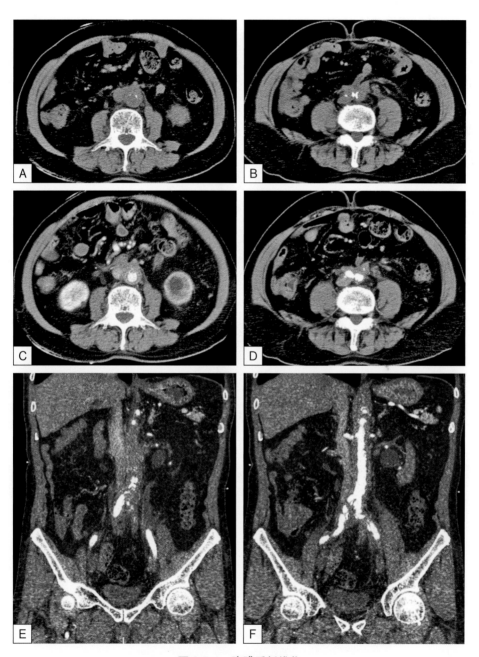

**图 9-5-1　腹膜后纤维化**

患者,男,84 岁,体检发现左肾积水。A、B. 平扫腹主动脉周围见斑片状软组织密度影包绕,边界欠清;C、D. 增强扫描后明显强化,左输尿管受累,管壁增厚,输尿管积水扩张;E、F. 冠状位重建图像显示包绕血管及邻近组织的软组织密度影全貌。

【诊断要点】

①中老年男性多见,常累及双侧肾脏、输尿管及膀胱;②肿块位于腹主动脉前方及两侧,一般不伸向腹主动脉后方,平扫呈软组织密度影,增强扫描后可有不同程度强化表现,延时扫描强化更加明显;③肿块可包绕下腔静脉和输尿管等腹膜后结构,牵拉输尿管内移,伴或不伴有主动脉扩张或瘤样改变。

【鉴别诊断】

(1) 淋巴瘤:分布范围较广泛,往往呈融合状,密度均匀,少见液化坏死,腹膜后血管多包绕并向前推移,出现血管漂浮征。

(2) 淋巴结结核:多为全身疾病的一部分,有结核中毒症状,淋巴结内部多液化坏死,边界不清,环形强化是其特点。

(3) 腹膜后转移瘤:多有原发性肿瘤病史,常表现为不连续的结节状病变,而腹膜后纤维化则表现为斑片状、浸润状改变,增强扫描后强化不均匀,也可累及输尿管,引起输尿管积水改变。

(梁晓超　陈　渤　吕桑英　陈璐姣)

# 参考文献

［1］周康荣,严福华,曾蒙苏.腹部 CT 诊断学.上海:复旦大学出版社,2011.

［2］王霄英,蒋学祥.中华影像医学:泌尿生殖系统卷.2 版.北京:人民卫生出版社,2012.

［3］唐光健,朱月香.胃肠道间质瘤的 CT 诊断.中华放射学杂志,2006,40(8):843-845.

［4］张联合,章士正,胡红杰,等.口服甘露醇多层螺旋 CT 小肠造影的临床价值.中华放射学杂志,2005,39(4):423-427.

［5］戚乐,陈仁彪,顾基伟,等.MDCT 靶征诊断急性阑尾炎的价值.影像诊断与介入放射学,2012,21(6):416-418.

［6］朱翔,张伟强,王立章.CT 诊断脾脏淋巴管瘤的应用价值.医学影像学杂志,2014,24(5):779-781.

［7］TAOUREL P,ALILI C,PAGES E,et al. Mechanical occlusions:Diagnostic traps and key points of the report. Diagn Interv Imaging,2013,94(7-8):805-818.

［8］CARRERAS A M,ARRIETA A I,BORRUEL N S. Multidetector computed tomography in acute abdomen. Radiologia,2011,53(Suppl 1):60-69.

［9］VANDENDRIES C,JULLÈS M C,BOULAY-COLETTA I,et al. Diagnosis of colonic volvulus:findings on multidetector CT with three-dimensional reconstructions. Br J Radiol,2010,83(995):983-990.

［10］IKEGAMI Y,SUZUKI T,NEMOTO C,et al. Establishment and implementation of an effective rule for the interpretation of computed tomography scans by emergency physicians in blunt trauma. World J Emerg Surg,2014,9(1):40.

# 登录中华临床影像库步骤

## ▎公众号登录 >>

扫描二维码
关注"临床影像及病理库"公众号

点击"影像库"菜单
进入中华临床影像库首页

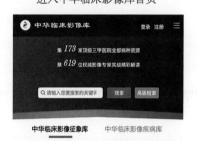

## ▎网站登录 >>

输入网址 medbooks.ipmph.com/yx
进入中华临床影像库首页

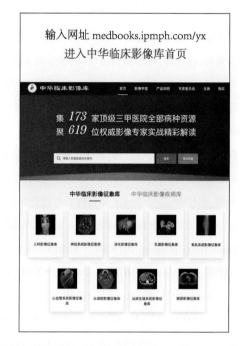

---

## 进入中华临床影像库首页
### 注册或登录

---

PC 端点击首页"兑换"按钮
移动端在首页菜单中选择"兑换"按钮

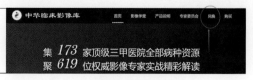

输入兑换码，点击"激活"按钮
开通中华临床影像库的使用权限

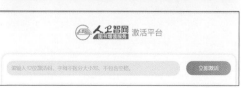

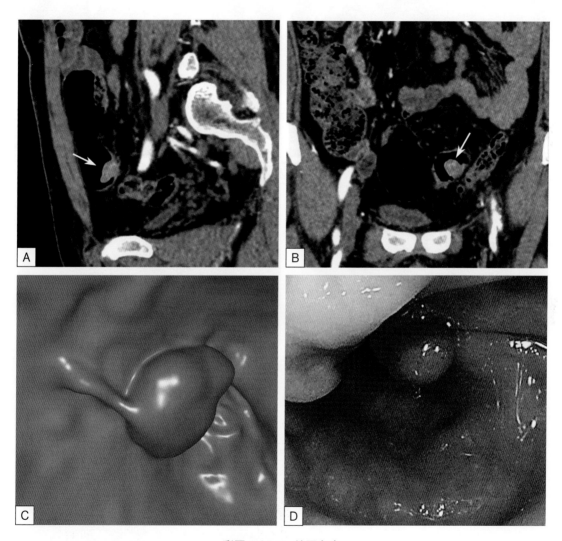

**彩图 1-25-1　结肠息肉**

患者,男,60岁,腹部不适数年。A~C.为腹部 CT 增强扫描动脉期(A.矢状位重建图像;B.冠状位重建图像;C.虚拟结肠镜成像,CTVE);D.结肠镜,乙状结肠腔内见一带蒂突起,增强扫描可见轻度强化(图 A、B 白箭)。病理:管状绒毛状腺瘤,低级别上皮内瘤变。

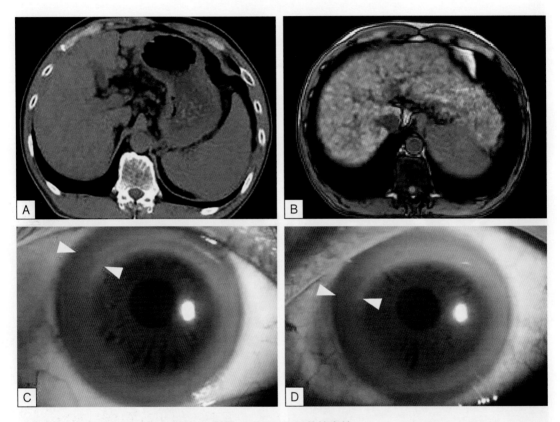

**彩图 2-3-11　肝豆状核变性**

患者,男,40 岁,临床确诊肝豆状核变性。A. CT 平扫显示肝实质密度不均,见多发等或略高密度硬化结节,脾大;B. T₁WI 示肝内散在多发硬化小结节,结节呈等或略高信号;C~D. 裂隙灯下可见双眼角膜周边部黄灰色环(两个箭头中心的环状区域),宽约 2mm,环周分布,为典型角膜色素环(Kayser-Fleischer ring,K-F 环)表现。

55检